LE GRAND LIVRE DES HUILES ESSENTIELLES

EDITIONS ESI

Sommaire

Introduction

Les huiles essentielles indispensables

Les huiles essentielles complémentaires

Précautions d'emploi

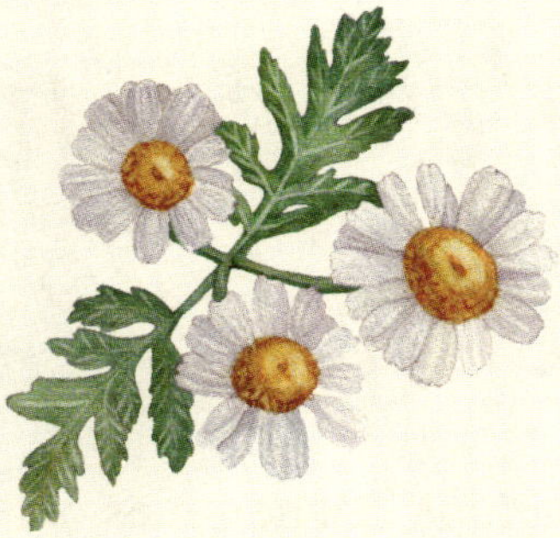

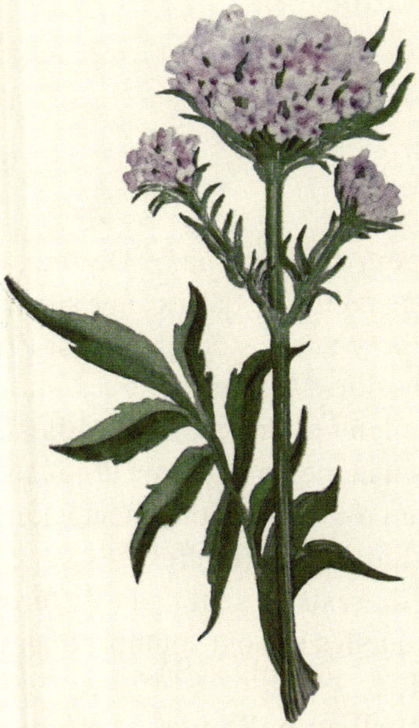

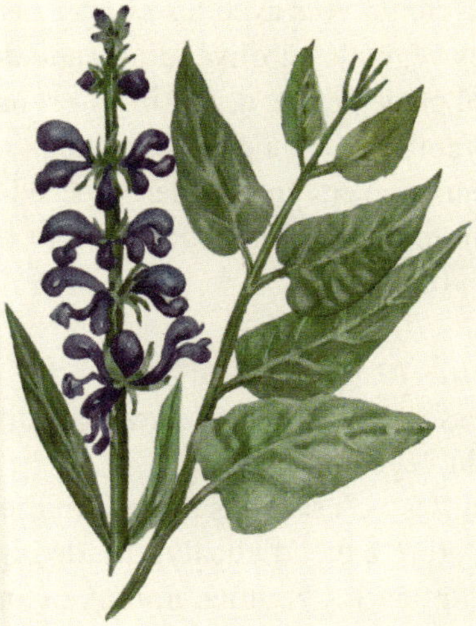

Les huiles essentielles sont des produits très concentrés. Il faut donc les employer avec la plus grande prudence, sous peine d'effets secondaires.

1. Respectez les dosages et posologies.
2. Ne remplacez pas une huile essentielle par une autre.
3. Diluez l'huile essentielle avant de l'appliquer sur la peau.
4. Diluez l'huile essentielle avant de l'absorber par voie orale.
5. Évitez le contact avec les yeux et les muqueuses.
6. Adoptez les bons gestes en cas d'« accident ».
7. Respectez les précautions particulières liées à certaines huiles essentielles.
8. Soyez prudent avec les femmes enceintes, qui allaitent, et les enfants.
9. Arrêtez le « traitement » si rien ne se passe.
10. Au moindre doute, consultez !

Qu'est-ce qu'une huile essentielle ?

De tout temps, les hommes ont utilisé les plantes pour atténuer la douleur. Des traces d'utilisation des huiles essentielles datant de plus de 7000 ans ont été retrouvées en Chine, en Inde ainsi qu'en Mésopotamie.

Une huile, une odeur…

L'huile essentielle concentre les composés aromatiques volatils d'un végétal. En clair, c'est le concentré du parfum de la plante. Prenez l'exemple de l'orange. Quand vous épluchez cet agrume, une substance s'échappe de sa pelure. Elle sent délicieusement bon, mais si vous vous en mettez dans les yeux, ça pique. C'est cela, l'huile essentielle, que l'on appelle aussi parfois « essence » (pour les agrumes). De même, si vous écrasez une feuille de basilic, une substance odorante se dépose sur vos doigts : c'est l'huile essentielle du basilic. Mais les huiles essentielles ne sont pas seulement des parfums. Elles sont indispensables à la vie de la plante et jouent, en quelque sorte, un rôle de « médicament naturel ». Grâce à leurs huiles essentielles, les végétaux sont capables de résister seuls aux différentes agressions auxquelles ils sont soumis : maladies, insectes, soleil…

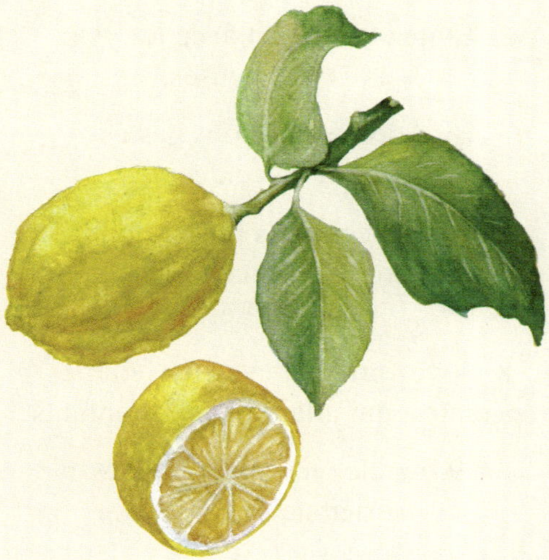

Malgré son appellation d'huile, l'huile essentielle n'a rien à voir avec les corps gras comme les huiles végétales d'olive, d'amande douce, de tournesol ou de pépins de raisin. C'est un liquide très odorant et plus ou moins visqueux ou épais. Sa couleur varie en fonction de l'espèce : du jaune – c'est la teinte la plus courante – au rouge ou même au bleuté.

Différents procédés d'extraction

L'huile essentielle peut être extraite de différentes parties du végétal.

• Les feuilles : c'est le cas pour les huiles essentielles d'arbre à thé, d'eucalyptus, de bigaradier.

• Les fleurs ou les boutons floraux : camomille,

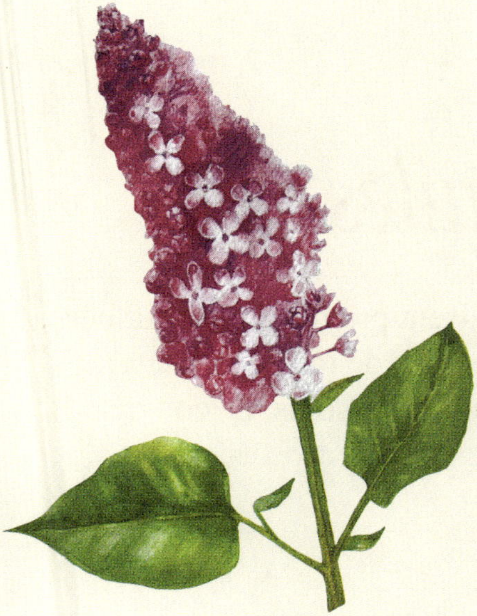

Pourquoi sont-elles si chères ?

Plusieurs kilos de fleurs sont parfois nécessaires pour produire seulement quelques millilitres d'huile essentielle ! Par exemple, il faut distiller 4 tonnes de pétales frais de roses de Damas pour obtenir environ 1 kg d'huile essentielle de rose et « seulement » 100 kg de lavande fraîche pour obtenir environ 1 kg d'huile essentielle de lavande. C'est ce qui explique la grande différence de prix entre les deux flacons de même contenance en magasin. Mais rassurez-vous : comme les huiles essentielles sont des produits très concentrés, elles s'utilisent à petites doses, goutte à goutte. Un flacon peut donc durer très longtemps, à condition de bien le conserver.

giroflier, lavande, néroli.
• Les fruits ou les baies : genévrier, litsée citronnée.
• Les zestes : citron, orange, pamplemousse, bergamote, mandarine.
• Le bois ou l'écorce : cèdre de l'Atlas, bois de rose, santal blanc.
• Les racines : gingembre.
• Les graines : cumin, carotte cultivée.
• Les aiguilles : épinette noire, pin, sapin.
• La résine ou la gomme oléorésineuse : encens, térébenthine, myrrhe.

Chez certains végétaux, on utilise différentes parties. Ainsi, grâce à l'oranger amer, on fabrique l'huile essentielle de bigaradier (avec ses feuilles), de néroli (avec ses fleurs) et d'oranger amer (avec le zeste de ses fruits).
Pour extraire l'huile essentielle du végétal, il est possible d'utiliser différents processus d'extraction, qui varient selon la plante. Les deux principaux sont la distillation et l'expression.
• La distillation consiste à faire éclater les cellules qui contiennent l'huile essentielle de la plante grâce à la vapeur d'eau. Cette vapeur chargée des molécules aromatiques est ensuite recueillie puis redevient eau. À la surface flotte une substance plus légère que l'eau : c'est l'huile essentielle. Le reste de l'eau est l'hydrolat, ou eau florale (quand on distille des fleurs).
• L'expression, appelée aussi pression à froid, est utilisée pour les agrumes. Leur zeste est pressé pour en récupérer l'huile essentielle. Dans ce cas, on lui préfère souvent le terme d'essence.

Que contient l'huile essentielle ?

Une huile essentielle est un mélange complexe de plusieurs composants : alcool, aldéhydes, terpènes, esters, éthers, oxydes, phénols, acides, lactones, coumarines… Le dosage de ces différents composants dessine le profil de l'huile essentielle, aussi appelé chémotype ou type chimique. Celui-ci dépend non seulement de l'espèce végétale dont l'huile essentielle est tirée, mais aussi de l'ensoleillement, de la pluviométrie ou de la nature du sol sur lequel le végétal a poussé. Chaque huile essentielle a donc un chémotype. Et deux huiles essentielles de citron peuvent avoir des profils plus ou moins différents !

Les autres supports pour mélanger les huiles

En application cutanée, les huiles essentielles s'utilisent principalement diluées. Outre les huiles végétales – amande douce, olive, pépins de raisin, noisette… – il existe d'autres supports bien pratiques pour préparer vos soins. Découvrez les avantages de chacun d'entre eux.

Le beurre de karité, idéal pour les massages

Le beurre de karité est la matière grasse extraite des noix d'un arbre appelé karité, originaire d'Afrique centrale et équatoriale. Ce beurre solide, de couleur jaune crème, devient huileux à partir de 35 °C. Ses atouts ? Sa richesse en vitamines A et E qui nourrit, protège et adoucit la peau et les cheveux.

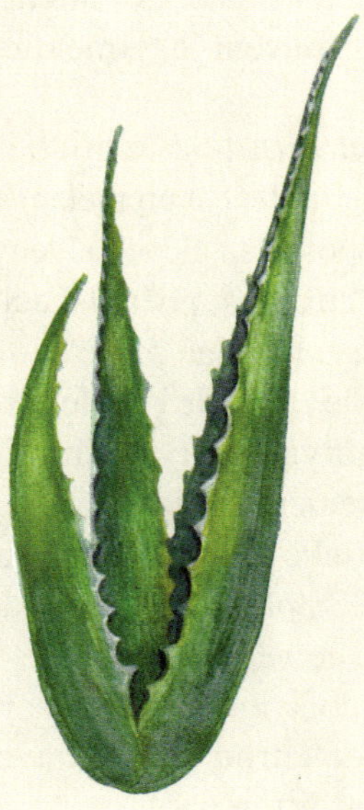

Le beurre de karité est également une excellente base de massage, à associer avec des huiles essentielles bien choisies. Le mode d'emploi : prenez une petite noisette de beurre de karité, faites-la fondre entre les paumes afin qu'elle devienne huileuse, puis ajoutez une ou deux gouttes d'huile essentielle, réchauffez-la à nouveau et appliquez en massages.

L'aloe vera, excellent pour les soins de la peau

L'aloe vera est un gel extrait de la chair d'un cactus. Grâce à ses propriétés régénérantes et cicatrisantes, il est idéal pour les soins de la peau, particulièrement pour soulager les épidermes irrités (eczéma…).

On peut l'utiliser seul, bien sûr, mais aussi en association avec des huiles essentielles aux vertus bienfaisantes et/ou des huiles végétales. Vous en trouverez en tube, au rayon cosmétique des grandes surfaces, dans les parapharmacies et dans les magasins bio.

Les bases et les dispersants, pratiques pour les bains et les boissons

Il existe aussi des produits spécifiques pour diluer les huiles essentielles. La base neutre pour le bain,

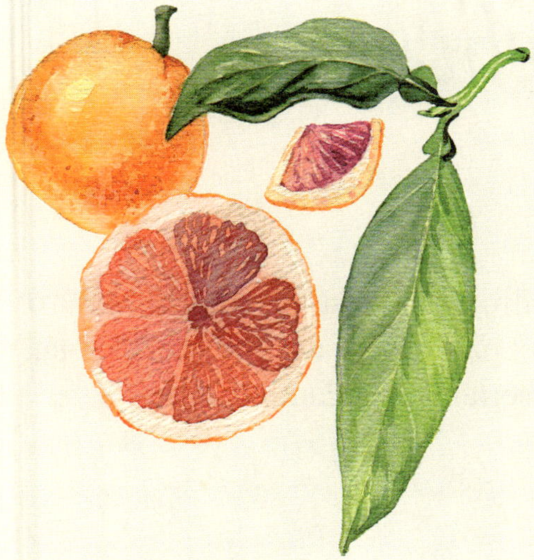

Le lait et le sel aussi !

Dans les placards de votre cuisine, vous trouverez également de bons produits pour mélanger vos huiles essentielles. Si vous n'avez rien d'autre sous la main, vous pouvez les diluer dans un peu de lait (entier ou demi-écrémé de préférence), ou même de lait en poudre (ajoutez dans ce cas un peu d'eau ou d'huile végétale pour diluer le tout). Autre alternative : mélangez votre huile essentielle avec du gros sel avant de verser le tout dans l'eau. C'est le principe des sels de bain !

par exemple, est conçue pour cet usage. Il suffit d'y ajouter quelques gouttes d'huile essentielle, de mélanger et de verser dans l'eau. Son avantage : elle se dissout parfaitement et ne laisse pas de film gras sur la peau (contrairement à certaines huiles végétales).

Le Solubol est un mélange de plusieurs substances naturelles qui permettent la dissolution des huiles essentielles dans l'eau. Comptez 1 goutte de Solubol pour diluer 1 goutte d'HE. Ce mélange HE + Solubol s'utilise par voie orale, sous forme de boisson ou d'infusion, ou en externe, en le versant dans l'eau du bain.

Le Disper permet lui aussi de rendre les huiles essentielles solubles dans l'eau, de les « disperser » en micro-gouttelettes. Il s'utilise principalement par voie orale : comptez 10 gouttes de produit pour diluer 1 goutte d'HE, et mélangez le tout dans un demi-verre d'eau avant de le boire. On peut aussi utiliser le mélange Disper + HE (sans eau) en application sur la peau.

Gels douche, shampooings, crèmes…

Vous pouvez également diluer vos huiles essentielles dans vos cosmétiques habituels : gel douche, shampooing, savon liquide… C'est facile et pratique ! Concrètement, il suffit de verser une dose de gel dans votre main, d'y ajouter une ou deux gouttes d'HE et de mélanger avant utilisation. Attention par contre à ne pas en mettre dans les yeux et sur les muqueuses. Essayez par exemple l'HE de pamplemousse dans votre gel douche pour vous réveiller de bonne humeur le matin !

Pour les shampooings, faites de même : versez votre dose habituelle de produit au creux de votre main et ajoutez une ou deux gouttes de l'HE choisie, avant de faire mousser. Attention aux yeux ! Idéal pour assainir des cheveux gras (avec de l'HE de citron), ralentir la chute des cheveux (HE de cèdre de l'Atlas) ou éliminer les poux (HE de lavande).

Vous pouvez également diluer votre huile essentielle dans votre dose habituelle de crème de jour : comptez une goutte d'HE, c'est suffisant. Le mode d'emploi : faites votre mélange dans un récipient ou sur un petit couvercle, puis appliquez la préparation comme d'habitude sur votre visage, en évitant le contour des yeux. Pour certaines huiles essentielles très efficaces (et très chères), comme l'HE de rose de Damas, il suffira d'ajouter une goutte dans votre pot de crème (100 ml), de mélanger à l'aide d'une spatule et d'en utiliser un peu chaque matin.

Les huiles essentielles en cuisine

Basilic, cannelle, citronnelle, pamplemousse, citron, romarin, menthe, cumin, rose, verveine… les huiles essentielles n'ont pas leurs pareilles pour parfumer un plat. Mais attention, leur usage en cuisine demande certaines précautions à respecter à la lettre. Et surtout un dosage ultra-précis !

De nombreux atouts

En cuisine, les huiles essentielles sont idéales pour relever et sublimer les plats. Parfait par exemple pour ajouter un parfum de citronnelle à un petit plat asiatique ou une note de menthe à un taboulé… quand on n'a pas ces herbes sous la main ! En plus de vous régaler avec des petits plats savoureux, vous profitez aussi de tous les bienfaits santé des huiles essentielles. Ainsi, une goutte d'HE de basilic dans une salade tomates-mozzarella vous aidera à digérer ; un soupçon d'HE de lavande dans un yaourt vous permettra de mieux lutter contre le stress… et de mieux dormir ! De plus, en ajoutant un supplément de goût à vos petits plats, les huiles essentielles permettent de réduire la quantité de sel et de sucre que vous y incorporez. Pratique quand on surveille sa ligne, et que l'on ne veut pas se priver !

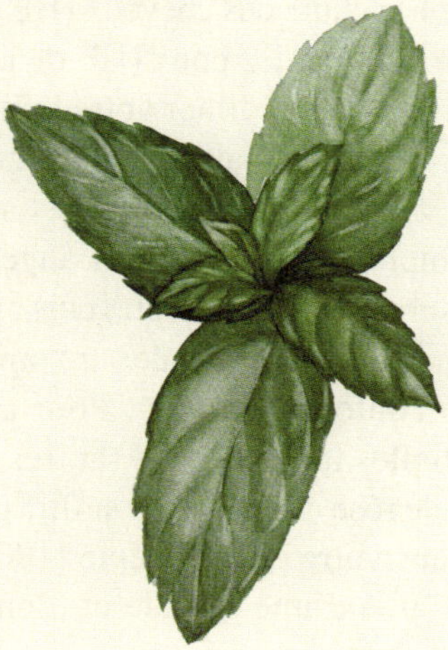

Les bons réflexes à adopter

- Respectez à la lettre les dosages indiqués. Les huiles essentielles sont très concentrées : il faut en général compter ½ à 1 goutte d'HE par personne, pas plus ! Et même encore moins pour certaines HE très intenses en goût, comme la cannelle, le thym, le romarin… Résistez à la tentation d'en mettre plus : vous risqueriez de gâcher votre plat.
- Diluez toujours votre huile essentielle (dans une huile végétale, du miel, un jaune d'œuf, du lait…) avant de l'incorporer à votre préparation.
- Utilisez les HE de préférence crues, ou ajoutez-les dans votre plat en fin de cuisson. Cuites, elles perdent leurs arômes et leurs bienfaits santé.
- Commencez par des huiles essentielles « faciles » et des parfums que vous aimez : agrumes (orange, citron, pamplemousse…), herbes (thym, romarin, basilic, menthe…) ou épices (gingembre, cardamome…). Attendez d'être un peu plus expérimenté

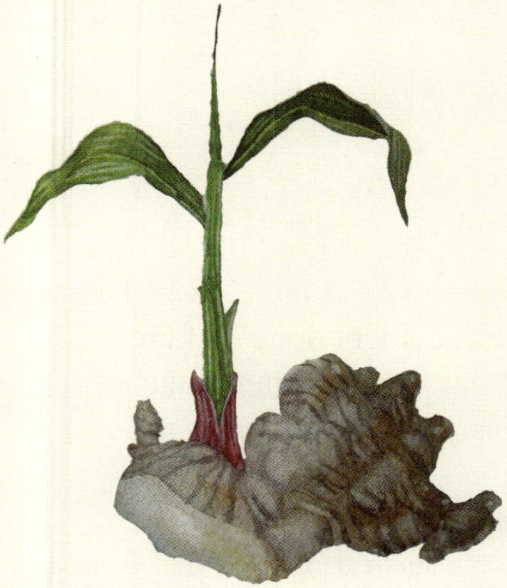

Des préparations culinaires prêtes à l'emploi

Pour vous faciliter la tâche, vous trouverez dans certains magasins des préparations culinaires à base d'huiles essentielles et d'huiles végétales. Elles sont plus faciles à utiliser (car déjà diluées) et à doser. Parfait pour les novices !

avant de vous lancer dans une petite crème à l'ylang-ylang ou au géranium !

• Vérifiez bien que les huiles essentielles que vous utilisez sont 100 % pures et naturelles (c'est indiqué sur l'étiquette).

• Pendant la grossesse et l'allaitement, de manière générale, sachez que toutes les huiles essentielles sont déconseillées pendant les trois premiers mois de grossesse. Certaines sont strictement interdites pendant toute la durée de la grossesse (et de l'allaitement), comme la menthe, la sauge… En cas de doute, n'hésitez pas à consulter un spécialiste (pharmacien, aromathérapeute) ou à en parler à votre médecin.

• Évitez également de faire goûter vos petits plats aux huiles essentielles aux enfants. Attendez qu'ils soient plus grands et respectez les précautions d'emploi.

Quelques idées pratiques (et délicieuses)…

• Pour un sucre parfumé 100 % naturel : ajoutez quelques gouttes d'huile essentielle dans votre pot de sucre en poudre, mélangez, c'est prêt ! Comptez par exemple 10 à 12 gouttes d'HE de citron pour 500 g de sucre en poudre.

• Préparez une huile parfumée pour vos salades et vos crudités en ajoutant 5 à 10 gouttes d'huile essentielle de basilic ou d'estragon dans 500 ml d'huile d'olive.

• Vous êtes fan des yaourts maison ? Lors de la préparation, ajoutez quelques gouttes d'huiles essentielles pour les parfumer. Pensez à les diluer (dans du miel, du sirop d'agave…) avant de les verser dans votre mélange lait + ferments. Quelques exemples de dosage pour 1 litre de lait : 5 à 8 gouttes d'HE de vanille ou 2 gouttes d'HE de cannelle ou 1 goutte d'HE d'ylang-ylang…

• Dessert express aux fleurs : diluez 1 goutte d'HE de rose ou de lavande dans 1 grosse cuillère à soupe de miel liquide. Idéal pour aromatiser un bol de fromage blanc.

• Dans vos petits plats asiatiques à base de poulet ou de crevettes, vous pouvez ajouter, de préférence en fin de cuisson, 1 goutte d'HE de citronnelle ou de coriandre (diluée au préalable dans 1 cuillère à soupe d'huile d'olive).

Petite sélection pour bien débuter

Il existe plus de 200 huiles essentielles différentes. Pas évident donc de faire un choix quand on se lance dans l'aromathérapie ! Pour vous faciliter la tâche, découvrez les meilleures huiles à adopter en fonction de vos besoins.

Notre top 4

Si vous ne deviez avoir que quelques huiles essentielles à la maison, ce sont celles-ci ! Elles ont toutes été choisies selon des critères précis : leur facilité d'utilisation, leur polyvalence, leur efficacité et leur absence de toxicité (dans les conditions normales d'utilisation évidemment). Grâce à elles, vous avez une trousse complète pour soulager tous les petits maux du quotidien.

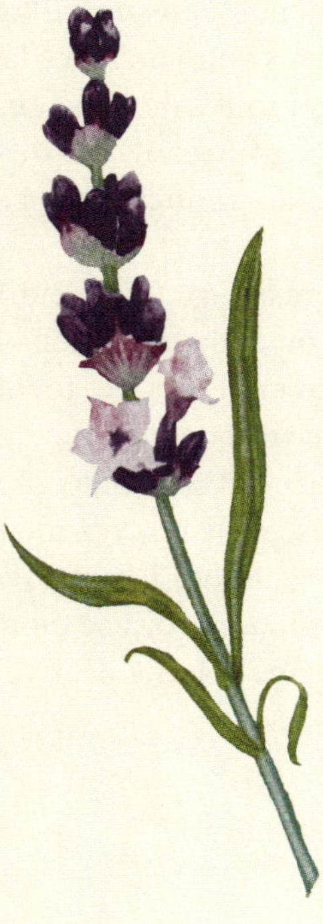

• L'huile essentielle de lavande vraie ou lavande officinale (Lavandula officinalis ou angustifolia ou vera) : c'est la reine des huiles essentielles ! Antiseptique, antibactérienne et cicatrisante, elle est idéale pour soulager tous les petits bobos du quotidien. Elle facilite la digestion, calme les spasmes et les inflammations, soulage les douleurs (migraine, maux de dents...). Elle a également des propriétés calmantes, déstressantes et tonifiantes. De plus, son parfum est très agréable !

• L'huile essentielle de citron (Citrus limonum) facilite la digestion et calme les nausées. C'est également une excellente alliée beauté : elle purifie la peau, éclaircit le teint, aide à lutter contre la cellulite... En diffusion dans la maison, elle purifie l'atmosphère et sent divinement bon !

• L'huile essentielle d'arbre à thé ou tea tree (Melaleuca alternifolia) est parfaite pour tout désinfecter ! Elle est aussi efficace sur les virus que sur les bactéries, les parasites ou les champignons. Idéale donc pour les petites plaies, les rhumes, les mycoses, les gingivites... ou pour tout assainir dans la maison !

• L'huile essentielle d'eucalyptus radié (Eucalyptus radiata) est indispensable pour soulager toutes les maladies hivernales : rhume, grippe, bronchite... Elle aide aussi l'organisme à renforcer ses défenses.

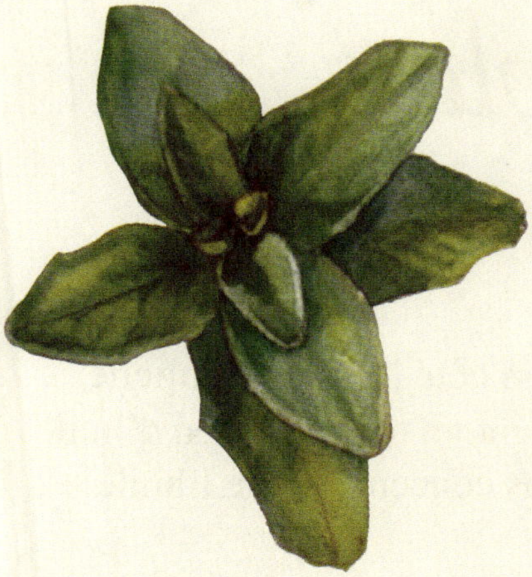

Votre kit spécial hiver

Nez bouché, grippe, fatigue, manque de motivation… sont notre lot quotidien en hiver. Pour renforcer vos défenses et soulager ces petits maux, adoptez également ces huiles essentielles en plus de notre top 4.

• L'huile essentielle de ravintsara (Cinnamomum camphora cineoliferum) a des propriétés antivirales intéressantes. Elle est très utile lors des épidémies hivernales pour se prémunir contre les maladies, car elle renforce les défenses immunitaires.

• L'huile essentielle de thym à thujanol (Thymus vulgaris thujanoliferum) est très efficace pour calmer les infections respiratoires, notamment les angines, mais aussi pour se débarrasser des germes dans l'air ambiant. À utiliser donc par voie orale et en diffusion dans la maison.

Votre kit spécial sportif

Crampes, courbatures, entorses, douleurs diverses… le parcours d'un sportif est parfois semé d'embûches. Mais les huiles essentielles sont là pour vous porter secours !

• L'huile essentielle de gaulthérie (Gaultheria procubens) s'utilise avant ou après l'entraînement, pour échauffer les muscles et favoriser la récupération musculaire. À utiliser également en massage en cas d'entorse, de tendinite…

• L'huile essentielle d'hélichryse italienne (Helichrysum italicum) est d'un précieux secours en cas de bleu, de bosse ou de coup. Elle est d'ailleurs surnommée « l'huile du boxeur ».

Votre kit spécial beauté

Pour lutter contre les petits problèmes de peau et de cheveux, ou tout simplement pour chouchouter votre beauté, privilégiez ces trois huiles essentielles.

• L'huile essentielle de rose de Damas (Rosa damascena) est un trésor de bienfaits pour la peau ! Elle redonne de l'éclat au teint, régénère les peaux fatiguées, atténue les rides… Malheureusement, elle est très chère !

• L'huile essentielle de géranium rosat (Pelargonium asperum) aide à lutter contre les signes de vieillissement : rides, taches, relâchement cutané…

• L'huile essentielle de romarin à cinéole (Rosmarinus officinalis cineoliferum) est l'alliée d'une chevelure forte et saine, et sans pellicules.

Votre kit spécial bureau

La vie de bureau est souvent impitoyable ! Heureusement, ces huiles essentielles peuvent vous aider à lutter contre le stress, le surmenage ou même le manque de concentration.

• L'huile essentielle de marjolaine (Origanum marjorana) : très pratique contre le stress, l'anxiété, les sautes d'humeur, l'irritabilité… mais aussi les maux de ventre d'origine nerveuse. Respirez-la directement au flacon ou utilisez un diffuseur de bureau.

• L'huile essentielle d'orange douce (Citrus sinensis) : à diffuser le soir en rentrant à la maison. Elle est parfaite pour calmer le stress, le surmenage… et faciliter le sommeil.

• L'huile essentielle de menthe poivrée (Mentha piperita) : à respirer en cas de migraine ou de manque de concentration !

Bienfaits des hydrolats et eaux florales

Lors de la distillation des végétaux, on obtient d'un côté l'huile essentielle, de l'autre une eau légèrement parfumée, qui contient un tout petit peu d'huile essentielle : c'est l'hydrolat (ou eau florale). Moins concentrée que l'huile essentielle, il est aussi plus facile à utiliser !

Différentes manières d'en profiter

• En pulvérisation. C'est l'utilisation la plus simple : quelques pschitts d'eau florale, c'est idéal pour réveiller la peau le matin, pour l'assainir et la faire respirer le soir !

• Comme lotion, démaquillant… Les eaux florales sont efficaces pour adoucir et nettoyer la peau. Un produit de beauté 100 % naturel !

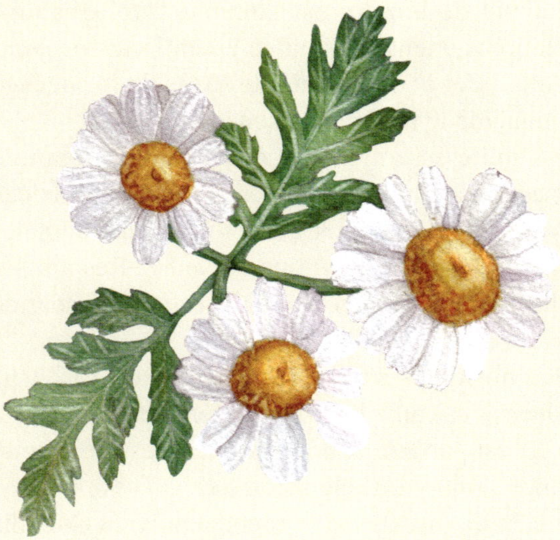

• En friction, pour stimuler le cuir chevelu, se détendre…

• En bain d'yeux, pour dégonfler les paupières, ou de nez, en cas de rhume.

• Par voie orale, pour aider à digérer, préparer au sommeil… La bonne dose : 1 cuillère à soupe (uniquement pour les adultes), deux à trois fois par jour.

• Dans le bain. Pour profiter des bienfaits des hydrolats dans le bain, il faudrait y verser entre 25 et 50 cuillères à soupe ! Ce qui reviendrait très cher : mieux vaut dans ce cas utiliser une huile essentielle ! Mais cette solution est parfaite pour parfumer délicatement le bain (à raison de 2 cuillères à soupe d'eau de rose ou de camomille par exemple) ou se concocter un bain de pieds stimulant (3 à 4 cuillères à soupe d'hydrolat de lentisque pistachier, contre les jambes lourdes, par exemple).

• En cuisine, pour donner une note originale et délicatement parfumée à de nombreux petits plats.

• Dans la maison, pour parfumer avec subtilité l'air ambiant, les placards, le linge de lit, l'eau du fer à repasser…

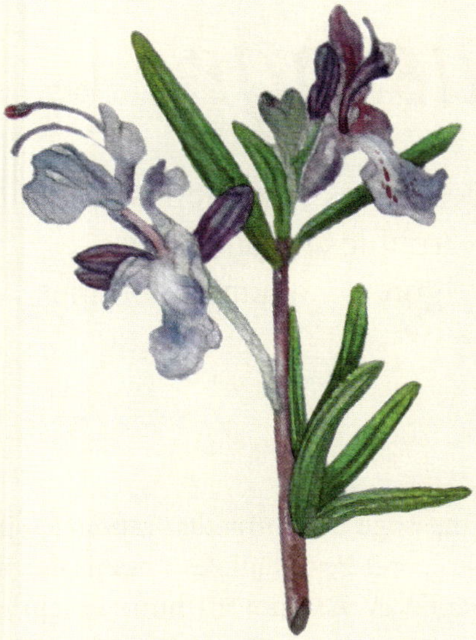

Hydrolat ou eau florale ?

Comme son nom l'indique, l'eau florale est recueillie lors de la distillation des fleurs. L'hydrolat, lui, est extrait des différentes parties de la plante (feuilles, tiges, racines...). Voilà pourquoi on parle d'eau de fleurs d'oranger ou d'eau de rose, mais d'hydrolat de menthe ou de sauge. À noter : il n'existe pas d'hydrolat de citron, d'orange ou de mandarine car ces fruits ne sont pas distillés. Leur huile essentielle est recueillie par pression à froid des zestes.

À chaque hydrolat ses utilisations

Il existe potentiellement autant d'hydrolats différents que d'huiles essentielles différentes. Mais on n'en trouve que quelques-uns dans les magasins, car certains sont très fragiles. Parmi les plus connus, vous trouverez facilement :

• L'eau de fleurs d'oranger : elle est surtout employée en pâtisserie, pour parfumer les crêpes, les gâteaux, les entremets... C'est également un bon antistress, idéal pour faciliter le sommeil. Ajoutez par exemple 1 cuillère à soupe d'eau de fleurs d'oranger dans un verre de lait tiède, et buvez le soir avant le coucher. On l'utilise également en cosmétique, car elle nettoie en douceur les épidermes les plus fragiles.

• L'eau de rose : c'est l'alliée des peaux matures et fragiles. Elle peut aussi servir de démaquillant. On l'emploie également en cuisine, pour parfumer des entremets, des yaourts, des salades de fruits... De plus, elle sent divinement bon !

• L'eau de bleuet : elle est idéale pour apaiser les yeux et les paupières gonflés. Elle a également des effets calmants.

• L'hydrolat de menthe : il s'emploie essentiellement sous forme de boisson, pour faciliter la digestion.

• L'eau florale de lavande : pour calmer les peaux irritées, après le rasage par exemple ou encore des coups de soleil de faible intensité.

• L'eau florale de camomille romaine : elle a des effets relaxants, aide à digérer et à atténuer les petits problèmes de peau.

• L'hydrolat de romarin : pour assainir les cheveux ternes et gras, traiter les problèmes de pellicules et l'acné...

• L'hydrolat de verveine : idéal en boisson relaxante, le soir avant le coucher.

Petits conseils pour bien les utiliser et les conserver

Les hydrolats sont moins concentrés que les huiles essentielles : ils peuvent donc s'employer en plus grande quantité et sans dangers. Mais attention, comme pour les huiles essentielles, il est important de choisir des hydrolats de bonne qualité. Certains contiennent en effet de l'eau ajoutée, des impuretés... Achetez-les de préférence dans les pharmacies, parapharmacies ou magasins de produits naturels.

Comme ils sont très fragiles, mieux vaut les acheter en petite quantité, et les conserver de préférence au frais après ouverture. Utilisez-les dans les six mois.

Petites leçons de massage

Les massages sont l'une des principales indications des huiles essentielles. Se relaxer, récupérer après le sport, atténuer les petits troubles respiratoires ou intestinaux, stimuler la circulation sanguine, se revigorer… autant de bonnes raisons de se masser ou de se faire masser !

Les meilleures huiles essentielles pour les massages

Selon les effets recherchés, choisissez votre huile de massage !

• Pour un massage relaxant : utilisez l'huile essentielle de camomille (romaine ou allemande), de néroli ou de verveine.

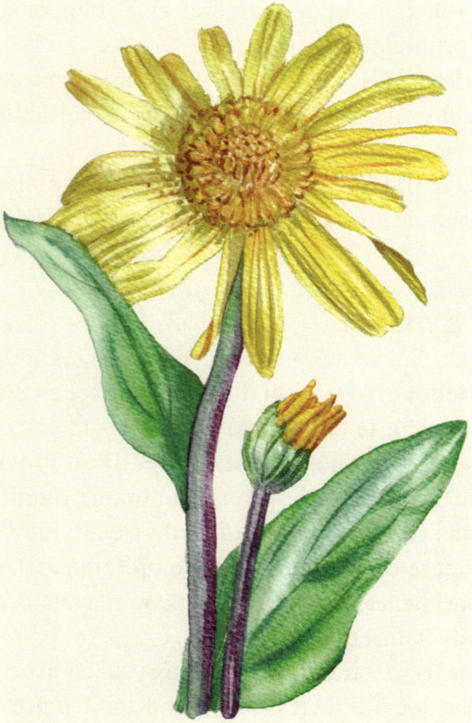

• Pour un massage décontractant (après le sport par exemple) : préférez l'huile essentielle de gaulthérie couchée. À associer à l'huile essentielle d'arnica, pour renforcer ses effets.

• Pour un massage revigorant et déstressant : misez sur l'huile essentielle de sarriette des montagnes.

• Pour un massage sensuel : découvrez les bienfaits envoûtants de l'ylang-ylang…

• Pour un massage spécial circulation : profitez de l'efficacité des bienfaits décongestionnants et de la fraîcheur de l'huile essentielle de cyprès. Idéal contre les jambes lourdes par exemple.

Petit rappel : les huiles essentielles s'utilisent diluées dans une huile végétale. Pour éviter l'effet « gras », utilisez des huiles « sèches » comme celle de noisette ou de pépins de raisin. La bonne dose : comptez entre 1 et 6 gouttes (cela dépend des huiles essentielles !) dans 1 cuillère à soupe d'huile végétale.

Les différentes techniques de massage

Découvrez les bons gestes à adopter selon les parties du corps. Vous pouvez pratiquer ces massages sur vous-même (dans des zones accessibles évidemment) ou sur une autre personne. Quelques minutes seulement suffisent pour profiter pleinement de ses bienfaits.

• Le massage des mains (en cas, par exemple, de manque de concentration) : déposez votre mélange huile essentielle + huile végétale au

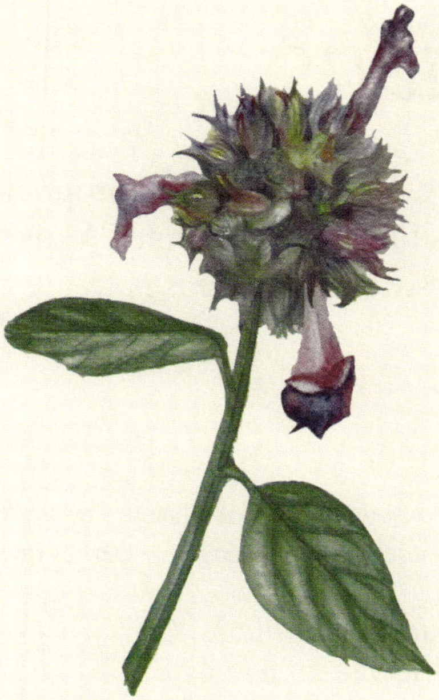

Les massages spécial bébé

Les bébés aussi adorent les massages. Évidemment, priorité à la douceur ! Avec eux, cela s'apparente plutôt à des effleurages et des papouilles… Choisissez des huiles essentielles douces : 1 goutte d'HE d'orange douce ou d'HE de lavande à diluer dans une cuillère à soupe d'huile végétale. Commencez par ses mains, ses petits bras, puis ses pieds et ses jambes avant de lui masser le dos. Pendant le massage, faites attention à ce que bébé ne prenne pas froid.

creux de votre main. Frottez vos paumes puis massez chacun de vos doigts en les étirant légèrement. Répétez l'opération plusieurs fois sur vos deux mains. Finissez par un petit massage des poignets.

• Le massage des pieds (pour se détendre) : déposez votre mélange huile essentielle + huile végétale au creux de votre main puis frottez vos paumes afin de réchauffer la préparation. Massez légèrement chacun de vos orteils, en les étirant légèrement, puis appuyez doucement sur la plante des pieds à l'aide de vos pouces. Insistez sur les zones douloureuses : c'est là que se concentrent les tensions. Faites de même avec l'autre pied. Terminez en massant vos chevilles.

• Le massage des jambes (parfait en cas de jambes lourdes, de problèmes de circulation…) : déposez votre mélange huile essentielle + huile végétale au creux de votre main puis frottez vos paumes afin de réchauffer la préparation. Commencez par masser votre cheville, puis remontez lentement le long du mollet, jusqu'au genou, et enfin jusqu'à la cuisse. Répétez la même opération sur l'autre jambe.

• Le massage du ventre (en cas de ballonnements, de problèmes de digestion…) : réchauffez votre huile de massage entre vos mains puis massez votre ventre, paume à plat, en tournant dans le sens des aiguilles d'une montre. À faire pendant 2 à 3 minutes minimum pour que cela soit efficace.

• Le massage du dos : il se pratique évidemment sur une autre personne, pas sur soi-même. Différentes techniques sont employées : pétrissages, pressions glissées, pressions appuyées, tapotements, étirements…

Les techniques spécifiques

• Le palper-rouler est réservé aux massages anti-cellulite. Le principe de cette technique est de pincer la peau entre le pouce et l'index et de la faire rouler entre ses doigts afin de déloger les amas graisseux. À pratiquer pendant plusieurs minutes et de façon très régulière (matin et soir par exemple) pour plus d'efficacité.

• La percussion est utilisée en fin de massage, pour réveiller et revigorer l'organisme. Il s'agit de tapoter la zone massée avec le tranchant de la main, de façon rapide et rythmée.

Les bonnes associations

Chaque huile essentielle a ses indications spécifiques. Pour profiter des propriétés de plusieurs d'entre elles en même temps, il est possible de les mélanger. Mais attention, pas question d'improviser avec des compositions hasardeuses ! Il est essentiel de prendre certaines précautions.

Petits conseils avant de se lancer

Retenez tout d'abord qu'il ne faut généralement pas mélanger plus de 3 à 4 huiles essentielles entre elles. Pour éviter tout risque, les compositions plus complexes doivent être réalisées par des professionnels, par exemple dans les pharmacies spécialisées en aromathérapie. Sachez par ailleurs que cela vous reviendra moins cher d'acheter ce mélange tout prêt plutôt que plusieurs flacons différents d'huile essentielle. Bien sûr, il faut éviter de mélanger entre elles des huiles essentielles qui ont des effets inverses. Par exemple, une huile essentielle qui peut faire monter la tension (comme l'HE de carotte cultivée) et une huile essentielle recommandée en cas d'hypertension (comme l'HE de marjolaine) ! Cela suppose de bien connaître les propriétés de chacune. Au moindre doute, demandez conseil à un spécialiste.

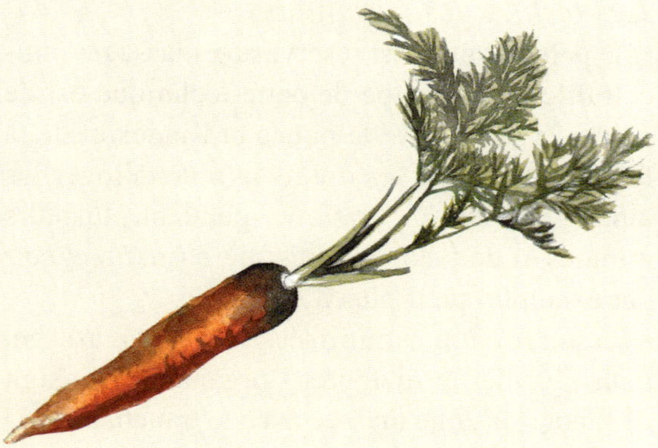

Derniers conseils : respectez à la lettre les dosages, et préparez toujours vos mélanges en petites quantités.

Différentes façons de faire ses propres mélanges

• Le plus simple est de réaliser votre mélange d'huile essentielle directement dans une huile végétale. Pour cela, utilisez une petite soucoupe, versez l'huile végétale choisie, puis les huiles essentielles, et mélangez le tout.

• Vous pouvez également réaliser un mélange d'huiles essentielles « pur » (sans adjonction d'huile végétale). Pour optimiser la conservation de votre composition, réservez-la dans un petit flacon en verre opaque. Celui-ci doit être muni d'un compte-gouttes, afin de faciliter le dosage lors de l'utilisation.

• Autre solution : le mélange d'huiles essentielles peut se faire directement dans votre diffuseur électrique. Il suffit d'y verser successivement les huiles essentielles choisies : elles se mélangeront toutes seules avant d'être diffusées.

Quelques exemples de synergies pour les massages

Ces compositions associent plusieurs huiles essentielles aux effets complémentaires pour démultiplier l'efficacité de votre massage. Diluez ces mélanges dans une 1 cuillère à soupe d'huile végétale avant application.

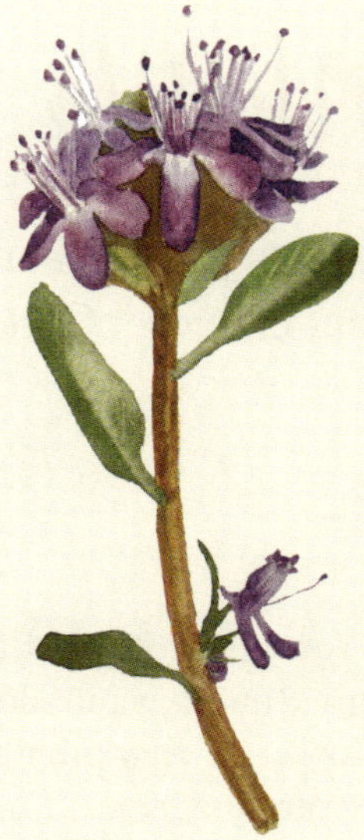

Des mélanges tout prêts

Aujourd'hui, dans les magasins de produits naturels, les pharmacies et les parapharmacies, on trouve de plus en plus de mélanges d'huiles essentielles prêts à l'emploi, associées ou non à des huiles végétales. Chacun a des indications spécifiques : massage relaxant, composition aromatique pour la cuisine, mélange spécial rhume ou spécial digestion, désinfectant d'atmosphère… Une bonne idée pour profiter des bienfaits de plusieurs huiles essentielles en même temps, sans devoir réaliser soi-même ses mélanges.

• Synergie antistress : 1 goutte d'HE d'orange douce + 1 goutte d'HE de lavande vraie + 1 goutte d'HE de camomille romaine. Très efficace avant de s'endormir.
• Synergie spéciale sportifs : 1 goutte d'HE de gaulthérie + 2 gouttes d'HE d'eucalyptus citronné. Pour éviter les courbatures après le sport.
• Synergie coquine : 2 gouttes d'HE d'orange douce + 1 goutte d'HE d'ylang-ylang. Pour les massages en couple !

Quelques exemples de synergies pour le bain

En fonction des huiles essentielles choisies, votre bain pourra avoir des effets différents : à vous de choisir ! Petit conseil à suivre pour la préparation : diluez votre mélange d'huiles essentielles dans une cuillère à soupe d'huile végétale ou de base pour le bain avant de le verser dans l'eau.
• Synergie relaxation : 6 gouttes d'HE d'orange douce + 6 gouttes d'HE de lavandin. Pour se détendre le soir.
• Synergie anticellulite : 7 gouttes d'HE de pamplemousse + 5 gouttes d'HE de citron + 2 gouttes d'HE de cèdre de l'Atlas. À faire régulièrement pour plus d'efficacité.
• Synergie douceur : 5 gouttes d'HE de camomille romaine + 3 gouttes d'HE de palmarosa + 1 goutte d'HE de patchouli. Contre les peaux sèches.

Quelques recettes de synergies pour la maison

Ces compositions sont idéales pour diffuser un parfum délicat dans toute la maison. Réalisez-les en versant directement vos différentes huiles dans votre diffuseur électrique. Mettez-le en marche par séquences de 5 à 10 minutes, à renouveler plusieurs fois par jour selon vos envies.
• Synergie zen : 10 gouttes d'HE de lavandin + 10 gouttes d'HE de pin maritime + 5 gouttes d'HE de mandarine. Idéal pour se relaxer le soir en rentrant du travail.
• Synergie vitalité : 15 gouttes d'HE de bergamote + 8 gouttes d'HE d'orange douce + 2 gouttes d'HE de giroflier. Pour se réveiller et retrouver sa concentration.
• Synergie antimicrobes : 12 gouttes d'HE d'eucalyptus radiata + 6 gouttes d'HE de romarin à verbénone + 6 gouttes d'HE de thym à linalol. Pour assainir l'air ambiant, quand il y a une personne enrhumée ou grippée à la maison.

Femmes enceintes et enfants

L'emploi des huiles essentielles chez les femmes enceintes, les jeunes mamans allaitantes, les bébés et les enfants doit être particulièrement encadré. Certaines leur sont en effet interdites.

Pendant le premier trimestre de grossesse

De manière générale, l'utilisation – que ce soit par inhalation, ingestion ou massage – de toutes les huiles essentielles est déconseillée pendant les trois premiers mois de grossesse (comme d'ailleurs l'absorption de nombreux médicaments). Selon certains spécialistes, elles pourraient passer dans le placenta et, dans le pire des cas, provoquer un avortement. Tous ne sont pas d'accord, mais une chose est sûre : mieux vaut adopter le principe de précaution et ne rien prendre sans l'accord express de votre médecin ! Lui seul pourra vous conseiller ou vous autoriser l'utilisation de telle ou telle huile essentielle. Sans cela, abstenez-vous !

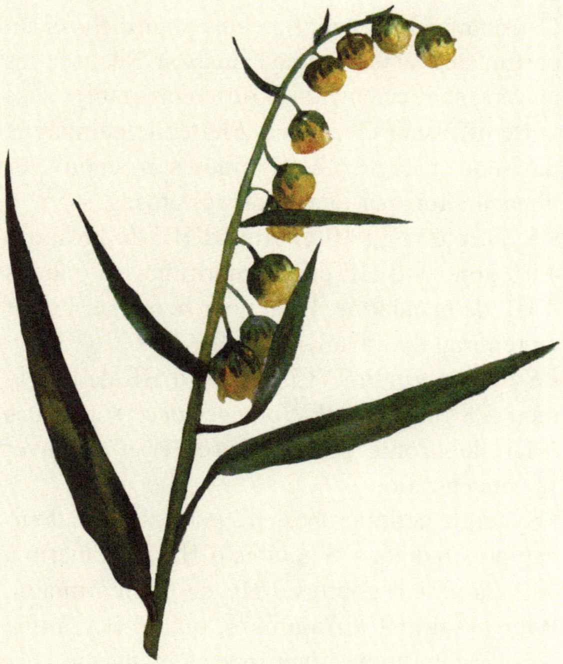

Pendant les deuxième et troisième trimestres

Après trois mois de grossesse, certaines huiles – les plus « douces » – peuvent être utilisées. À condition, bien sûr, de respecter à la lettre les dosages et les précautions d'emploi générales. Il convient toutefois de faire doublement attention lors de leur utilisation ! Ainsi, lors des massages, il ne faut pas les appliquer sur les points de réflexologie utérins (poignets, chevilles et ventre). Plus généralement, il ne faut jamais les appliquer sur toute la ceinture abdominale.

Les huiles essentielles autorisées après trois mois de grossesse sont les suivantes : arbre à thé, basilic, bergamote, bois de rose, camomille, cardamome, citron, estragon, eucalyptus radié, eucalyptus citronné, gaulthérie, genévrier, géranium rosat, inule odorante, laurier noble, lavande aspic, lavande vraie, lentisque pistachier, mandarine, ravintsara, rose, thym à thuyanol, orange, palmarosa, rose, verveine citronnée, ylang-ylang…

Une fois ces précautions élémentaires bien en tête,

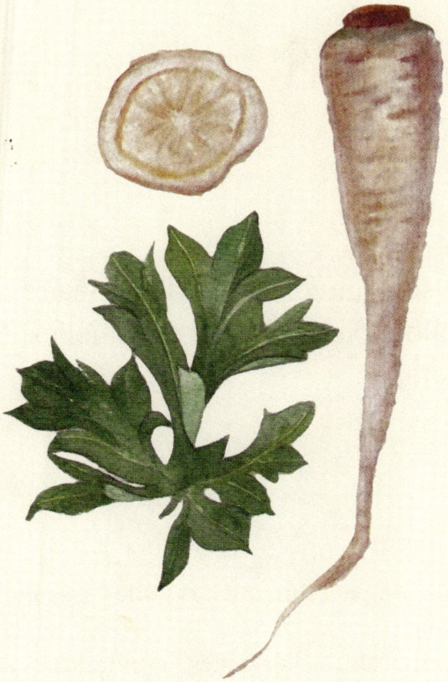

Et pendant l'allaitement ?

Les huiles essentielles interdites pendant toute la durée de la grossesse le restent également pendant l'allaitement.

les femmes enceintes peuvent profiter des bienfaits des huiles essentielles. Celles-ci peuvent apporter en effet une aide vraiment efficace et naturelle à bien des petits maux de la grossesse. Quelques possibilités d'utilisation :

• Pour vous détendre ou pour favoriser le sommeil : 5 à 6 gouttes d'huile essentielle de lavande aspic, à diluer dans 1 cuillère à soupe d'huile végétale, puis à verser dans le bain.

• En cas d'angoisse : respirez au flacon de l'huile essentielle d'orange douce.

• En cas de nausées : prenez 1 goutte d'huile essentielle d'estragon ou 1 goutte d'huile essentielle de camomille romaine diluée dans 1 cuillère à café de miel.

Les huiles essentielles interdites pendant toute la grossesse

Certaines huiles essentielles sont interdites pendant toute la grossesse. Parmi les principales, on trouve : absinthe, achillée, aneth, anis étoilé ou badiane, anis vert, cannelle, carvi, cèdre de l'Atlas, curcuma, cyprès bleu, eucalyptus mentholé, eucalyptus à cryptone, fenouil doux, giroflier, hélichryse, hysope officinale, lantana, lédon du Groenland, menthe (toutes les sortes de menthe), muscade, niaouli, origan, persil, ravensare anisé, romarin camphré, sapin baumier, sapin blanc, sarriette des montagnes, sassafras, sauge officinale, tagète, térébenthine, thuya…

Peut-on donner des huiles essentielles aux enfants ?

Oui, car elles sont efficaces contre de nombreux maux dont peuvent souffrir les enfants : pipi au lit, nervosité, rhume, otite, rhinopharyngite, verrue, mal au ventre… Mais attention : certaines huiles essentielles sont déconseillées – voire interdites – aux bébés et aux enfants de moins de 6 ans. Parmi elles, on trouve les huiles essentielles de cannelle (toutes les sortes de cannelle), de cèdre (toutes les sortes), de badiane, de carvi, d'hysope officinale, de muscade, de ravensare anisé, de romarin à verbénone, de sauge (toutes les sortes), de tagète, de menthe (toutes les sortes, sauf la menthe bergamote)… Certaines doivent être utilisées avec prudence comme celles de giroflier, d'hélichryse ou de niaouli.

De manière générale, les modes d'emploi et les dosages donnés dans les pages qui suivent sont spécifiques aux adultes. Il ne suffit pas de diviser les doses par deux pour qu'elles soient adaptées aux enfants. Dans tous les cas, n'utilisez pas ces indications sur les enfants sans avis médical.

Les bienfaits des huiles essentielles

Si l'aromathérapie est ancienne, le mot, lui, n'a fait son entrée dans le dictionnaire que dans les années 1960 ! C'est l'art de soulager la douleur par les huiles essentielles. En cela, l'aromathérapie est une branche de la phytothérapie.

Des propriétés communes

Les huiles essentielles présentent de nombreuses applications pratiques et peuvent soulager une multitude de petits maux du quotidien. De manière générale, on peut dire que les huiles essentielles possèdent :

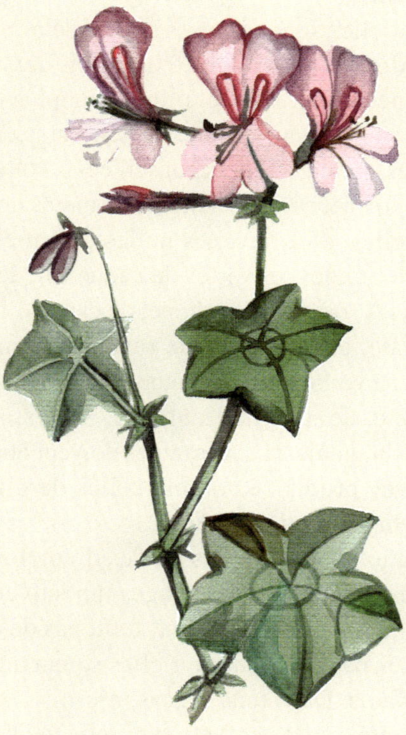

• des vertus antibactériennes, antivirales et antifongiques. Elles sont capables de participer à la lutte contre toutes sortes d'agents pathogènes (microbes, virus, bactéries, champignons…). À ce titre, elles peuvent être utilisées aussi bien pour combattre les petites infections hivernales que pour apaiser une mycose, atténuer l'acné, désinfecter la cuisine ou assainir l'air ambiant ;

• des vertus anti-inflammatoires. Elles peuvent donc être employées pour alléger les troubles articulaires, les arthroses, les tendinites, etc. ;

• des vertus régulatrices. Elles désintoxiquent et stimulent les différents organes. Chaque huile a son organe – ou sa fonction organique – de prédilection et régule son action. Ainsi, l'huile essentielle de citron aide à purifier le foie, l'huile essentielle de géranium rosat agit sur la régulation de la glycémie… Dans le même esprit, certaines sont décongestionnantes ou drainantes (comme par exemple les huiles essentielles de citron ou de pamplemousse) ;

• des vertus harmonisantes. Les huiles essentielles agissent aussi sur l'esprit. Certaines aident à chasser les idées noires (comme l'huile essentielle

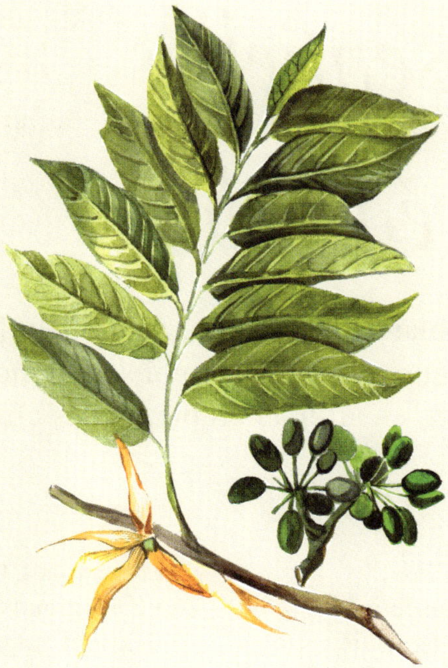

de pamplemousse), d'autres facilitent la détente et donc le sommeil (comme l'huile essentielle de camomille), d'autres encore ont des vertus tonifiantes pour le système nerveux ou sexuel (comme l'huile essentielle d'ylang-ylang).

À chaque huile essentielle ses vertus

Même si toutes ont des propriétés communes, chaque huile essentielle est unique. Sa composition, ses propriétés – et donc ses usages – sont spécifiques. L'une sera par exemple indiquée pour atténuer les petits problèmes de peau, l'autre pour soulager une migraine, une autre encore pour aider à la digestion. Pas question donc de remplacer l'une par l'autre !
Certaines huiles sont les alliées de notre beauté, d'autres prennent place dans la pharmacie familiale, et d'autres encore sont des aides précieuses pour parfumer ou désinfecter toute la maison. Voilà pourquoi, dans ce guide, leurs applications pratiques sont divisées en trois grandes catégories : Beauté, Santé et Maison. Certaines « cumulent » ces trois fonctions, comme l'huile essentielle de lavande officinale, qui est l'une des huiles essentielles incontournables !

Les huiles essentielles peuvent-elles être considérées comme des médicaments ?

Certaines huiles essentielles peuvent améliorer un état de santé, soulager certains petits maux du quotidien : mal de gorge, douleurs abdominales, migraine, mycose, acné…
Mais pour cela, il faut non seulement que l'huile essentielle soit bien choisie, mais aussi que sa posologie et son dosage soient respectés à la lettre. Comme d'ailleurs pour les médicaments classiques ! En aucun cas, la prise d'une huile essentielle ne remplace l'avis d'un médecin si le trouble est grave ou s'il persiste.
Ainsi, l'huile essentielle de menthe poivrée peut soulager certains types de migraine mais elle ne la guérira jamais. La consultation d'un médecin est essentielle pour en déterminer les causes. N'hésitez pas également à consulter un spécialiste en aromathérapie (médecin ou pharmacien) qui pourra vous guider dans l'utilisation des huiles essentielles.

Huiles essentielles et huiles végétales

Malgré des noms ressemblants, les huiles essentielles (HE) et les huiles végétales (HV) n'ont rien à voir. Leurs modes d'emploi sont donc très différents… mais complémentaires. En effet, en aromathérapie, on les utilise en synergie, dans le bain ou en massage.

Qu'est-ce qu'une huile végétale ?

Une huile végétale est composée à 100 % de lipides : elle est tirée des corps gras de certains fruits oléagineux (huile de noix, de noisette, d'amande, d'olive…), de noyaux (huile de noyaux d'abricots…), de pépins (huile de pépins de raisin…), de graines (huile de sésame…). On les utilise en cuisine, évidemment, mais aussi en cosmétique. Riches en acides gras et en vitamines, elles nourrissent la peau et les cheveux, préviennent le dessèchement cutané, luttent contre les signes de vieillissement… À l'achat, veillez à bien choisir une huile végétale non raffinée, de préférence bio, afin de profiter au maximum de ses vitamines. Optez pour les petits flacons plutôt que les grands contenants, car les huiles végétales sont fragiles. À noter : elles se conserveront mieux à l'abri de la chaleur et de la lumière.

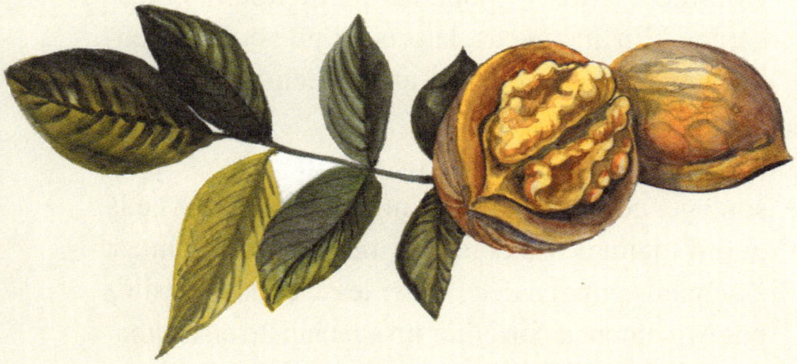

L'art d'associer huile essentielle et huile végétale

En aromathérapie, on emploie les huiles végétales pour diluer les huiles essentielles. A priori, n'importe quelle huile végétale peut être utilisée (même celles que l'on a dans les placards de sa cuisine !). L'association HV + HE est utilisée pour les massages, dans le bain ou pour les applications locales sur la peau et les cheveux. Rappelons en effet qu'une huile essentielle – sauf exception – ne doit pas être employée pure sur la peau, sinon elle risque d'être trop agressive.

À chaque huile végétale ses vertus

Si n'importe quelle huile végétale fait l'affaire dans un massage ou dans le bain, on peut aussi en choisir une en fonction de ses vertus spécifiques : ainsi, l'huile végétale agit en synergie avec l'huile essentielle, complétant ou renforçant l'efficacité de cette dernière. Par exemple, l'association HV d'argan + HE de bois de rose, qui ont toutes les deux des vertus anti-âge, est idéale

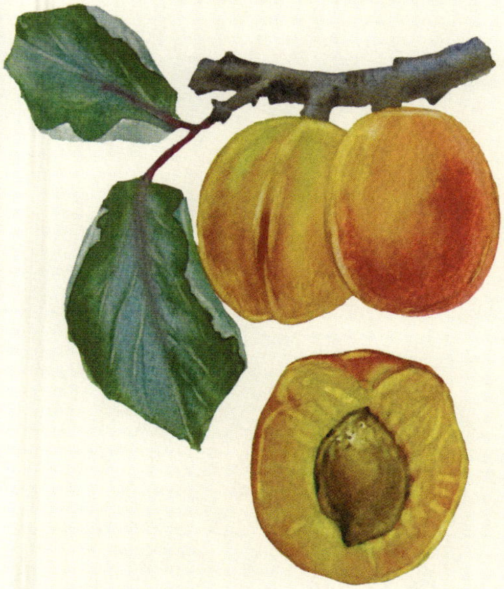

Et les hydrolats ?

Lors du processus de distillation, on récupère l'huile essentielle, qui est le liquide plus ou moins épais flottant à la surface. Le reste, c'est l'hydrolat, ou l'eau florale (quand on distille des fleurs). Ce liquide translucide contient une part infime d'huile essentielle qui fait toute son efficacité… et son parfum. Beaucoup plus doux que l'huile essentielle, il peut être employé pur dans le bain, en friction, en pulvérisation ou même en cuisine. La plus connue des eaux florales est sûrement celle de fleurs d'oranger : un régal dans les pâtisseries mais aussi sur la peau !

pour les peaux matures. Quand il s'agira de soulager un coup ou un bleu, on associera l'HV d'arnica et l'HE d'hélichryse. Dans les fiches qui suivent, vous trouverez la plupart du temps la mention « huile végétale » suivie d'un exemple d'huile que vous pouvez utiliser.

Pour vous y retrouver, voici un petit récapitulatif des bienfaits des principales huiles végétales.

- Huile d'amande douce : elle est hydratante et adoucissante, parfaite pour les massages et les soins de la peau. C'est une excellente huile « de base ». Attention toutefois aux risques d'allergies chez les tout-petits.
- Huile d'argan : elle régénère les peaux et les cheveux fatigués, protège du froid et prévient le vieillissement de la peau.
- Huile d'avocat : à conseiller aux peaux et aux cheveux secs. Elle a également des vertus antirides.
- Huile de germe de blé : elle nourrit la peau, lutte contre les rides et la cellulite.
- Huile de jojoba : à conseiller plutôt aux peaux et cheveux gras.
- Huile de macadamia : hydratante et adoucissante, elle est particulièrement indiquée dans les massages. Elle a également des vertus circulatoires et cicatrisantes.
- Huile de noisette : à réserver aux peaux grasses et mixtes.
- Huile de noyau d'abricot : pour les peaux fatiguées et contre les vergetures.
- Huile d'olive : pour le soin des cheveux et des ongles en priorité.
- Huile de pépins de raisin : pour lutter contre les signes de l'âge.
- Huile de rose musquée : pour le soin des peaux matures et irritées. Mais attention, elle est chère !

Huiles végétales et macérats huileux

Certaines huiles sont en fait le résultat de la macération de plantes fraîches dans une huile végétale « classique ». C'est ce qu'on appelle des macérats ou des huiles florales. On les emploie comme les autres huiles végétales, en association avec les huiles essentielles.

- Huile d'arnica : idéale contre les bleus, les douleurs musculaires et les problèmes de circulation sanguine.
- Huile de calendula : très employée dans les soins pour bébé en raison de ses propriétés nourrissantes et protectrices.

Les huiles essentielles indispensables

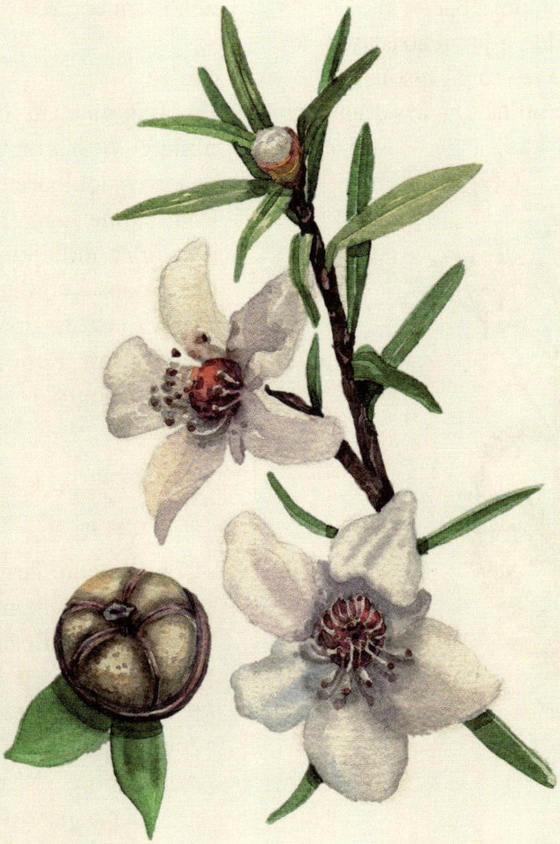

Huile essentielle d'achillée millefeuille

Ses atouts

• C'est un anti-inflammatoire efficace, particulièrement indiqué en cas de névralgie.
• Elle a des vertus cicatrisantes et hémostatiques qui sont utiles notamment en cas de petite plaie d'irritation, de crevasse, de gerçure, d'eczéma mais aussi de gingivite (inflammation des gencives).
• En après-rasage, elle aide à la cicatrisation des petites coupures et apaise le feu du rasoir.
• Elle peut également être utilisée en cas d'entorse.

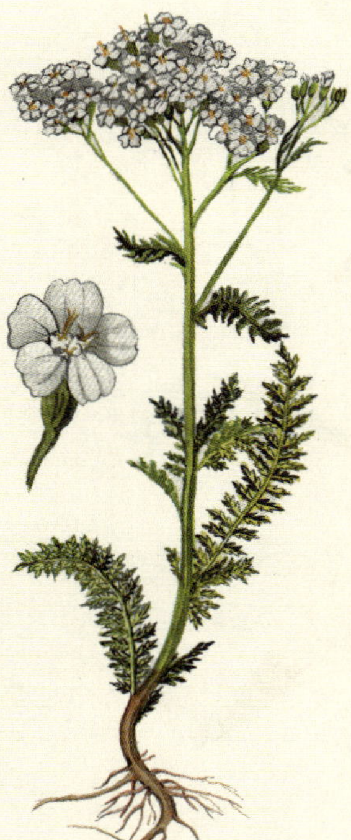

Applications pratiques

Beauté

Pour les petites inflammations de la peau, diluez 2 gouttes d'HE d'achillée millefeuille dans 1 cuillère à soupe d'huile végétale et appliquez sur les zones concernées.

Santé

En cas de gingivite, déposez 1 goutte d'HE d'achillée millefeuille sur un Coton-Tige et appliquez sur les gencives douloureuses.
Pour calmer une entorse : diluez 2 gouttes d'HE d'achillée millefeuille + 2 gouttes d'HE de gaulthérie dans 2 cuillères à soupe d'huile de noisette. Massez la zone douloureuse avec un peu de cette préparation. Renouvelez matin et soir pendant quelques jours.

Remarque :

Comme toutes les huiles essentielles d'achillée, il est formellement interdit de l'utiliser pendant toute la durée de la grossesse et de l'allaitement ainsi que chez les jeunes enfants. Elle ne doit pas non plus être administrée aux personnes épileptiques.
À forte dose, elle peut être neurotoxique. Ne la prenez pas par voie orale sans l'avis préalable d'un aromathérapeute.

Huile essentielle d'ail

Ses atouts

• Cette huile essentielle est une alliée précieuse en cas d'hypertension artérielle, d'hypercholestérolémie ou de mauvaise circulation sanguine.
• Antiseptique et bactéricide, elle est utile en cas de petits problèmes de peau comme les verrues, les cors, les furoncles, les boutons…
• Grâce à ses vertus antibiotiques et antibactériennes, elle est prisée en cas de maladies d'origine virale ou bactérienne (infections respiratoires, intoxications alimentaires…).
• Avis aux jardiniers : elle repousse toutes les petites bêtes indésirables comme les puces ou les fourmis.

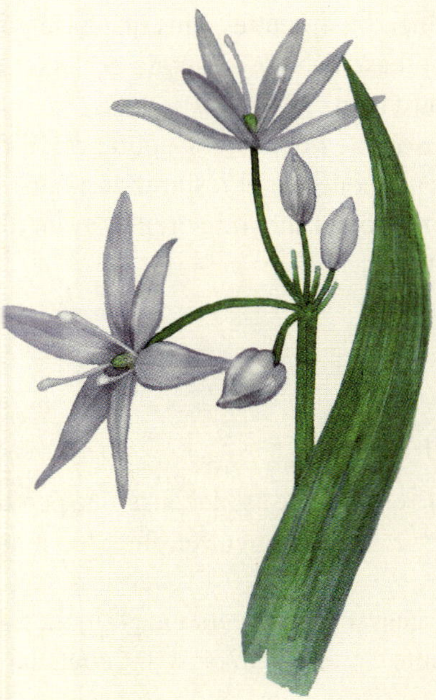

Applications pratiques

Beauté

Sur les verrues : versez 1 goutte d'HE d'ail sur une demi-gousse d'ail et frottez la zone concernée (pour ne pas irriter la zone saine, protégez-la à l'aide d'un sparadrap). À faire 2 fois par jour jusqu'à disparition des symptômes. Vous pouvez aussi mélanger 1 goutte d'HE d'ail + 1 goutte d'huile végétale et appliquer cette préparation sur la verrue.

Santé

En cas de taux de cholestérol trop élevé ou d'hypertension, déposez 1 goutte d'HE d'ail sur un comprimé neutre et avalez-le. À prendre une fois par jour (avant le repas).

Maison

Pour repousser les fourmis : diluez 4 à 6 gouttes d'HE d'ail dans 1 litre d'eau, agitez et pulvérisez aux endroits envahis.

Remarque :

Cette huile essentielle est déconseillée pendant la grossesse et l'allaitement. Elle ne doit pas non plus être employée chez les enfants.
Si vous l'utilisez sur la peau, prudence : elle peut se révéler dermocaustique. Attention donc aux peaux sensibles !

Huile essentielle d'angélique

Ses atouts

• Cette huile essentielle a un effet calmant qui est utile en cas de stress, d'anxiété ou de douleur (migraine, rage de dents…).

• Elle ouvre l'appétit : elle peut donc être conseillée aux personnes âgées, dépressives ou anorexiques. Elle aide également à la digestion (en cas de ballonnements, de flatulences…).

• C'est l'alliée des peaux sèches qu'elle adoucit, apaise et tonifie à la fois.

• Elle a des vertus détoxinantes : elle aide à éliminer les toxines accumulées dans l'organisme et à purifier le sang.

• Décongestionnante, elle est également utile en cas de rhume, bronchite, grippe…

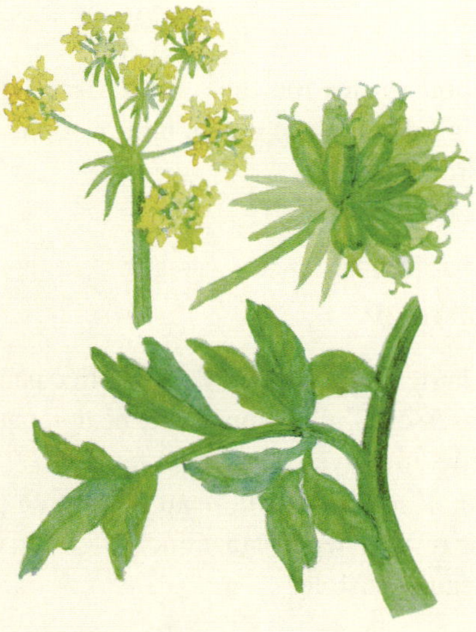

Applications pratiques

Beauté

Vous avez la peau sèche ? Ajoutez 1 goutte d'HE d'angélique dans votre dose habituelle de crème de jour et appliquez sur la peau en évitant le contour des yeux. Attention, ne vous exposez pas au soleil dans les 2 heures qui suivent car cette huile essentielle est photosensibilisante.

Santé

En cas de stress ou d'anxiété : diluez 2 gouttes d'HE d'angélique dans 1 cuillère à soupe d'huile de noisette et massez le plexus solaire. Vous pouvez aussi en diluer 3 à 4 gouttes dans une base pour le bain ou une base d'huile végétale et verser dans l'eau de votre bain.

En cas d'insomnie : déposez 1 goutte d'HE d'angélique sur un mouchoir et respirez-le. Autre solution : versez 1 goutte sur votre oreiller avant d'aller vous coucher.

Remarque :

Cette huile essentielle est déconseillée pendant la grossesse, l'allaitement et chez les jeunes enfants.

Prudence aussi chez les personnes sujettes aux saignements car elle a un effet anticoagulant.

Huile essentielle de badiane (ou anis étoilé)

Ses atouts

• Antispasmodique et expectorante, elle est recommandée en cas d'affection respiratoire (bronchite, sinusite, rhume…).
• Elle est également efficace en cas de problèmes digestifs et intestinaux (ballonnements, constipation…).
• Grâce à son action réchauffante, elle soulage les rhumatismes et le lumbago.
• Avis aux jardiniers : elle repousse toutes les petites bêtes indésirables comme les puces ou les fourmis.

Applications pratiques

Santé

En cas d'affection respiratoire, utilisez l'huile essentielle de badiane en inhalation humide. Pour cela, diluez 3 gouttes d'HE de badiane dans un bol d'eau chaude et respirez les vapeurs qui se dégagent pendant 5 minutes. Pour plus d'efficacité, couvrez-vous la tête avec une serviette éponge.
Problème de ballonnements ou de constipation ? Versez 2 à 3 gouttes d'HE de badiane sur une compresse que vous aurez préalablement trempée dans de l'eau chaude. Allongez-vous et posez la compresse sur votre ventre. Laissez en place une dizaine de minutes.
En cas de rhumatismes ou de mal de dos : diluez 1 goutte d'huile essentielle de badiane dans 10 ml d'huile végétale et utilisez un peu de cette préparation pour masser la zone concernée.

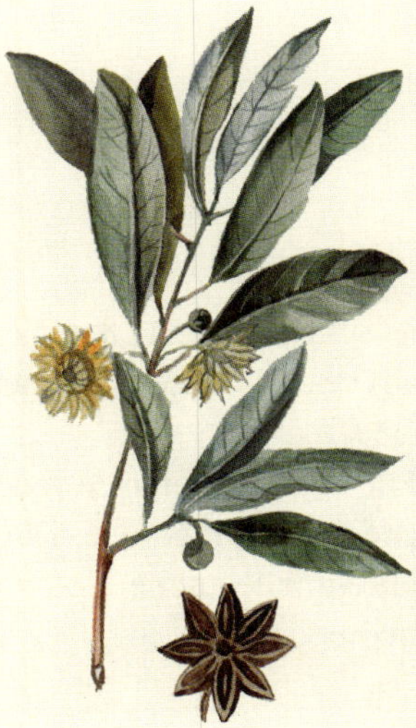

Remarque :

Cette huile essentielle ne doit pas être utilisée pendant la grossesse, l'allaitement et chez les enfants. Elle ne doit pas non plus être utilisée en massage sur tout le corps. Attention : à trop forte dose, elle peut devenir toxique. Respectez donc bien les dosages et ne l'utilisez pas sur une période prolongée (3 à 4 jours au maximum).

Huile essentielle de basilic sacré (ou basilic tulsi)

Ses atouts

• Cette huile essentielle est très prisée pour aider à réguler les taux de triglycéride, de cholestérol et de sucre dans le sang.

• Elle est une excellente alliée du système immunitaire qu'elle renforce à long terme. Antivirale, antifongique, antiparasitaire et antibactérienne, elle aide à lutter contre les infections de toutes origines, elle diminue l'acné, elle permet d'assainir l'atmosphère, de désinfecter les surfaces…

• Elle calme les douleurs musculaires ou articulaires en cas de crampe, de rhumatismes…

• Tonifiante, elle est indiquée en cas de fatigue, de perte de confiance en soi…

• Grâce à sa richesse en antioxydants, c'est aussi un excellent anti-âge.

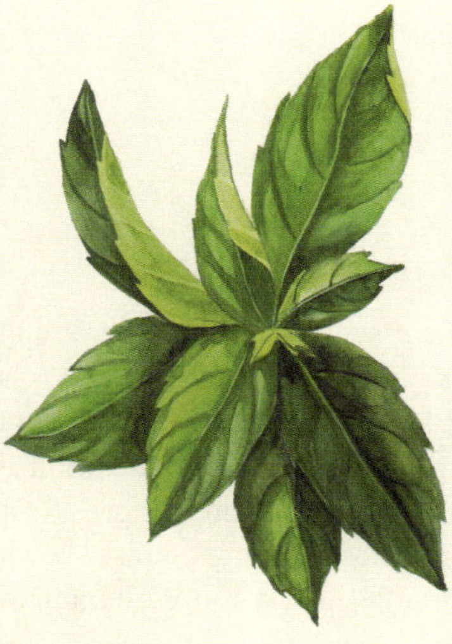

Applications pratiques

Beauté

Peau mature, peau terne ou fatiguée ? Ajoutez 1 goutte d'HE de basilic sacré dans votre dose habituelle de crème de jour et appliquez sur la peau en évitant le contour des yeux.

Santé

En cas d'hypercholestérolémie, déposez 1 goutte d'HE de basilic sacré sur 1 comprimé neutre et avalez après le repas.

Stress, nervosité, fatigue ? Ouvrez le flacon d'HE de basilic sacré et prenez plusieurs grandes inspirations en fermant les yeux.

Remarque :

Cette huile essentielle peut irriter les peaux sensibles. Dans ce cas, utilisez-la toujours suffisamment diluée.

Cette variété de basilic, sacrée en Inde, est très prisée en médecine ayurvédique. Elle stimule la foi et la clarté intellectuelle. Son nom, tulsi, veut dire « incomparable ».

Huile essentielle de basilic tropical (ou exotique)

Ses atouts

• Elle apaise les troubles digestifs : nausées, flatulences, ballonnements… mais aussi mal des transports, aérophagie.
• C'est un excellent antispasmodique, à utiliser en cas de crampes musculaires ou digestives (hoquet).
• Sur le système nerveux, elle a des vertus à la fois tonifiantes, stimulantes et apaisantes. À recommander en cas de stress ou de surmenage.
• Antidouleur, elle calme les maux de tête.

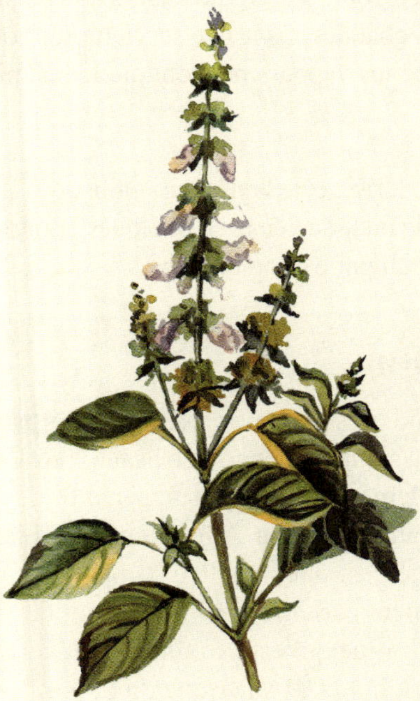

Applications pratiques

Santé

Après un repas copieux : versez 1 goutte d'HE de basilic dans un peu d'eau et faites un gargarisme. Haleine fraîche et digestion plus facile assurées ! En cas de nausée : déposez 1 goutte d'HE de basilic sur un sucre ou un comprimé neutre et laissez fondre dans la bouche. Problème de digestion ? Diluez 1 goutte d'HE de basilic dans 1 cuillère à café d'huile végétale (amande douce, par exemple). Massez le plexus solaire et le ventre. En cas de nausée en voiture : ouvrez le flacon d'HE de basilic et respirez ! Manque de concentration ? Diffusez quelques gouttes d'HE de basilic dans la pièce. Pour calmer les crampes ou un mal de tête, prenez un bain dans lequel vous aurez versé le mélange suivant : 4 gouttes d'HE de basilic + 1 cuillère à soupe d'huile d'amande douce.

Maison

Dans votre produit vaisselle : ajoutez 4 à 5 gouttes d'HE de basilic.

Remarque :

Elle peut se révéler irritante pour la peau. En cas d'application cutanée, utilisez-la toujours diluée.

Huile essentielle de baume de Tolu

Ses atouts

• Cette huile essentielle est l'alliée des peaux sèches et irritées : elle apaise l'eczéma, les gerçures, les crevasses… On peut également l'utiliser pour les petites plaies.

• On la trouve également dans de nombreux remèdes contre la toux car elle possède des vertus expectorantes. En inhalation, elle aide à dégager les bronches.

• Sa délicate odeur de vanille et de cannelle est très prisée dans l'industrie cosmétique. On la retrouve notamment dans certains parfums. Elle est également très efficace comme déodorant corporel ou comme désodorisant dans la maison.

• Elle a également des propriétés relaxantes et apaisantes qui sont utiles pour favoriser la méditation.

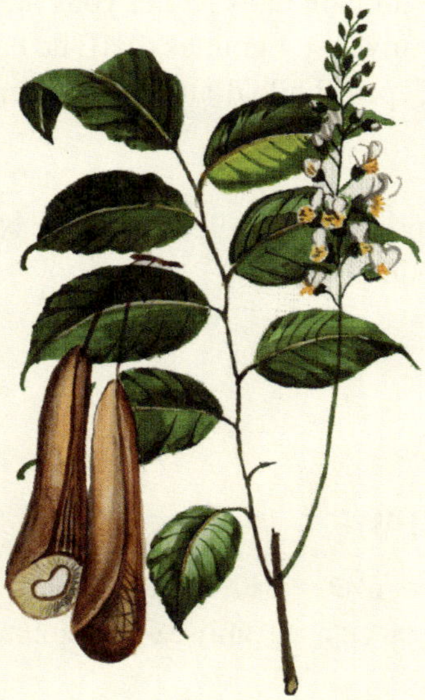

Applications pratiques

Beauté

Vous avez la peau sèche ? Ajoutez 1 goutte d'HE de baume de Tolu dans votre dose habituelle de crème de jour. Appliquez sur le visage en massant légèrement et en évitant le contour des yeux.

Santé

En cas d'eczéma, de peau irritée, de petite plaie… : diluez 3 à 4 gouttes d'HE de baume de Tolu dans 1 cuillère à soupe d'huile d'argan ou d'huile d'amande douce et appliquez sur la peau. En cas de toux : diluez 4 à 5 gouttes d'HE de baume de Tolu dans un bol d'eau chaude, posez une serviette sur votre tête et respirez les vapeurs pendant quelques minutes.

Maison

Pour désodoriser et assainir l'air : utilisez-la en diffusion, seule ou associée avec quelques gouttes d'HE de patchouli par exemple.

Remarque :

Cette huile essentielle peut être allergisante : testez-la sur un petit carré de peau (vous l'aurez préalablement diluée dans un peu d'huile végétale) avant utilisation. Attention, son utilisation prolongée est déconseillée. Il ne s'agit pas à proprement parler d'une huile essentielle mais d'une absolue qui est extraite de la résine d'un sapin originaire d'Amérique du Sud.

Huile essentielle de baume du Pérou

Ses atouts

• Cette huile essentielle aux propriétés anti-inflammatoires et bactéricides est utile pour apaiser certains petits problèmes de peau : eczéma, irritations, gerçures…
• On l'emploie également pour soulager les douleurs musculaires et en cas de rhumatismes ou de crampes.
• Elle est préconisée dans les cas d'affections respiratoires : toux, bronchite, rhume…
• À la fois tonifiante et relaxante, elle stimule l'activité cardiaque et aide à lutter contre le stress.
• Elle apporte également une note vanillée aux cosmétiques maison (crèmes, savons…).

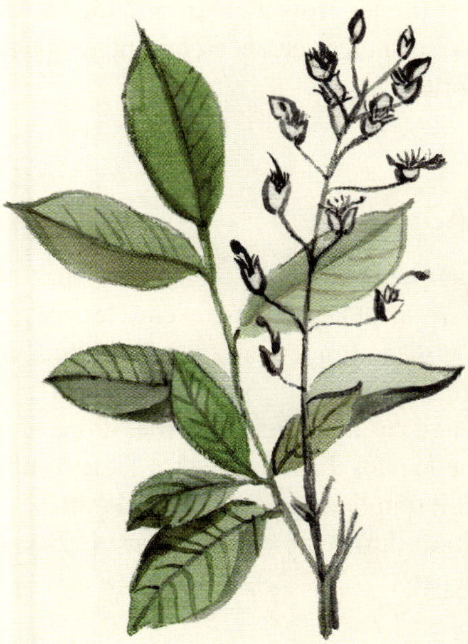

Applications pratiques

Santé

En cas d'affection respiratoire : diluez 4 à 5 gouttes d'HE de baume du Pérou dans un bol d'eau chaude, posez une serviette sur votre tête et respirez les vapeurs. Vous pouvez également l'utiliser en massage sur la poitrine : pour cela, diluez-en 2 gouttes dans 1 cuillère à soupe d'huile végétale.
Pour soulager les crampes ou les rhumatismes, ou en cas de petit problème cutané, diluez 2 gouttes d'HE de baume du Pérou dans 1 cuillère à soupe d'huile végétale et appliquez sur la zone concernée en légers massages.

Remarque :

Cette huile essentielle est dermocaustique : utilisez-la toujours diluée et prudence avec les peaux sensibles. Elle peut aussi déclencher des allergies.
Le baumier du Pérou est un proche cousin du baumier de Tolu (d'où leur nom latin très proche). Comme l'huile essentielle de baume de Tolu, il s'agit d'une absolue et non d'une huile essentielle à proprement parler.

Huile essentielle de benjoin

Ses atouts

• Grâce à ses vertus adoucissantes et hydratantes, elle calme les petites irritations de la peau : eczéma, psoriasis, engelures, cicatrices, acné, plaies…

• Elle aide également à éliminer les bactéries et les champignons responsables des infections cutanées (mycoses…).

• Grâce à son effet réchauffant, elle permet de soulager les rhumatismes, l'arthrite, la goutte, les problèmes de circulation…

• Réconfortante, elle aide à combattre les idées noires et l'anxiété.

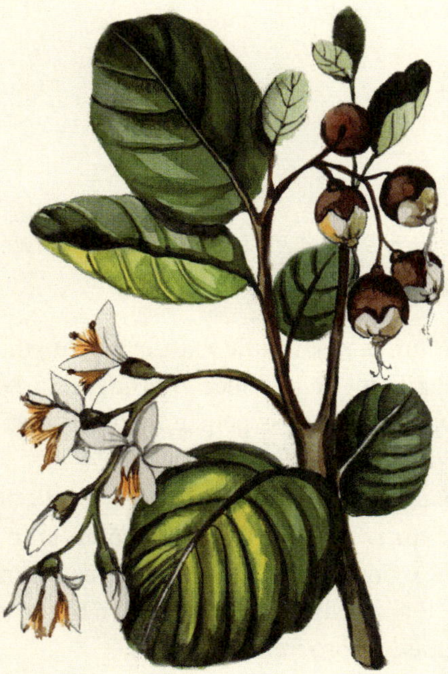

Applications pratiques

Santé

En cas d'eczéma : diluez 2 à 3 gouttes d'HE de benjoin dans 4 gouttes d'huile végétale de rose musquée ou d'huile d'amande douce et appliquez en léger massage sur la zone concernée.

Égratignure, blessure, petite plaie ? Utilisez-la de la même façon.

En cas de rhumatismes, diluez 3 à 4 gouttes d'HE de benjoin dans 1 cuillère à soupe d'huile végétale (d'amande douce, de pépins de raisin…) et appliquez en massage.

Petit coup de blues ? Ouvrez le flacon d'HE de benjoin et prenez trois à quatre grandes inspirations en fermant les yeux et en faisant le vide dans votre esprit.

Remarque :

Attention, cette huile essentielle ne doit pas être utilisée pendant la grossesse et chez les enfants. Elle s'utilise uniquement en externe : ne pas l'ingérer.

Il ne s'agit pas à proprement parler d'une huile essentielle mais d'un absolue : c'est le résultat de la dilution dans de l'alcool de la résine de benjoin qui est récoltée sur un arbre (Styrax tonkinensis).

Huile essentielle de bergamote

Ses atouts

• Comme les autres huiles essentielles d'agrumes, l'HE de bergamote est fraîche et tonifiante. Mais sans ce petit côté acide qui peut parfois rendre les autres un peu agressives…
• Antibactérienne et purifiante, c'est une alliée des peaux et des cheveux gras.
• Raffermissante, elle permet de lutter contre le relâchement cutané, la peau d'orange…
• Comme l'huile essentielle de pamplemousse, elle est à la fois tonique (à faible dose) et calmante (à haute dose).

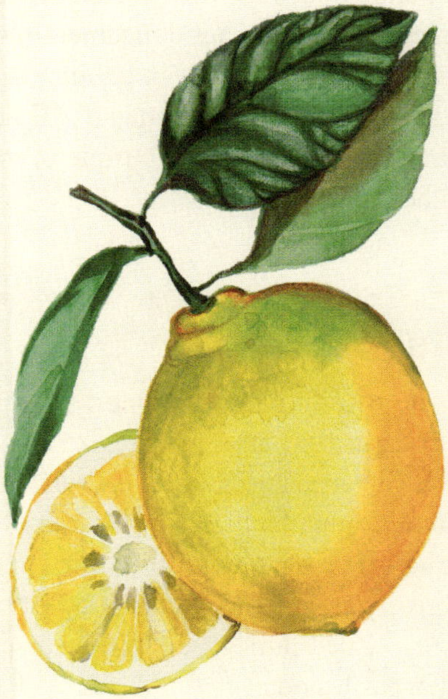

Applications pratiques

Beauté
Si vous avez la peau grasse : versez 4 à 5 gouttes d'HE de bergamote dans un bol d'eau chaude et placez votre visage au-dessus du bol pendant 3 à 4 minutes. En prime, vous retrouverez le moral ! Cheveux gras ? Ajoutez 1 goutte d'HE de bergamote dans votre dose de shampooing. En cas de vergetures ou de peau d'orange, massez-vous le ventre, les hanches et les fesses avec ce mélange : 1 cuillère à soupe d'huile de jojoba + 2 gouttes d'HE de bergamote + 2 gouttes d'HE de pamplemousse.

Santé
Pour avoir une haleine fraîche : après vous être lavé les dents, faites un bain de bouche avec 1 goutte d'HE de bergamote diluée dans un verre d'eau tiède. N'avalez pas.

Maison
Odeur de renfermé ? Diffusez quelques gouttes d'HE de bergamote. Ou ajoutez-en 4 à 5 gouttes dans le produit de lavage de vos sols.

Remarque :
Comme toutes les huiles essentielles d'agrumes, l'HE de bergamote est photosensibilisante : à ne pas appliquer avant d'aller au soleil ! Elle peut également se révéler irritante pour la peau : testez-en une goutte dans le creux du coude.

Huile essentielle de bois de rose

Ses atouts

• Elle est très utile pour atténuer les problèmes de peau : acné, eczéma, vergetures, peau sèche…
• Elle a un effet anti-âge notable. Elle diminue les rides et illumine le teint.
• Anti-déprime, elle calme les angoisses, chasse les idées noires et détend les personnes anxieuses. Elle est idéale, par exemple, avant un examen ou un entretien.
• Elle réveille les ardeurs sexuelles !

Applications pratiques

Beauté

Pour lutter contre les signes de l'âge (rides, ridules…) : ajoutez 2 gouttes d'HE de bois de rose dans votre crème de jour. À appliquer en évitant le contour des yeux. Sur les boutons d'acné : tapotez un peu d'HE de bois de rose pure, le soir avant le coucher, sur une peau propre et sèche. Contre les vergetures : diluez 2 gouttes d'HE de bois de rose dans 2 cuillères à soupe d'huile d'amande douce ou de macadamia et massez doucement les fesses, les hanches et le ventre. À ne pas pratiquer lors de la grossesse ou de l'allaitement.

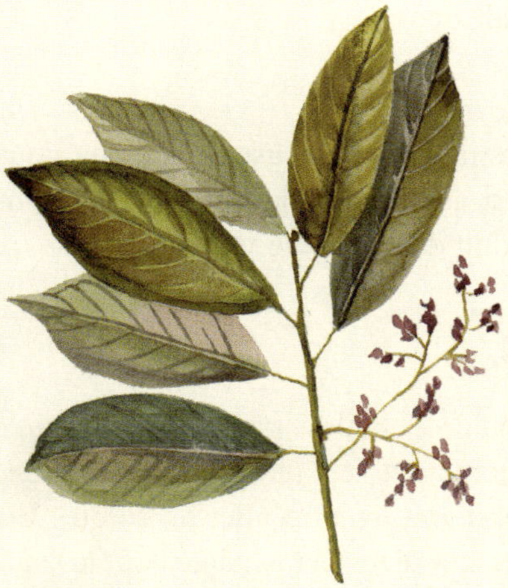

Santé

Pour estomper les cicatrices : mélangez 5 gouttes d'HE de bois de rose dans 30 ml d'huile végétale (jojoba, amande douce…). Utilisez cette préparation matin et soir en massant doucement les cicatrices. À ne pas faire sur les peaux abîmées. Coup de blues ? Versez quelques gouttes d'HE de bois de rose dans votre diffuseur électrique et mettez-le en marche quelques minutes.

Remarque :

Le bois de rose n'a aucun rapport avec… la rose ! Il s'agit d'un arbre originaire d'Amazonie et de Guyane, ainsi nommé car son parfum et sa couleur rappellent la rose. L'huile essentielle de bois de rose, aujourd'hui rare et chère car l'arbre est en voie de disparition, est donc bien différente de l'huile essentielle de rose. Ne confondez pas les deux !

Huile essentielle de bois de Siam

Ses atouts

• C'est une huile essentielle réservée aux hommes : elle est hormon-like, c'est-à-dire qu'elle « mime » les hormones mâles. Voilà pourquoi elle ne doit pas être utilisée par les femmes !
• Elle a des vertus aphrodisiaques, mais chez les hommes uniquement ! Idéale en cas de baisse de la libido, de fatigue sexuelle ou d'impuissance.
• Elle aide aussi à décongestionner la prostate et à soulager les douleurs associées.
• Son parfum chaud et boisé est très apprécié en parfumerie et en cosmétique.

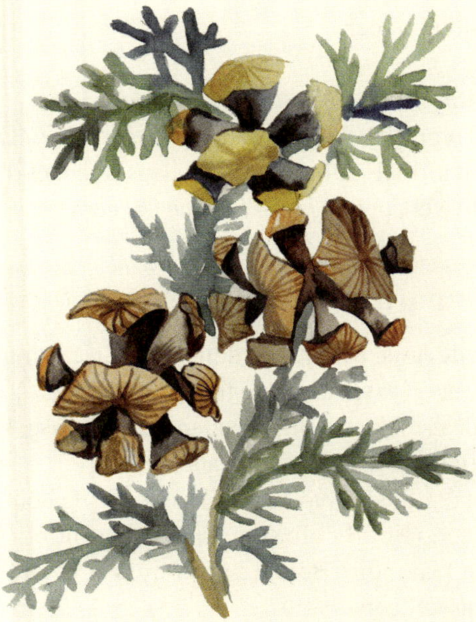

Applications pratiques

Beauté

Pour un parfum 100 % naturel et 100 % masculin : déposez 1 goutte d'HE de bois de Siam au creux de votre cou ou sur votre poignet.

Santé

Messieurs, une petite baisse de libido ? Déposez 1 ou 2 gouttes d'HE de bois de Siam dans le creux de votre dos matin et soir. À renouveler pendant une semaine. Vous pouvez aussi mélanger 1 goutte d'HE de bois de Siam + 1 goutte d'HE de gingembre + 1 goutte d'HE de cannelle dans 1 cuillère à soupe d'huile végétale et déposer quelques gouttes de ce mélange dans le creux du dos.
En cas de problème de prostate : diluez 2 gouttes d'HE de bois de Siam dans 10 gouttes d'huile végétale de noisette et appliquez sur le bas-ventre en légers massages.

Remarque :

Cette huile essentielle ne doit pas être utilisée à la légère ! Respectez à la lettre les dosages et n'hésitez pas à demander conseil à un spécialiste ou à votre médecin avant toute utilisation.

Huile essentielle de bouleau blanc

Ses atouts

• Purifiante, elle aide l'organisme à éliminer les toxines. Elle est notamment conseillée pour lutter contre la cellulite, la peau d'orange, les œdèmes…

• Elle a des vertus anti-inflammatoires et antiseptiques qui sont idéales pour soulager eczéma, furoncles, psoriasis…

• Elle a également des propriétés antipelliculaires.

• On retrouve son arôme résineux et puissant dans certains parfums pour hommes.

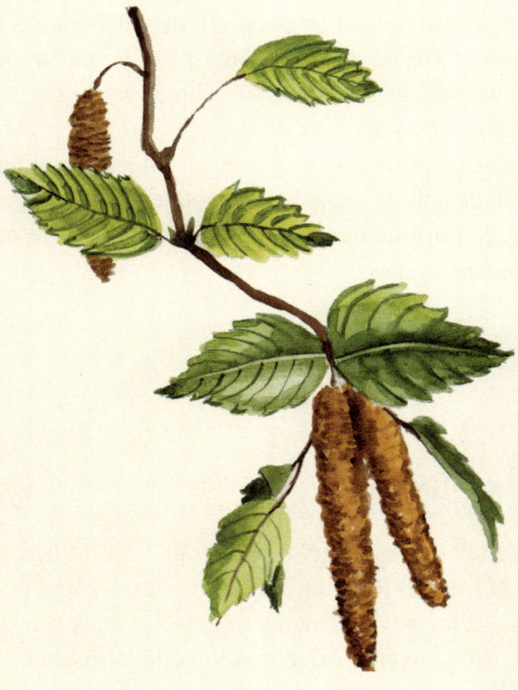

Applications pratiques

Beauté

Pour un massage anticellulite : diluez 2 gouttes d'HE de bouleau blanc dans 1 cuillère à soupe d'huile végétale de macadamia. Appliquez le soir après la douche sur une peau encore légèrement humide en insistant sur les hanches, le ventre et les fesses. Faites des mouvements de palper-rouler en pinçant la peau entre le pouce et l'index et en la faisant « rouler » entre les doigts.

En cas de pellicules : ajoutez 1 goutte d'HE de bouleau blanc dans votre dose de shampooing et massez doucement le cuir chevelu et les cheveux avant de rincer.

Santé

Petit problème de peau (furoncle, eczéma…) ? Diluez 1 goutte d'HE de bouleau blanc dans 2 gouttes d'huile d'olive et appliquez sur la zone concernée.

Remarque :

Cette huile essentielle doit être utilisée uniquement en externe : il ne faut pas l'ingérer.

Elle est déconseillée pendant la grossesse, l'allaitement et chez les enfants.

Ne confondez pas l'huile essentielle de bouleau blanc (Betula alba) et l'huile essentielle de bouleau noir (Betula nigra) qui est beaucoup plus délicate à utiliser.

Huile essentielle de cade

Ses atouts

• Cette huile essentielle est la meilleure alliée de vos cheveux : elle embellit la chevelure, lui redonne toute sa brillance et son éclat. Elle rééquilibre aussi le cuir chevelu (notamment en cas de dermatose). Elle est également un bon remède pour lutter contre les poux.

• Antiseptique et cicatrisante, elle peut s'utiliser pour apaiser les petites plaies.

• Elle repousse les insectes et notamment les mites. Elle est donc idéale dans les armoires ou, plus généralement, pour purifier l'air ambiant.

• Elle peut également soulager les douleurs dentaires.

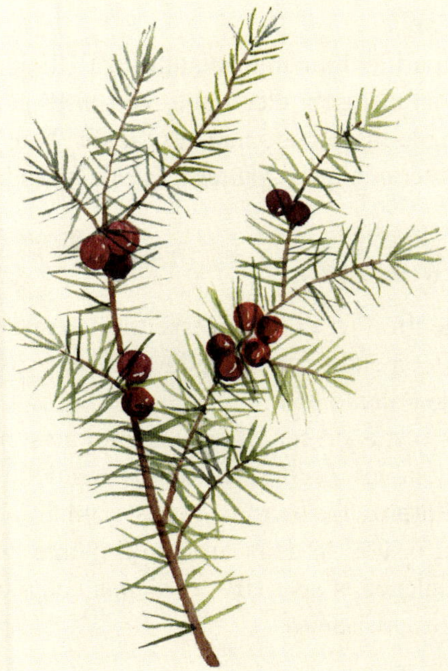

Applications pratiques

Beauté

Cheveux ternes ? Diluez 3 gouttes d'HE de cade dans un flacon de 10 ml d'huile végétale (argan, amande douce…). Appliquez un peu de cette huile sur les cheveux en masque avant le shampooing et laisser poser 30 minutes minimum.

Contre les pellicules et les poux : ajoutez 1 à 2 gouttes d'HE de cade dans votre dose de shampooing habituel et massez le cuir chevelu (attention aux yeux !). Rincez soigneusement.

Santé

Douleur dentaire ? Déposez 1 goutte d'HE de cade sur un Coton-Tige et appliquez-le sur la dent concernée.

En cas de petite plaie : versez 1 à 2 gouttes d'HE de cade sur une compresse et tamponnez la zone concernée (après l'avoir nettoyée).

Maison

Dans les armoires, pour vous protéger des mites : déposez 5 gouttes d'HE de cade sur un linge ou un galet. À renouveler tous les 10 à 15 jours.

Remarque :

Le cade est un arbrisseau de la famille des genévriers.

Huile essentielle de cajeput

Ses atouts

• Cette huile essentielle est un anti-infectieux efficace : elle prévient et combat différentes sortes d'infections, qu'elles soient d'origine bactérienne ou virale.

• Elle est utile en cas de problèmes respiratoires : bronchite, asthme, pharyngite, sinusite…

• Apaisante, elle calme les douleurs : rhumatismes, courbatures, crampes musculaires et intestinales, rages de dents, douleurs menstruelles, sciatiques…

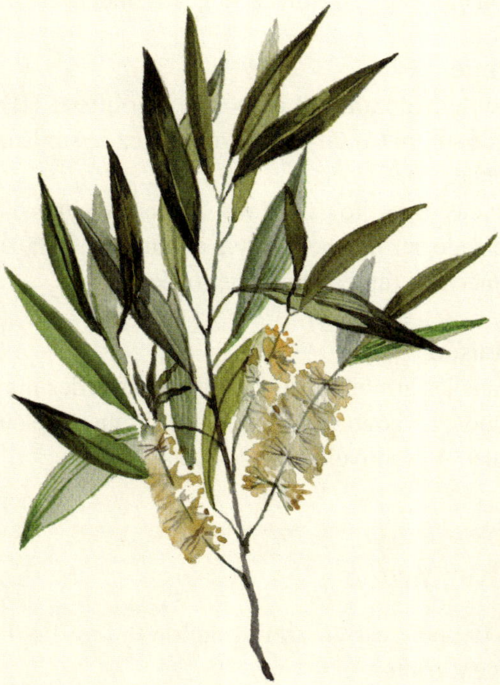

Applications pratiques

Santé

En cas de rhumatismes ou de courbatures : diluez 5 gouttes d'HE de cajeput dans 1 cuillère à soupe d'huile végétale et massez la zone concernée.

En cas de bronchite ou d'infection respiratoire, utilisez la même préparation. Appliquez en massages sur le thorax et le dos.

Sinusite, laryngite ? Faites une inhalation humide en diluant 5 gouttes d'HE de cajeput dans un bol d'eau chaude. Recouvrez votre tête d'une serviette, placez votre tête au-dessus des vapeurs et respirez.

Maison

Pour purifier l'air ambiant, utilisez l'HE de cajeput dans un diffuseur électrique. Versez 10 gouttes et mettez-le en marche 5 minutes par jour. Vous pouvez y ajouter quelques gouttes d'HE de lavande aspic.

Remarque :

Attention, cette huile essentielle est déconseillée pendant toute la durée de la grossesse et de l'allaitement.

Les vertus de cette huile essentielle sont très semblables à celles de l'huile essentielle issue de l'arbre à thé (tea-tree). C'est normal car elles sont issues de deux arbres du même genre : Melaleuca, mais l'HE de cajeput a en plus des vertus apaisantes.

Huile essentielle de camomille matricaire

Ses atouts

• C'est un anti-inflammatoire et antispasmodique. Elle est efficace contre les troubles digestifs ou les règles douloureuses.
• Elle a également des vertus cicatrisantes, utiles en cas d'eczéma, d'acné…
• Elle est décongestionnante : elle se révèle intéressante en cas de problème de jambes lourdes, par exemple.
• En cosmétique, on l'utilise surtout dans les shampooings destinés aux chevelures blondes.

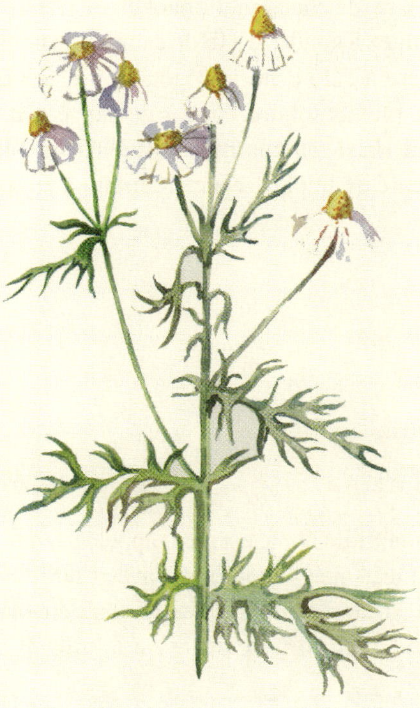

Applications pratiques

Beauté

Pour donner des reflets dorés aux cheveux blonds : ajoutez 2 à 3 gouttes d'HE de camomille matricaire dans votre dose de shampooing. Massez doucement le cuir chevelu et laissez poser quelques minutes avant de rincer.

Santé

En cas de maux de tête ou de migraines : diluez 3 gouttes d'HE de camomille matricaire dans 15 ml d'huile végétale. Massez vos tempes avec 1 ou 2 gouttes de ce mélange.
En cas de règles douloureuses : mélangez 2 gouttes d'HE de camomille matricaire dans ½ cuillère à café d'huile végétale. Massez-vous le bas-ventre.
Pour soulager les gerçures, les piqûres d'insectes, les écorchures, les coups de soleil, etc. : mélangez 5 gouttes d'HE de camomille matricaire dans 1 cuillère à café d'huile végétale. Idéal aussi pour toutes les démangeaisons, quelle qu'en soit la cause.

Remarque :

L'huile essentielle de camomille matricaire est aussi appelée huile essentielle de camomille allemande, sauvage ou vraie.

Huile essentielle de camomille noble

Ses atouts

• Comme la tisane à la camomille, elle apaise la nervosité, préparant ainsi le corps et l'esprit au sommeil. À recommander en cas de stress important, d'angoisses ou d'agitation.
• Elle calme aussi les douleurs (migraines, maux de dents ou de ventre) ainsi que les démangeaisons et les irritations de la peau.
• Elle est également recommandée en cas d'allergie respiratoire.

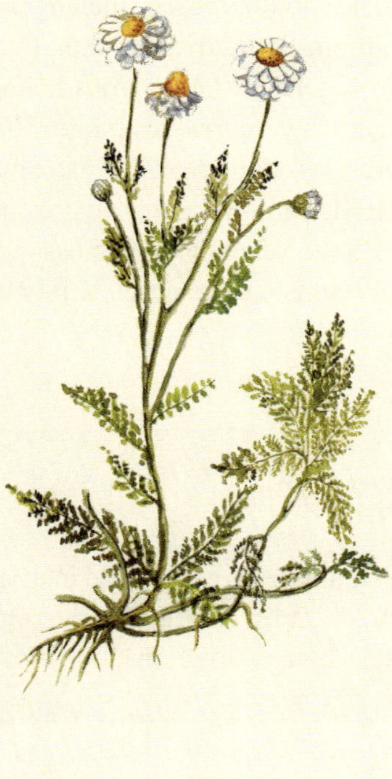

Applications pratiques

Beauté

Pour soulager les peaux irritées : ajoutez 1 ou 2 gouttes d'HE de camomille noble dans votre pot de crème hydratante.

Santé

En cas d'insomnie : juste avant d'aller vous coucher, ouvrez le flacon d'HE de camomille noble et respirez profondément. Ce système est préférable à la diffusion car cette huile peut se révéler entêtante. En cas d'angoisse, de choc émotionnel ou de stress important : diluez 8 gouttes d'HE de camomille noble dans 1 cuillère à café d'huile végétale. Massez doucement le plexus solaire. En cas de nausée : diluez 1 goutte d'HE de camomille noble dans 1 petite cuillère à café de miel et avalez le matin à jeun.

Remarque :

La camomille noble est aussi appelée camomille romaine. À ne pas confondre avec l'huile essentielle de camomille matricaire. Il s'agit en effet de deux types différents de camomille.

Huile essentielle de cannelle de Ceylan

Ses atouts

• C'est la plus efficace pour lutter contre les microbes !

• Elle tonifie, stimule (le corps, l'esprit et les ardeurs !) et réchauffe. Elle est donc tout indiquée dans les massages d'hiver, mais à toutes petites doses.

Applications pratiques

Santé

Pour réchauffer le corps : diluez 1 goutte d'HE de cannelle dans 2 cuillères à soupe d'huile végétale. Appliquez sur le corps en légers massages (évitez les muqueuses). C'est idéal aussi pour un massage sensuel. Dans ce cas, vous pouvez y ajouter 4 gouttes d'HE d'orange douce. Coup de mou ? Respirez-la directement au flacon. Une inspiration suffit !

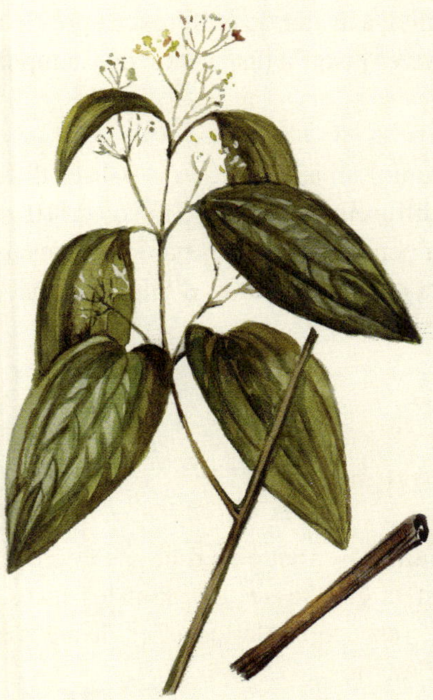

Maison

Pour parfumer la maison : attention, elle est très puissante ! La bonne synergie : 10 gouttes d'HE d'orange douce + 4 gouttes d'HE de cannelle. Versez dans un diffuseur et mettez-le en marche quelques minutes.

Pour désinfecter les sols : ajoutez 1 goutte d'HE de cannelle dans votre seau rempli d'eau et de détergent.

Remarque :

Cette huile essentielle fait partie de celles qui n'agissent pas dans la douceur ! Voilà pourquoi il faut prendre des précautions dans son utilisation : elle ne doit jamais être appliquée pure sur la peau, car elle peut être très irritante. Ne l'utilisez pas non plus dans le bain, sur les muqueuses ou en inhalation (même diluée ou en association avec d'autres huiles essentielles). Elle est également déconseillée aux femmes enceintes et allaitantes, ainsi qu'aux enfants.

Huile essentielle de cardamome

Ses atouts

• Elle fonctionne très bien en cas de problèmes de digestion : coliques, nausées, indigestion, ballonnements, flatulences, diarrhée, aérophagie…
• Grâce à ses vertus chauffantes, cette huile essentielle tonifie l'organisme. Elle aurait même des vertus aphrodisiaques.
• Expectorante, elle est utile en cas de bronchite, de refroidissement.

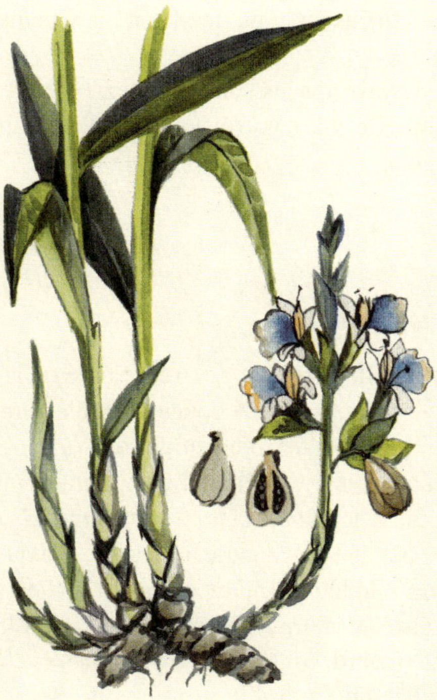

Applications pratiques

Santé

En cas de bronchite : diluez 3 gouttes d'HE de cardamome dans 3 gouttes d'huile végétale et massez-vous le thorax. Vous pouvez également ouvrir le flacon et inspirer profondément 3 ou 4 fois.
En cas d'aérophagie, de ballonnements ou de digestion difficile : diluez 2 à 3 gouttes d'HE de cardamome dans 3 gouttes d'huile végétale (noisette, olive…) et massez-vous le ventre dans le sens des aiguilles d'une montre avec ce mélange. Vous pouvez aussi en diluer 2 gouttes dans une cuillère à café de miel, à avaler de préférence après le repas. À renouveler jusqu'à disparition des symptômes.

Maison

Pour assainir l'air ambiant : utilisez-la en diffusion, dans un diffuseur électrique, à raison de 10 gouttes à diffuser pendant 5 minutes par jour. Vous pouvez y associer quelques gouttes d'HE de citron.

Remarque :

Cette huile essentielle ne doit pas être utilisée pendant la grossesse. Pendant les mois qui suivent, respectez à la lettre les dosages et le mode d'emploi.

Huile essentielle de carotte cultivée

Ses atouts

• Elle est conseillée en cas de problème de foie, de digestion difficile… Elle draine et détoxifie le foie et les reins.

• C'est l'alliée des belles peaux : elle éclaircit le teint, raffermit l'épiderme et accélère la cicatrisation. À ce titre, elle est préconisée en cas d'acné, de rides, de couperose, de teint terne, de taches de vieillesse… Elle convient autant aux peaux sèches que grasses ou mixtes.

• C'est un bon tonifiant mais attention, elle peut faire monter la tension.

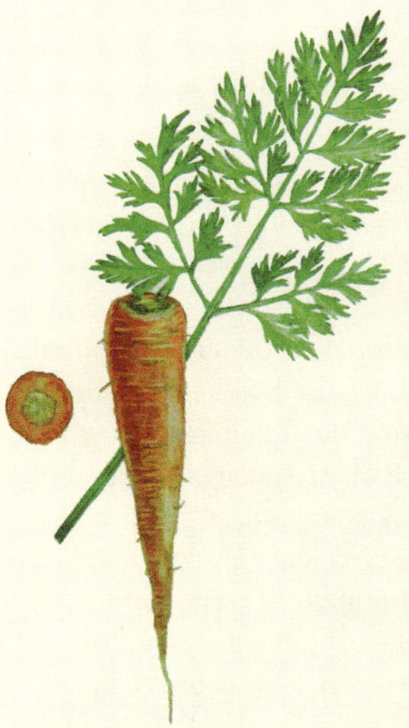

Applications pratiques

Beauté

En cas de couperose : ajoutez 1 goutte d'HE de carotte dans une noisette de crème de jour. Appliquez sur peau propre et sèche en légers massages.

En cas d'acné : appliquez 1 goutte d'HE de carotte pure sur les boutons, matin et soir.

Contre les rides, le relâchement cutané : dans un petit flacon, mélangez 40 gouttes d'HE de carotte et 150 ml d'huile végétale de rose musquée. Appliquez matin et soir.

Santé

Pour faciliter la digestion : déposez 2 gouttes d'HE de carotte sur un comprimé neutre et avalez avant le repas. À faire aussi pour stimuler le foie ou en cas d'hypercholestérolémie. Pour un effet tonifiant : mélangez 2 gouttes d'HE de carotte cultivée dans 2 gouttes d'huile végétale et massez le plexus solaire.

Remarque :

Ne confondez pas l'huile essentielle de carotte, tirée des graines, et l'huile végétale de carotte – ou extrait huileux de carotte – qui est en fait le résultat de la macération de racines de carotte dans une huile végétale (tournesol, par exemple). L'huile de carotte s'utilise en après-soleil, pour régénérer l'épiderme et lui donner une jolie couleur… carotte !

Huile essentielle de carvi

Ses atouts

• Cette huile essentielle est indiquée en cas de bronchite car elle a des propriétés mucolytiques (elle fluidifie le mucus et facilite donc son évacuation).
• Elle facilite la sécrétion de la bile par le foie et son évacuation par la vésicule biliaire.
• Elle est l'alliée d'une bonne digestion. Elle aide à soulager les ballonnements, les flatulences et l'aérophagie. Elle lutte également contre les parasites intestinaux et ouvre l'appétit.

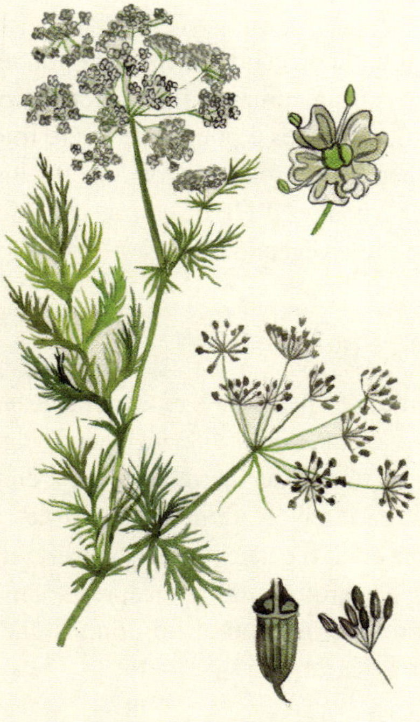

Applications pratiques

Santé

En cas de problème de digestion, de ballonnements… versez 1 goutte d'HE de carvi dans une cuillère à café de miel ou sur un comprimé neutre et avalez après les repas. À prendre 3 fois par jour pendant 3 semaines maximum.
En cas de bronchite : versez 1 à 2 gouttes d'HE de carvi dans un bol d'eau chaude, posez une serviette sur votre tête et respirez les vapeurs pendant quelques minutes. À faire pendant 2 à 3 jours maximum.

Remarque :

L'utilisation de cette huile essentielle est strictement interdite pendant toute la durée de la grossesse et de l'allaitement, ainsi que chez les enfants. Elle est également déconseillée chez les personnes épileptiques.
Respectez à la lettre les dosages et ne prolongez pas inutilement le traitement car cette huile essentielle est très puissante. Mal utilisée, elle présente des risques neurotoxiques.

Huile essentielle de cataire citronnée

Ses atouts

• Cette huile essentielle a des vertus calmantes. Elle est parfaite pour lutter contre les insomnies, les problèmes de sommeil, l'agitation ainsi que les petites déprimes.

• Elle permet également de soulager les douleurs gastriques d'origine nerveuse.

• Elle est efficace pour soulager de nombreuses autres douleurs : rhumatismes, arthrite, migraine…

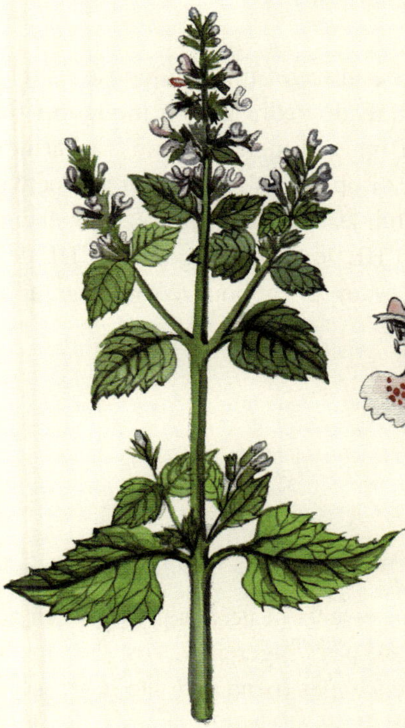

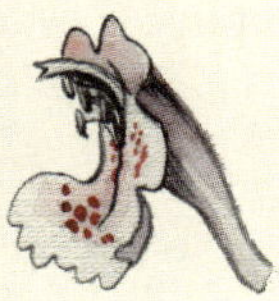

Applications pratiques

Santé

En cas d'insomnie, de problème de sommeil ou de nervosité : diluez 1 goutte d'HE de cataire citronnée dans 1 cuillère à café de miel et avalez avant le coucher.

Migraine, troubles gastriques ? Prenez l'HE de cataire de la même façon, diluée dans une cuillère de miel ou déposée sur un comprimé neutre. À prendre jusqu'à trois fois par jour.

Votre chat déprime ? Versez quelques gouttes d'HE de cataire citronnée dans votre diffuseur électrique et faites-le fonctionner quelques minutes. Il va adorer !

Remarque :

Cette huile essentielle est déconseillée pendant toute la durée de la grossesse, car elle stimule l'utérus. À éviter également pendant l'allaitement.

Attention : elle peut être irritante pour la peau.

La cataire est connue sous plusieurs noms : chataire, menthe de chat ou herbe aux chats. La raison ? Elle provoquerait l'euphorie chez ces petits félins !

Huile essentielle de cèdre de l'Atlas

Ses atouts

• Elle est une alliée incontournable pour lutter contre la cellulite. Décongestionnante, elle élimine les toxines, facilite le drainage et le déstockage des graisses.
• Stimulante, elle permet de traiter les cheveux gras, les problèmes de cellulite ou de chute de cheveux.
• C'est une excellente huile anti-déprime.
• Elle stimule les défenses immunitaires.

Applications pratiques

Beauté

Cheveux gras, perte de cheveux ? Diluez 4 à 5 gouttes d'HE de cèdre de l'Atlas dans votre dose de shampooing et massez délicatement le cuir chevelu. À ne pas faire sur cheveux secs ou fragiles.
Pour lutter contre la cellulite et la rétention d'eau : mélangez 5 gouttes d'HE de cèdre dans 1 cuillère à soupe d'huile végétale (germe de blé, par exemple) et massez le ventre, les hanches et les fesses.

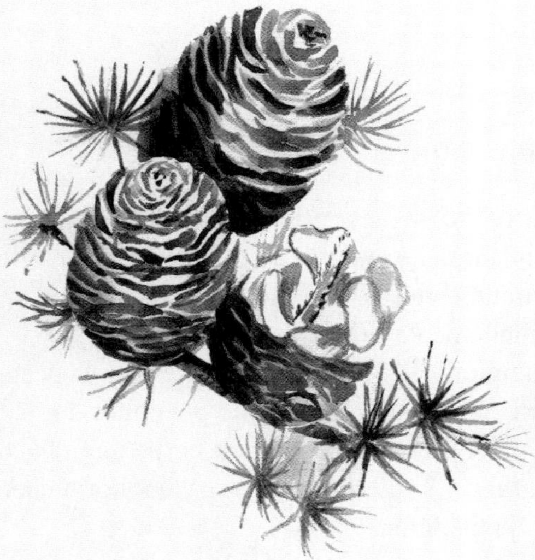

Santé

En cas de rhume : déposez 1 goutte d'HE de cèdre sur votre poignet et respirez régulièrement.

Maison

Pour lutter contre les mites : déposez quelques gouttes d'HE de cèdre sur un mouchoir ou un galet à parfumer et mettez-le dans vos armoires. Renouvelez l'opération tous les 10 jours environ.
Pour faire fuir les insectes : diffusez un mélange de 3 gouttes d'HE de cèdre + 7 gouttes d'HE de pin. En plus, c'est excellent pour retrouver le moral !

Remarque :

Cette huile essentielle ne s'emploie que par voie cutanée. Ne pas l'ingérer. À proscrire chez les femmes enceintes (pendant toute la grossesse) et les enfants.

Huile essentielle de cèdre de l'Himalaya

Ses atouts

• Grâce à ses propriétés lipolytiques, diurétiques et drainantes, elle est une excellente alliée contre la cellulite et la peau d'orange. Elle entre d'ailleurs dans la composition de nombreux soins anticellulite.
• Elle assainit le cuir chevelu et aide à lutter contre les pellicules et la chute de cheveux.
• Elle aide à éliminer les dermatoses dues à des champignons ou à des parasites.
• En diffusion dans la maison, c'est aussi un excellent répulsif contre les mites et les moustiques.

Applications pratiques

Beauté

En cas de pellicules, de cheveux gras ou de perte de cheveux : ajoutez 1 goutte d'HE de cèdre de l'Himalaya dans votre dose habituelle de shampooing et massez le cuir chevelu. Évitez de mettre du produit dans vos yeux et rincez abondamment.

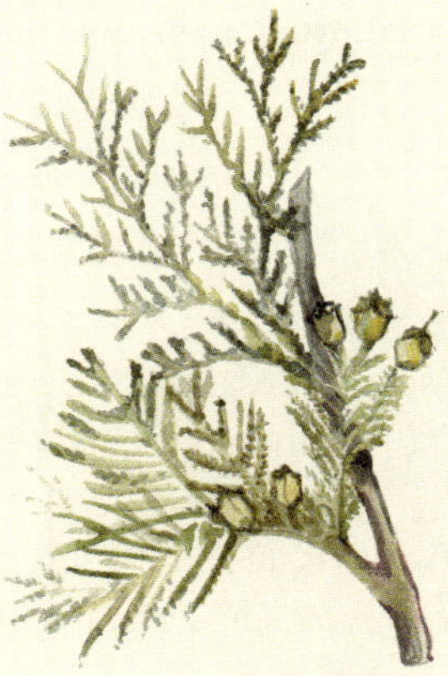

Santé

En cas de mycose cutanée : diluez 2 gouttes d'HE de cèdre de l'Himalaya dans 1 cuillère à soupe d'huile végétale et appliquez un peu de cette préparation sur la zone concernée.

Maison

Contre les insectes : versez 10 gouttes d'HE de cèdre de l'Himalaya dans votre diffuseur et mettez-le en marche quelques minutes. Vous pouvez y ajouter quelques gouttes d'HE de citronnelle.

Remarque :

Il existe plusieurs sortes d'huiles essentielles de cèdre : ne confondez pas celle-ci avec l'HE de cèdre de l'Atlantique ou de l'Atlas (Cedrus atlantica), l'HE de cèdre du Texas (Juniperus mexicana) ou l'HE de cèdre de Virginie (Juniperus virginiana). Cette huile essentielle est déconseillée pendant toute la durée de la grossesse et de l'allaitement ainsi que chez les enfants. Respectez à la lettre les dosages et le mode d'emploi car, mal utilisée, elle est neurotoxique. En application cutanée, veillez à la diluer suffisamment dans une huile végétale afin qu'elle ne soit pas irritante.

Huile essentielle de céleri cultivé

Ses atouts

• Elle est l'alliée d'une bonne digestion : elle ouvre l'appétit, accélère les digestions lentes et lutte même contre la mauvaise haleine.

• Ultra-apaisante, elle aide à rester zen, permet de lutter contre les insomnies et calme… les ardeurs sexuelles !

• Elle a aussi des vertus drainantes et décongestionnantes (sur le foie, les reins…).

• En soin cosmétique, elle est efficace pour atténuer les petites taches cutanées ou les taches de vieillesse.

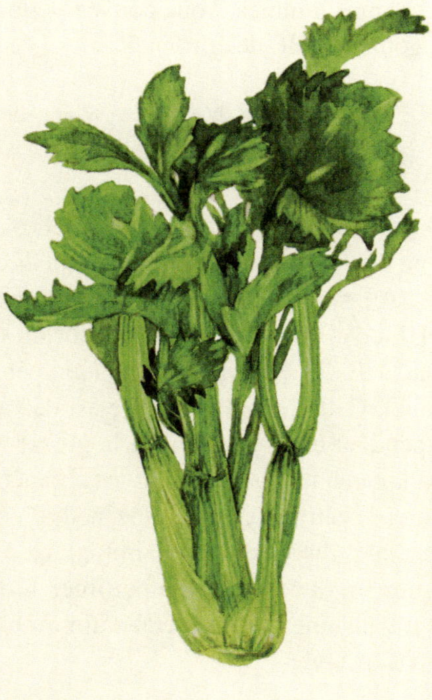

Applications pratiques

Beauté

En cas de petites taches cutanées ou de taches de vieillesse : ajoutez 1 goutte d'HE de céleri cultivé dans votre dose de crème de jour habituelle et appliquez en légers massages en évitant le contour des yeux.

Santé

En cas de stress, d'angoisse, d'insomnie… : diluez 2 gouttes d'HE de céleri cultivé dans 3 gouttes d'huile végétale (noisette, pépins de raisin…) et appliquez en légers massages sur le thorax.

Insuffisance hépatique : utilisez la même préparation et appliquez en massages sur le ventre, au niveau du foie.

Manque d'appétit : déposez 1 goutte d'HE de céleri cultivé sur 1 comprimé neutre et avalez en début de repas. Avalez le comprimé en fin de repas si vous souhaitez lutter contre la mauvaise haleine !

Remarque :

Cette huile essentielle est interdite pendant toute la grossesse et l'allaitement ainsi que chez les enfants.

Ne vous exposez pas au soleil après application car elle est très photosensibilisante.

Huile essentielle de ciste ladanifère

Ses atouts

• Antihémorragique et cicatrisante, elle est indiquée en cas de saignement de nez, de coupure, de petite plaie ou autre bobo.
• Grâce à ses vertus cicatrisantes, elle est également utile en cas d'acné ou de bouton.
• Équilibrante, elle apaise les tempéraments stressés ou lunatiques et facilite le sommeil.

Applications pratiques

Beauté

En cas d'acné, de petits boutons : versez 4 à 5 gouttes d'HE de ciste dans un bol d'eau chaude et placez votre visage au-dessus pendant 2 à 3 minutes.
Si vous êtes sujet à la couperose : ajoutez 1 goutte d'HE de ciste dans votre crème de jour. À appliquer en évitant le contour des yeux. Cela fonctionne aussi contre les rides !

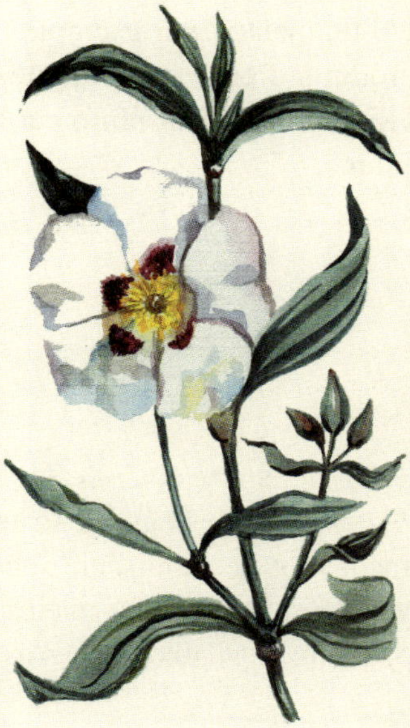

Santé

Vous saignez du nez ? Déposez 1 goutte d'HE de ciste sur un petit morceau de coton hydrophile et insérez-le tout doucement dans la narine. Laissez-le pendant 2 à 3 minutes.
En cas de coupure, de crevasse, de gerçures, etc. : mélangez 50 ml d'huile de germe de blé + 20 gouttes d'HE de ciste et appliquez-en quelques gouttes sur les lésions.
Sur les boutons de varicelle ou de coqueluche : appliquez 3 gouttes d'HE de ciste diluée dans 1 cuillère à café d'huile végétale.
En cas d'insomnie : ouvrez le flacon et respirez profondément pendant quelques minutes avant d'aller vous coucher.

Remarque :

Le ciste est un arbrisseau dont les feuilles sécrètent un suc que les Grecs appelaient ladanum (d'où son nom de ciste ladanifère). Ils s'en servaient en pharmacie mais aussi en parfumerie : il faisait partie des arômes sacrés comme l'encens, le cèdre, la myrrhe ou le benjoin.

Huile essentielle de citron

Ses atouts

• C'est la meilleure amie du foie : elle aide à le nettoyer et à régénérer les fonctions hépatiques. Idéal après des excès !
• Grâce à ses propriétés antiseptiques, elle peut être utilisée pour purifier la peau, assainir l'air ambiant ou désinfecter les surfaces.
• Elle détend, redonne du peps et permet de retrouver toute sa concentration.

Applications pratiques

Beauté

Peau grasse ? Diluez 1 goutte d'HE de citron dans 1 cuillère à café d'huile de noisette et appliquez sur le visage. En cas de pellicules : ajoutez 2 gouttes d'HE de citron dans votre dose de shampooing.
Pour lutter contre la cellulite : massez-vous tous les jours avec un mélange d'huile de germes de blé et d'HE de citron. Comptez 3 gouttes d'HE pour 1 cuillère à soupe d'huile végétale.

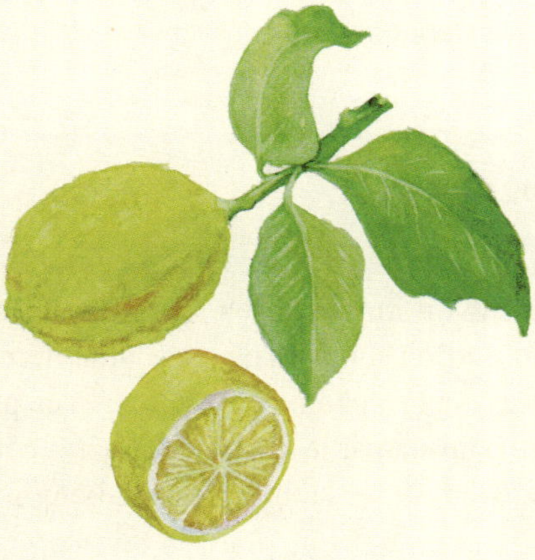

Santé

Problème de digestion ? Déposez 1 ou 2 gouttes d'HE de citron sur un comprimé neutre ou un petit morceau de sucre. À prendre après le repas.
En cas de fatigue : mélangez 4 gouttes d'HE de citron dans 1 cuillère à soupe d'huile d'amande douce et versez dans l'eau du bain.

Maison

Pour assainir l'air ambiant : versez quelques gouttes d'HE de citron dans votre diffuseur et mettez-le en marche pour 4 à 5 minutes. Parfait pour désinfecter la chambre d'un malade, par exemple.
Dans les produits d'entretien : ajoutez quelques gouttes d'HE de citron pour renforcer leur efficacité antiseptique.

Remarque :

Cette huile essentielle ne doit pas être appliquée pure sur la peau car elle peut être irritante. Elle est également photosensibilisante : ne pas l'appliquer avant une exposition au soleil sous peine de voir apparaître de vilaines taches indélébiles.

Huile essentielle de citronnelle

Ses atouts

• C'est l'ennemi des moustiques, qu'elle repousse efficacement.

• Elle a également des vertus assainissantes et anti-odeurs, très utiles pour assainir l'air ambiant.

• Anti-inflammatoire, elle peut être utilisée en massage.

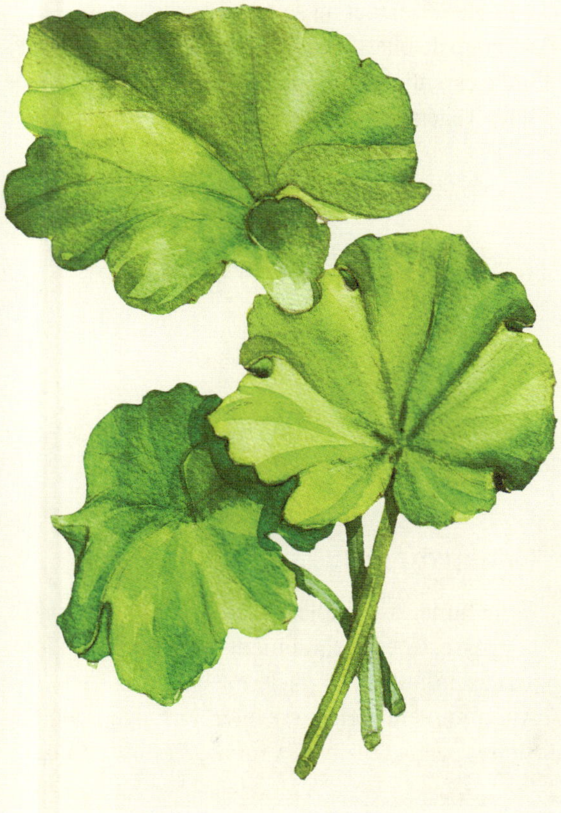

Applications pratiques

Santé

Vous êtes grippé, enrhumé ? Désinfectez la pièce en diffusant quelques gouttes d'HE de citronnelle dans votre diffuseur pendant quelques minutes.
En cas de rhumatismes, de tendinite, etc. : mélangez 2 gouttes d'HE de citronnelle dans 1 cuillère à soupe d'huile végétale et massez.
Un bouton de moustique ? Appliquez 1 goutte d'HE de citronnelle pure sur la peau pour calmer la démangeaison.

Maison

Pour éloigner les moustiques : utilisez-la en diffusion (dans un diffuseur électrique). À renouveler souvent ! Pour augmenter son efficacité, associez-la à de l'HE d'eucalyptus citronné (4 gouttes d'HE de citronnelle + 2 gouttes d'HE d'eucalyptus citronné).
Pour éliminer les odeurs de tabac dans une pièce : diffusez quelques gouttes d'HE de citronnelle pendant 5 à 6 minutes. Dans les produits d'entretien : ajoutez-en quelques gouttes pour parfumer toute la maison !

Remarque :

Ne confondez pas l'HE de citronnelle (Cymbopogon nardus) et l'HE de lemongrass (Cymbopogon flexuosus). La seconde est principalement utilisée contre les vergetures et la cellulite, ainsi que pour ses vertus calmantes.

Huile essentielle de copaiba (baume de copaiba ou de copahu)

Ses atouts

• C'est un anti-inflammatoire efficace. Elle permet de soulager tous les traumatismes dus à des chocs : entorse, hématome, douleurs articulaires, douleur au doigt, élongation, courbatures… Elle est idéale aussi pour les sportifs, avant ou après l'entraînement.

• Cicatrisante et antiseptique, cette huile essentielle trouve sa place dans la pharmacie familiale : elle est indiquée comme soin SOS des petits problèmes de peau : plaies, égratignures, blessures…

• Elle est également efficace en cas d'infection urinaire et d'infection respiratoire.

• Elle a des vertus tonifiantes et énergisantes, utiles en cas de fatigue physique ou mentale.

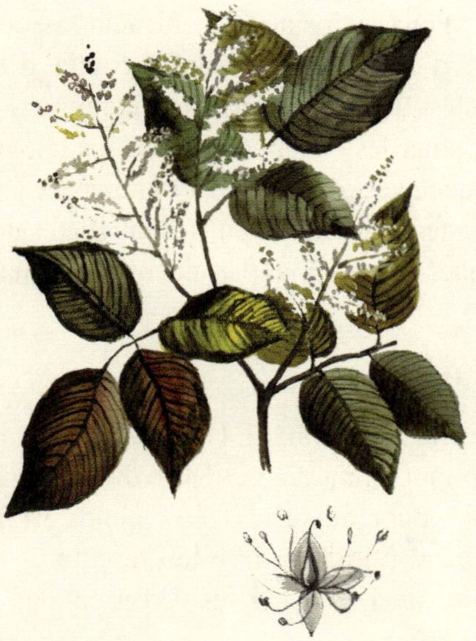

Applications pratiques

Santé

En cas de douleurs après le sport, d'entorse, etc : diluez 3 gouttes d'HE de copaiba dans 1 cuillère à soupe d'huile végétale et appliquez en légers massages sur la zone concernée.

En cas de blessure ou d'égratignure : versez 2 à 3 gouttes d'HE de copaiba sur une peau nettoyée au préalable à l'eau et au savon.

Petit coup de blues ou de fatigue ? Diluez 10 gouttes d'huile essentielle de copaiba dans 1 cuillère à soupe d'huile végétale et appliquez en frictions dans le dos.

Remarque :

Cette huile essentielle est déconseillée pendant la grossesse et l'allaitement ainsi que chez les jeunes enfants.

Attention, elle peut se révéler dermocaustique. Sur les peaux sensibles, veillez à l'utiliser diluée.

Huile essentielle de coriandre

Ses atouts

• Ses propriétés digestives sont très utiles en cas de digestion difficile : flatulences, aérophagie…
• Elle aide également à soulager les douleurs musculaires et les rhumatismes.
• Tonifiante, elle apporte un petit coup de fouet bien utile en cas de baisse de forme. Elle stimule la mémoire et la concentration.

Applications pratiques

Santé

En cas de digestion difficile ou d'indigestion : avalez 1 cuillère à café d'huile d'olive dans laquelle vous aurez dilué 1 goutte d'HE de coriandre + 1 goutte d'HE de fenouil.

Contre les ballonnements : mélangez 30 ml d'huile d'amande douce + 10 gouttes d'HE de coriandre + 10 gouttes d'HE de lavande fine et massez-vous tout doucement le ventre.

Contre les courbatures après le sport : diluez 10 gouttes d'HE de coriandre dans 1 cuillère à soupe d'huile végétale (amande douce, par exemple) et versez dans l'eau du bain. Restez-y une dizaine de minutes. C'est idéal aussi en cas de troubles digestifs.

Coup de fatigue ? Déposez 1 goutte d'HE de coriandre sur la plante des pieds et massez doucement. Ou respirez-la directement au flacon quand le besoin s'en fait sentir !

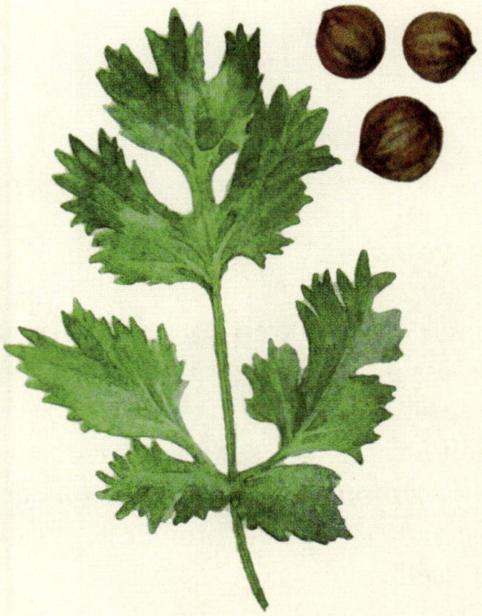

Maison

Pour assainir la maison : versez dans votre diffuseur 10 gouttes d'HE de coriandre + 10 gouttes d'HE de citron. Ça sent délicieusement bon et ça vous donnera du peps !

Remarque :

De la même famille que la carotte, la coriandre est aussi appelée persil arabe ou persil chinois.

Huile essentielle de criste-marine

Ses atouts

• En raison de ses vertus diurétiques, drainantes et raffermissantes, cette huile essentielle est principalement utilisée en massage en cas de rétention d'eau, de cellulite, de peau d'orange… On la retrouve également dans de nombreux produits minceur vendus.

• Elle a également des propriétés antirides et régénérantes très appréciées en cosmétique pour les soins des peaux matures.

• Elle aide également à lutter contre les parasites.

Applications pratiques

Beauté

Contre la cellulite et la rétention d'eau : mélangez 3 gouttes d'HE de criste-marine dans une cuillère à soupe d'huile végétale et appliquez en massages énergiques sur le ventre, les hanches, les cuisses et les fesses. À faire matin et soir.

Peaux matures : ajoutez 1 goutte d'HE de criste-marine dans votre dose habituelle de crème de jour et appliquez sur le visage en évitant le contour des yeux.

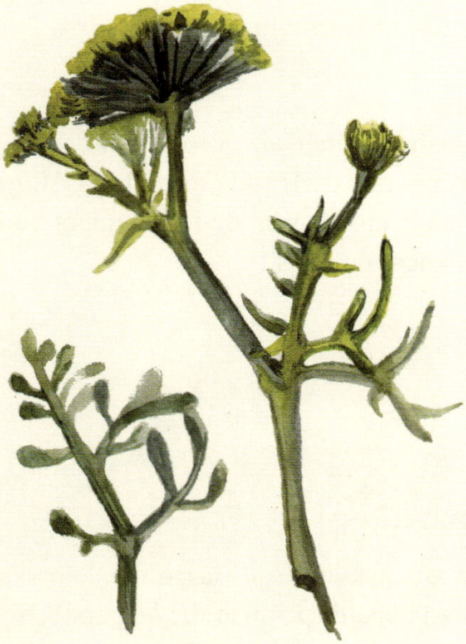

Remarque :

Cette huile essentielle est déconseillée pendant la grossesse, l'allaitement ainsi que chez les enfants.

Elle doit être utilisée sur une période courte afin d'éviter tout effet toxique. Un inconvénient de taille si on veut profiter de ses bienfaits anticellulite !

Huile essentielle de cryptoméria (ou cèdre du Japon)

Ses atouts

• C'est un antibactérien, utilisé notamment pour assainir l'air ambiant.
• Elle repousse efficacement les insectes, notamment les termites. On l'emploie aussi dans les shampooings et les soins capillaires pour venir à bout des poux.
• Elle est également utilisée en massages pour soulager les courbatures musculaires, les problèmes articulaires, les torticolis, les migraines…
• À la fois stimulante et relaxante, elle est appréciée pour lutter contre la fatigue, les baisses de forme, les angoisses, le stress…

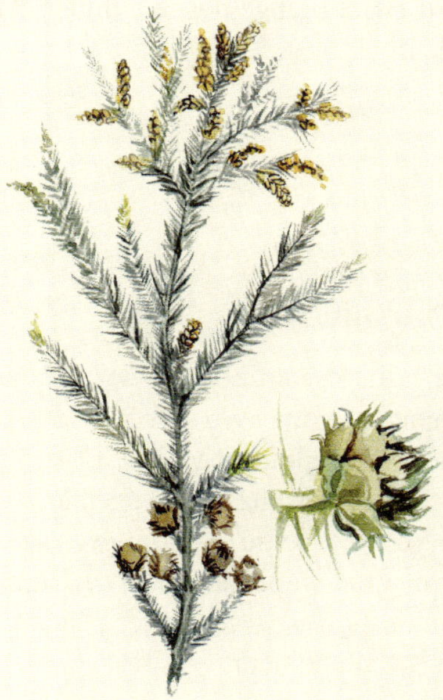

Applications pratiques

Santé

Contre les courbatures : diluez 2 gouttes d'HE de cryptoméria dans 1 cuillère à soupe d'huile végétale et massez la zone douloureuse.
Contre les poux : ajoutez 2 gouttes d'HE de cryptoméria dans votre dose de shampooing et massez le cuir chevelu (attention à ce que la mousse ne coule pas dans les yeux) puis rincez abondamment.

Maison

Pour assainir l'air ambiant (notamment quand il y a une personne malade à la maison) : versez 10 gouttes d'HE de cryptoméria dans votre diffuseur électrique et mettez-le en marche quelques minutes.
Pour repousser les termites : mélangez ¼ de litre d'alcool, ¼ de litre d'eau et 20 gouttes d'HE de cryptoméria dans un spray. Vaporisez dans les endroits concernés.

Remarque :

Cette huile essentielle est déconseillée pendant la grossesse et l'allaitement ainsi que chez les enfants.
Le cryptoméria, originaire d'Asie, est l'arbre national du Japon. En japonais, on l'appelle sugi.

Huile essentielle de cumin

Ses atouts

• Cette huile essentielle est une excellente alliée en cas de digestion difficile, d'aérophagie, de gaz intestinaux, de flatulences, de constipation… De plus, elle a des propriétés anti-inflammatoires et antalgiques intéressantes pour soulager les douleurs associées à ces troubles d'ordre digestif.
• Elle ouvre l'appétit.
• Grâce à ses vertus relaxantes, elle calme les angoisses et favorise le sommeil.
• En cuisine, une à deux gouttes suffisent pour parfumer les plats orientaux comme le couscous.

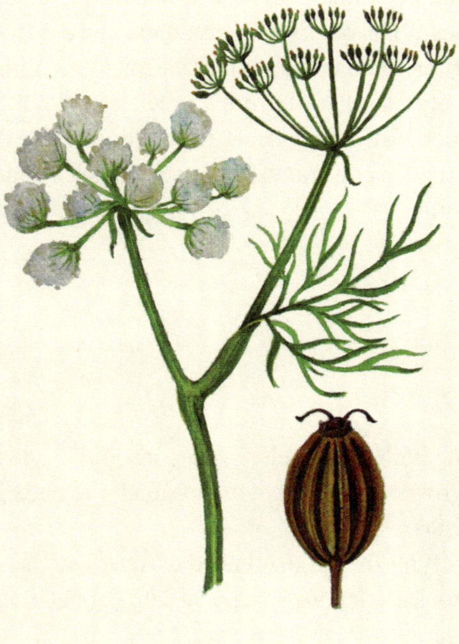

Applications pratiques

Santé

En cas de problème intestinal ou digestif : diluez 1 goutte d'HE de cumin dans quelques gouttes d'huile d'olive et avalez avant le repas. Vous pouvez également l'utiliser en application externe : diluez 2 gouttes d'HE de cumin dans 1 cuillère à soupe d'huile végétale et massez le ventre dans le sens des aiguilles d'une montre trois fois par jour.
Insomnie, problème de sommeil ? Diluez 2 gouttes d'HE de cumin dans une cuillerée à café de miel et avalez avant le coucher. Vous pouvez aussi utiliser le mélange suivant : 1 goutte d'HE de cumin + 1 goutte d'HE d'orange douce à diluer dans 1 cuillerée de miel.

Remarque :

Cette huile essentielle est dermocaustique : prudence si vous avez la peau sensible ou à tendance allergique et veillez à toujours l'utiliser diluée dans une huile végétale.
Respectez à la lettre les dosages, car elle peut avoir un effet stupéfiant en cas de surdosage.
Son utilisation est déconseillée pendant la grossesse et l'allaitement.

Huile essentielle de curcuma

Ses atouts

• Cette huile essentielle est indiquée en cas de digestion difficile, d'aérophagie, de gaz intestinaux… Elle favorise aussi le bon fonctionnement du foie.
• Tonifiante et stimulante, elle aide à lutter contre la fatigue, notamment sexuelle.
• Grâce à ses vertus décongestionnantes et expectorantes, elle se révèle utile en cas d'affection respiratoire.
• Elle a aussi des vertus anti-âge qui la rendent idéale pour lutter contre les rides et les ridules.

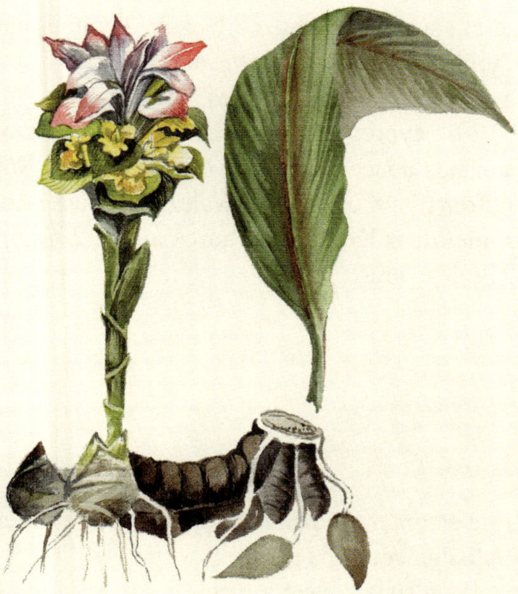

Applications pratiques

Beauté

En soin anti-âge : diluez 5 gouttes d'HE de curcuma dans 10 ml d'huile végétale (argan, bourrache…) et appliquez quelques gouttes chaque matin sur une peau propre et sèche en évitant le contour des yeux.

Santé

Problème de digestion : diluez 1 goutte d'HE de curcuma dans quelques gouttes d'huile d'olive et avalez en début de repas. Vous pouvez également l'avaler après le repas si vous avez beaucoup mangé.
En cas de fatigue sexuelle ou de baisse de la libido : déposez 1 goutte d'HE de curcuma sur 1 comprimé neutre et avalez au début de chaque repas pendant 3 à 4 jours. Vous pouvez aussi diluer l'huile essentielle dans une cuillère à café de miel.
Nez congestionné, mal de gorge ? Ouvrez le flacon d'HE de curcuma et respirez à pleins poumons pendant quelques secondes.

Remarque :

Attention, cette huile essentielle est très puissante : respectez bien les dosages.
Elle ne doit pas être utilisée pendant la grossesse et l'allaitement ainsi que chez les enfants.

Huile essentielle de cyprès

Ses atouts

• Décongestionnante, elle aide à lutter contre divers troubles : jambes lourdes, syndrome prémenstruel, rétention d'eau, cellulite…
• C'est l'huile essentielle à privilégier en cas de toux sèche.
• Elle est également recommandée en cas de transpiration excessive.
• Fraîche et citronnée, elle est parfaite pour s'éclaircir les idées !

Applications pratiques

Beauté

Contre les problèmes de transpiration excessive : déposez 1 goutte d'HE de cyprès sur la plante des pieds et massez doucement la voûte plantaire et entre les orteils. Vous pouvez faire de même sous les aisselles.

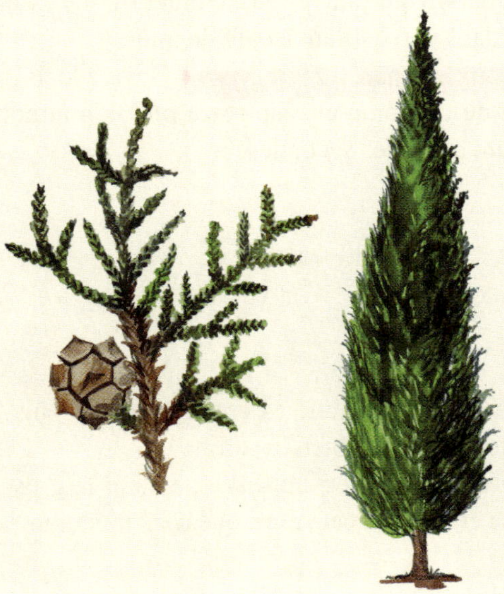

Santé

En cas de toux sèche, d'aphonie ou de pharyngite : diluez 2 gouttes d'HE de cyprès dans 1 cuillère à café de miel et avalez. À renouveler 3 fois par jour. Vous avez les jambes lourdes ? Diluez 2 gouttes d'HE de cyprès dans 1 cuillère à soupe d'huile végétale (huile d'amande douce ou huile de germe de blé, par exemple) et massez doucement en remontant des chevilles vers les hanches. Idéal quand vous prenez l'avion. Vous pouvez également prendre l'HE de cyprès sous forme orale : diluez-en 2 gouttes dans 1 cuillère à café de miel et avalez.
En cas de règles douloureuses : mélangez 2 gouttes d'HE de cyprès dans 1 cuillère à soupe d'huile d'amande douce et massez votre bas-ventre. Vous souffrez d'hémorroïdes ? Avalez 1 cuillère à café de miel dans lequel vous aurez ajouté 2 gouttes d'HE de cyprès.

Remarque :

Elle est interdite pendant toute la grossesse et l'allaitement. À ne pas utiliser en cas de cancer de la prostate et de mastose.

Huile essentielle d'encens ou oliban

Ses atouts

• C'est l'huile essentielle anti-déprime par excellence.
• À petites doses, elle calme les angoisses, le stress et favorise la méditation et le sommeil. À plus haute dose, elle a des vertus dynamisantes.
• Elle stimule les défenses immunitaires. Elle a également des propriétés expectorantes, idéales pour dégager les bronches.
• Elle raffermit et régénère la peau. Elle est également recommandée pour les peaux sèches.

Applications pratiques

Beauté

Si vous avez la peau sèche : ajoutez 1 goutte d'HE d'encens dans une noisette de crème de jour. Appliquez le matin sur peau propre et nettoyée.

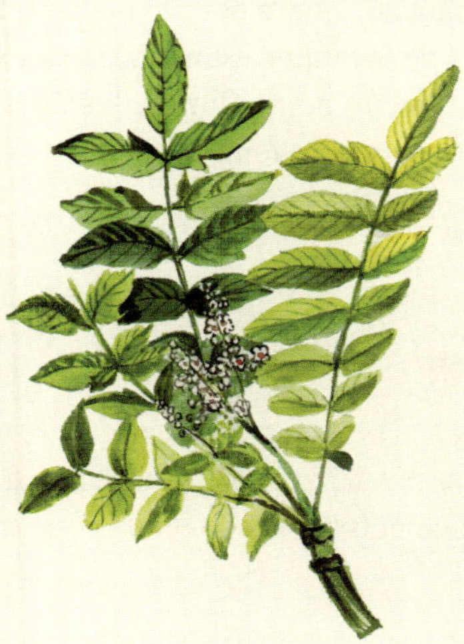

Santé

Pour stimuler les défenses immunitaires : mélangez 10 gouttes d'HE d'encens dans 1 cuillère à soupe d'huile végétale, versez dans le bain et restez-y une dizaine de minutes. Pour dégager les bronches : diluez 3 gouttes d'HE d'encens dans 1 cuillère à soupe d'huile végétale (amande douce, pépins de raisin, jojoba…) et massez doucement le plexus solaire. En cas d'insomnie : ouvrez le flacon d'HE d'encens et respirez profondément 3 à 5 fois, pas plus sinon elle produit
l'effet inverse ! En cas de déprime : diluez 1 goutte d'HE d'encens dans 3 gouttes d'huile d'amande douce. Un mélange à déposer sur le poignet plusieurs fois par jour.

Maison

Pour donner à votre maison des senteurs orientales : versez-en quelques gouttes dans votre diffuseur et mettez-le en marche quelques minutes. À associer éventuellement à de l'huile essentielle de géranium, de lavande, de patchouli…

Remarque :

L'encens ou oliban est une résine produite par un arbre appelé Boswellia sacra ou, plus communément, arbre à encens.

Huile essentielle d'épinette noire

Ses atouts

• Tonifiante, elle est recommandée pour toutes les petites baisses de forme, tant physiques que morales : convalescence, manque d'énergie, somnolence après le repas…

• Elle calme les infections respiratoires type toux, bronchite…

• Anti-inflammatoire, elle est aussi recommandée pour soulager les douleurs articulaires et les rhumatismes.

• C'est également un bon antiseptique aérien.

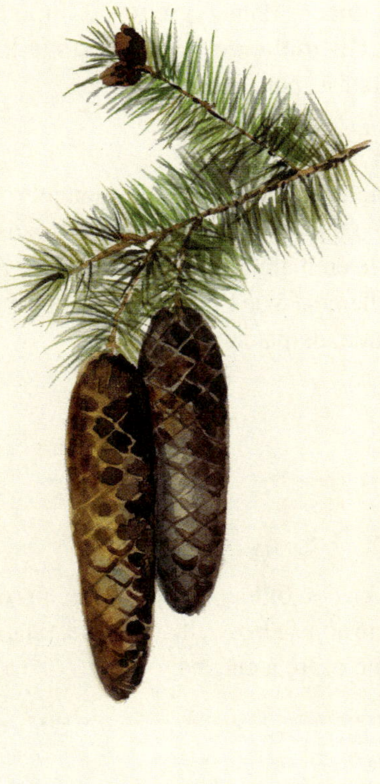

Applications pratiques

Santé

En cas de coup de fatigue : déposez 1 goutte d'HE d'épinette noire sur chaque plante de pied et massez doucement. Le matin, par exemple, pour faire le plein d'énergie. Pour avoir la forme avant une soirée : prenez un bain dans lequel vous aurez ajouté un mélange de 10 gouttes d'HE d'épinette noire diluées dans 1 cuillère à soupe d'huile végétale. En cas de douleurs rhumatismales ou articulaires : mélangez 3 gouttes d'HE d'épinette noire + 3 gouttes d'HE de pin sylvestre dans 1 cuillère à soupe d'huile végétale et massez tout doucement les zones douloureuses.

Maison

Pour assainir l'air ambiant : versez-en quelques gouttes dans votre diffuseur et mettez-le en marche quelques minutes. À faire pour le plaisir ou si l'un des membres de la famille est malade, par exemple, car l'HE d'épinette noire élimine les microbes et dégage les voies respiratoires.

Remarque :

Si vous avez la peau sensible, cette huile essentielle peut se révéler irritante. Faites un test en en déposant une goutte dans le pli de votre coude.

Huile essentielle d'estragon

Ses atouts

• Elle agit sur toutes les manifestations allergiques (notamment le rhume des foins).
• Antispasmodique, elle soulage les tensions musculaires ou liées au stress, calme les crampes et les douleurs des règles.
• En stimulant le foie, elle facilite la digestion.
• C'est aussi un excellent remède contre le hoquet.
• Tonifiante, elle redonne de l'énergie et permet d'apaiser les angoisses.

Applications pratiques

Beauté

Pour avoir une haleine fraîche : faites un bain de bouche avec 1 ou 2 gouttes d'HE d'estragon diluées dans un fond d'eau.
Pour vous détendre : diluez 10 gouttes d'HE d'estragon dans 1 cuillère à soupe d'huile végétale, à verser dans l'eau du bain.

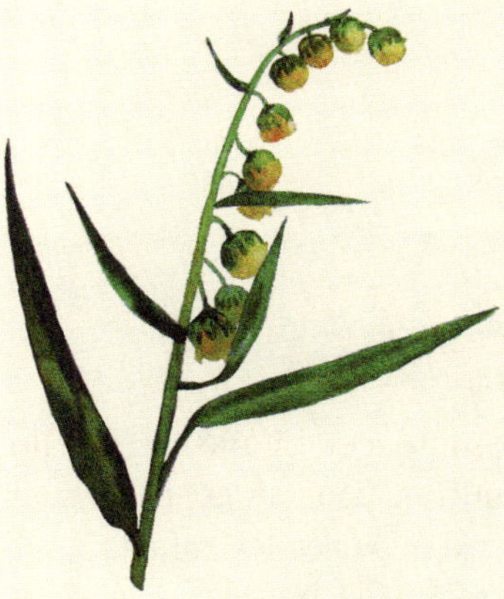

Santé

Douleurs dans le ventre (liées au stress ou à la digestion) ? Déposez 2 gouttes d'HE d'estragon dans 1 cuillère à café de miel. À avaler en fin de repas.
Contre le hoquet : mélangez 10 ml d'huile d'amande douce + 5 gouttes d'HE d'estragon + 3 gouttes d'HE de petit grain bigarade. Appliquez-en quelques gouttes en massage sur le plexus solaire. Vous pouvez prendre un sucre sur lequel vous aurez déposé 1 goutte d'HE d'estragon.
En cas de rhume des foins : déposez 1 goutte d'HE d'estragon + 1 goutte d'HE de thym sur un sucre, à prendre en fin de repas.
En début de crise d'allergie : ouvrez le flacon d'HE d'estragon et respirez profondément.
Contre le mal des transports : prenez 1 goutte d'HE d'estragon sur un petit sucre.

Maison

Pour parfumer la pièce (et calmer les allergies respiratoires) : diffusez un mélange de 15 gouttes d'HE d'estragon + 5 gouttes d'HE de niaouli.

Remarque :

Autrefois, l'estragon était surnommé « herbe aux dragons », d'où son nom latin de Dracunculus, « petit dragon ».

Huile essentielle d'eucalyptus à bractées multiples

Ses atouts

- C'est un anti-infectieux particulièrement efficace.
- Elle aide à soulager les bronchites.
- Elle peut se révéler utile contre les maladies tropicales.
- Grâce à ses propriétés anti-inflammatoires, elle permet de soulager les douleurs liées à l'arthrite, aux rhumatismes ou à la polyarthrite rhumatoïde.

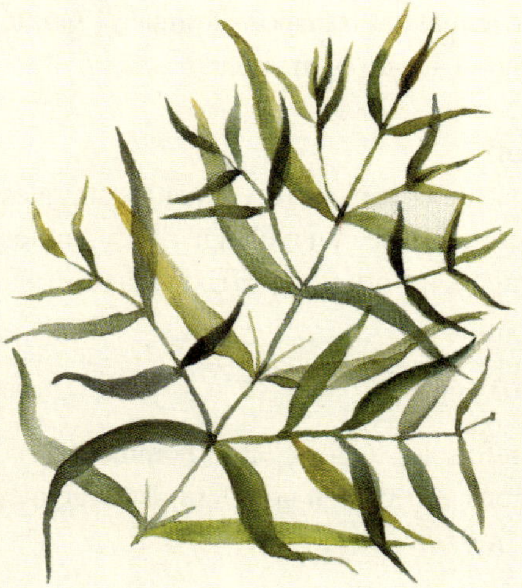

Applications pratiques

Santé

Vous souffrez de cystite ? Diluez 6 gouttes d'HE d'eucalyptus à bractées multiples dans 2 cuillères à soupe d'huile végétale et versez dans l'eau du bain. Restez dans l'eau une dizaine de minutes.

En cas de bronchite, diluez 2 à 3 gouttes d'HE d'eucalyptus à bractées multiples dans 1 cuillère à soupe d'huile végétale et appliquez en légers massages sur le thorax et le dos.

Rhumatismes, arthrite ? Utilisez ce même mélange en légers massages sur les zones douloureuses.

Remarque :

Très puissante, cette huile essentielle ne doit pas être utilisée pendant la grossesse et l'allaitement ainsi que chez les enfants.

Huile essentielle d'eucalyptus citronné

Ses atouts

- C'est l'huile de prédilection pour les massages musculaires et articulaires. À recommander en cas d'élongation, de tendinite, de tennis-elbow…
- Calmante, elle favorise le sommeil.
- Elle soulage aussi toutes les irritations cutanées (démangeaisons, mycose cutanée…).
- Elle fait fuir les moustiques.

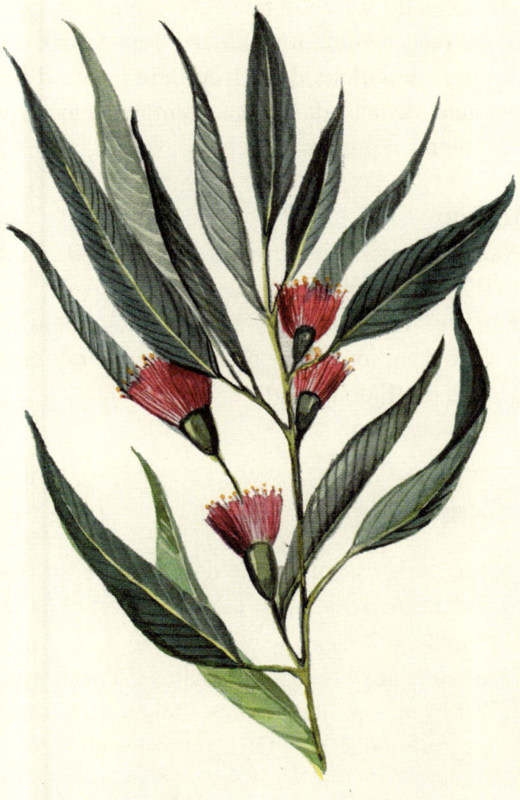

Applications pratiques

Santé

Vous souffrez d'arthrite ? Avalez 1 cuillère à café de miel dans laquelle vous aurez ajouté 1 goutte d'HE d'eucalyptus citronné. À prendre 2 ou 3 fois par jour.

En cas de tensions musculaires : diluez 10 gouttes d'HE d'eucalyptus citronné dans 1 cuillère à soupe d'huile d'amande douce, versez dans l'eau du bain, et restez-y une dizaine de minutes. C'est idéal le soir pour favoriser le sommeil !

En cas d'irritation de la peau : diluez 15 gouttes d'HE d'eucalyptus citronné dans 50 ml d'huile végétale de calendula. À appliquer sur la peau en légers massages.

Maison

Pour éloigner les moustiques : diffusez quelques gouttes d'HE d'eucalyptus dans un diffuseur électrique. Attention, son odeur boisée et épicée est rapidement prenante ! Vous pouvez aussi l'associer à de l'huile essentielle de citronnelle.

Remarque :

Ne confondez pas l'HE d'eucalyptus citronné avec l'HE d'eucalyptus radié, davantage utilisée en inhalation contre tous les petits maux de l'hiver (grippe, rhume, bronchite…).

Huile essentielle d'eucalyptus globuleux

Ses atouts

• Elle aide à dégager les voies respiratoires et à lutter contre la fièvre. Voilà pourquoi elle est indiquée en cas de rhume, de grippe, de bronchite…

• Antibactérienne et légèrement anesthésiante, elle est idéale pour apaiser les brûlures, coupures, plaies…

• En massage, elle soulage les muscles endoloris, les rhumatismes…

• En diffusion, c'est un excellent assainissant de l'atmosphère, particulièrement en hiver quand il y a des personnes malades à la maison.

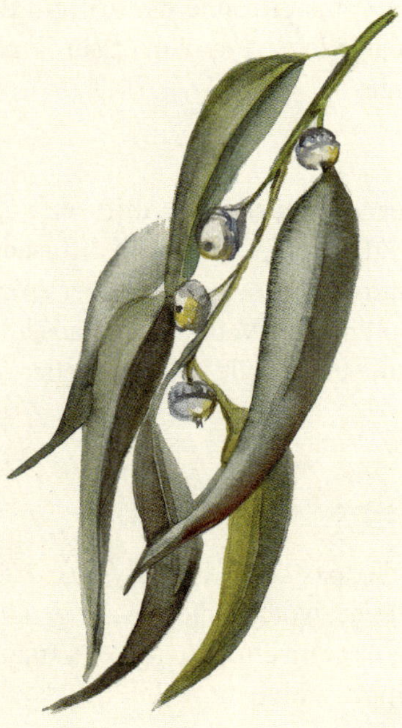

Applications pratiques

Santé

Rhume, grippe, bronchite ? Diluez 3 à 4 gouttes d'HE d'eucalyptus globuleux dans 1 cuillère à soupe d'huile végétale et appliquez en massage sur le thorax et le dos. Vous pouvez faire également des inhalations avec 10 gouttes d'HE d'eucalyptus globuleux diluées dans un bol d'eau chaude. Posez une serviette sur votre tête et respirez les vapeurs. En cas de petite brûlure : diluez 1 goutte d'HE d'eucalyptus globuleux dans 1 cuillère à café d'huile végétale (de macadamia par exemple) et appliquez sur une peau propre et sèche.

Maison

Pour assainir l'air ambiant : versez 10 gouttes d'HE d'eucalyptus globuleux dans votre diffuseur et mettez-le en marche 5 minutes. À renouveler deux fois par jour. Vous pouvez y ajouter quelques gouttes d'HE de lavande.

Remarque :

Cette huile essentielle ne doit pas être utilisée pendant la grossesse, l'allaitement et chez les enfants.
De toutes les huiles essentielles d'eucalyptus, c'est la plus indiquée pour soulager les infections pulmonaires et ORL (chez les adultes).

Huile essentielle d'eucalyptus mentholé

Ses atouts

• Comme de nombreuses autres huiles essentielles d'eucalyptus, celle-ci a des vertus expectorantes. Elle est donc indiquée en cas de toux, de rhume, de grippe, de bronchite…
• Grâce à ses vertus drainantes et lipolytiques (elle s'attaque aux graisses), elle est utile pour lutter contre la rétention d'eau et la cellulite.
• Elle est également une alliée en cas d'acné ou de peau grasse car elle est antibactérienne.
• Elle est efficace en cas de vaginite et de cystite.

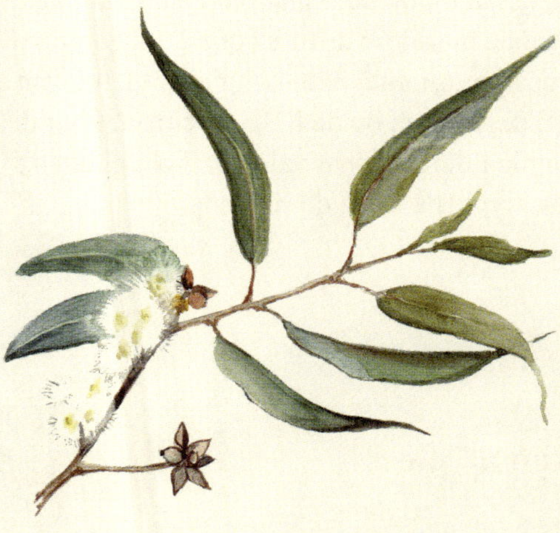

Applications pratiques

Beauté

Sur les boutons d'acné, déposez 1 goutte d'HE d'eucalyptus mentholé. Attention à ne pas en mettre dans ou trop près des yeux.
Pour lutter contre la cellulite : diluez 10 gouttes d'HE d'eucalyptus mentholé dans 1 cuillère à soupe d'huile de noisette et massez longuement les zones concernées (hanches, ventre, fesse). À renouveler tous les jours.

Santé

En cas de bronchite, diluez 3 gouttes d'HE d'eucalyptus mentholé dans 1 cuillère à café d'huile végétale et massez le thorax et le dos.
Cystite, vaginite ? Diluez 4 gouttes d'HE d'eucalyptus mentholé dans 1 cuillère à soupe de base pour le bain et versez dans l'eau chaude. Restez dans le bain une dizaine de minutes.

Remarque :

Attention, cette huile essentielle est réservée aux adultes : son emploi est strictement interdit chez les enfants. Son utilisation est également interdite pendant toute la grossesse et durant l'allaitement. Ne l'utilisez pas à la place d'une des nombreuses autres huiles essentielles d'eucalyptus.

Huile essentielle d'eucalyptus radié

Ses atouts

- C'est l'un des antiseptiques les plus efficaces !
- Elle est préconisée pour soulager toutes les maladies hivernales (rhume, bronchite, grippe…) car elle dégage les voies respiratoires, favorise l'expectoration et combat les virus.
- C'est aussi un excellent stimulant des défenses immunitaires : à prendre en prévention.
- Elle réchauffe le corps.

Applications pratiques

Santé

Si vous avez le nez bouché : déposez 2 gouttes d'HE d'eucalyptus radié sur un mouchoir et respirez aussi souvent que vous le souhaitez. En cas d'état grippal : diluez 3 à 4 gouttes d'HE d'eucalyptus radié dans un bol d'eau chaude. Placez votre visage au-dessus du bol, posez un linge sur votre tête et inhalez ce mélange pendant quelques minutes. En cas de toux : diluez 5 gouttes d'HE d'eucalyptus radié dans 1 petite cuillère à café d'huile végétale. Massez doucement le plexus solaire.

Vous êtes frileux ? Au creux de votre main, mélangez 1 goutte d'HE d'eucalyptus radié et 5 gouttes d'huile d'amande douce. Frictionnez vos mains et vos avant-bras.

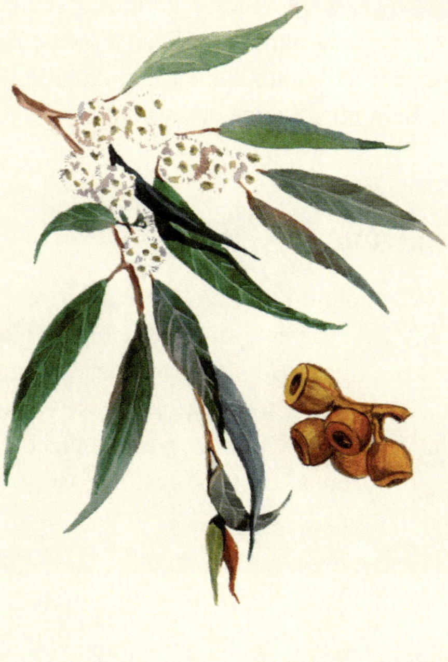

Maison

Pour assainir l'air de la maison (ou la chambre d'une personne malade) : diffusez quelques gouttes d'HE d'eucalyptus radié. À associer éventuellement à de l'HE de romarin ou de l'HE de citron. Pour désinfecter la litière du chat : ajoutez 1 à 2 gouttes d'HE d'eucalyptus à l'eau de rinçage.

Remarque :

Il existe plusieurs centaines de variétés d'eucalyptus, et donc potentiellement autant d'huiles essentielles différentes. Ne remplacez pas une variété par une autre.

Huile essentielle de fenouil doux

Ses atouts

• C'est une aide précieuse en cas de problèmes de digestion : digestion lente, nausées, flatulences, manque d'appétit, aérophagie, indigestion…
• Antidouleur, elle se révèle efficace en cas de lumbago, d'échauffement musculaire, de rhumatisme…
• Elle aide également à l'élimination de la cellulite.
• C'est l'alliée des femmes ! Elle est recommandée en cas de règles irrégulières, à l'arrivée de la ménopause…

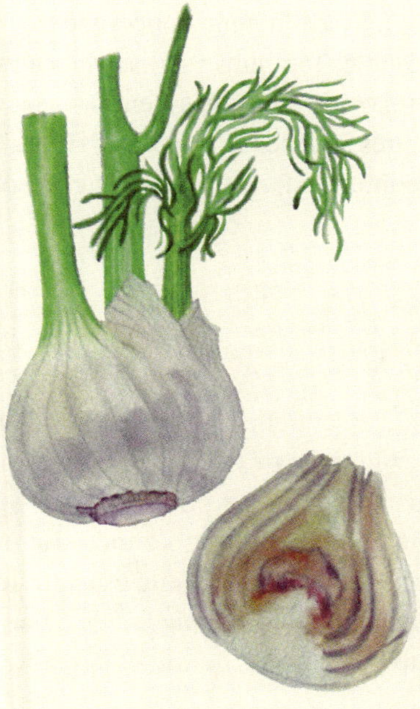

Applications pratiques

Beauté

Contre la cellulite : dans 100 ml d'huile végétale, ajoutez 40 gouttes d'HE de fenouil + 30 gouttes d'HE de pamplemousse. Utilisez cette huile en massage, chaque soir, sur les zones concernées (ventre, fesses, hanches…). Attention, l'HE de pamplemousse est photosensibilisante : ne vous exposez pas au soleil dans les deux heures qui suivent l'application.

Santé

En cas d'aérophagie : déposez 1 goutte d'HE de fenouil doux + 1 goutte d'HE d'estragon sur un petit morceau de sucre. À laisser fondre dans la bouche avant le repas.

Remarque :

Cette huile essentielle ne doit pas être donnée aux enfants. Ne la prenez pas en cas de trouble hormonal (cancer de l'utérus, problème de thyroïde…) sans l'avis de votre médecin.

Huile essentielle de fragonia

Ses atouts

• Elle est un antibactérien efficace. On la préconise donc notamment en cas d'infection ORL mais aussi en prévention pour renforcer le système immunitaire. Elle a également une action antifongique qui est utile pour lutter contre certains champignons.

• Anti-inflammatoire, elle aide à soulager les douleurs musculaires et articulaires, les crampes, les élongations…

• En massage, elle apaise certains troubles spécifiquement féminins : règles douloureuses, migraines hormonales, bouffées de chaleur…

• Elle a également des propriétés purifiantes qui sont idéales pour lutter contre l'acné, les petites imperfections, la peau grasse…

• À la fois relaxante et stimulante, elle est une aide précieuse en cas d'insomnie, de fatigue chronique, de manque de vitalité ou de motivation…

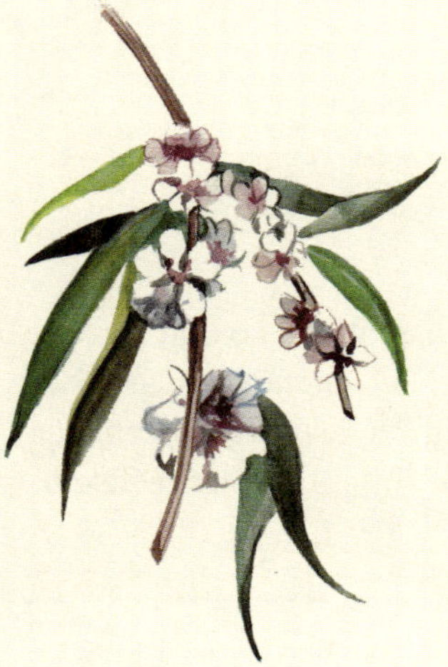

Applications pratiques

Beauté

En cas d'acné ou de peau grasse : mélangez 2 gouttes d'HE de fragonia dans 2 gouttes d'huile de noisette et appliquez sur la peau en évitant le contour des yeux.

Santé

Rhume, nez bouché ? Diluez 5 à 7 gouttes d'HE de fragonia dans un bol d'eau chaude. Posez une serviette sur votre tête et respirez les vapeurs pendant quelques minutes. À renouveler pendant 3 jours.
En cas de douleurs musculaires : diluez 3 gouttes d'HE de fragonia dans 1 cuillère à soupe d'huile végétale et massez la zone concernée.
Pour les troubles féminins : utilisez la même préparation en massage sur le bas-ventre.
En cas de stress : déposez 1 goutte d'HE de fragonia sur la face interne de votre poignet et respirez.

Remarque :

Cette huile essentielle peut se révéler irritante si vous avez la peau très sensible. Si tel est votre cas, utilisez-la toujours diluée.
En cas d'infection microbienne, elle est une excellente alternative à l'huile essentielle issue de l'arbre à thé. Son avantage : elle a une odeur beaucoup plus douce, fleurie et agréable.

Huile essentielle de gaulthérie

Ses atouts

• C'est l'huile essentielle du sportif, qui peut l'utiliser avant ou après l'entraînement. Grâce à son action chauffante, elle prévient les courbatures et favorise la récupération musculaire.
• Elle calme les douleurs musculaires et tendineuses type crampe, entorse, lumbago, tendinite, tennis-elbow…
• Elle stimule le foie et soulage les maux de tête d'origine hépatique.
• C'est l'allié incontournable en cas de crise de goutte (orteil qui gonfle, suite à un excès d'urée dans le sang).

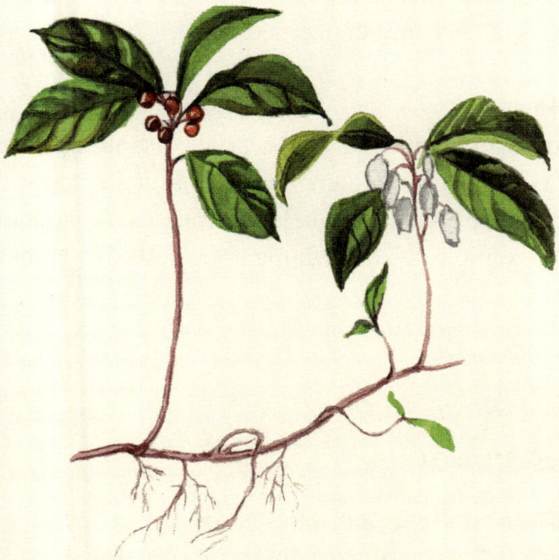

Applications pratiques

Santé

En cas de contraction musculaire ou de lumbago : diluez 2 gouttes d'HE de gaulthérie dans 1 cuillère à soupe d'huile végétale (arnica, par exemple) et massez les muscles endoloris.
Crise de goutte ? Diluez 10 gouttes d'HE de gaulthérie dans 1 cuillère à café d'huile végétale et massez le gros orteil.
Après le sport : mélangez 1 cuillère à soupe d'huile végétale (amande douce) + 10 gouttes d'HE de gaulthérie, versez dans l'eau du bain et restez-y une dizaine de minutes.

Maison

Pour parfumer : associez-la à de l'HE de pamplemousse, par exemple. Attention, son odeur camphrée peut rappeler les vestiaires des sportifs…

Remarque :

Elle peut se révéler irritante sur les peaux sensibles. Appliquez-la de préférence diluée dans une huile végétale. Sur les autres peaux, elle peut être appliquée pure, mais à faible dose et sur une toute petite surface.

Huile essentielle de genévrier

Ses atouts

• Anti-inflammatoire et antidouleur, elle est particulièrement indiquée en cas d'arthrite.
• Elle soulage les rhumatismes en éliminant les toxines.
• Détoxiquante, elle stimule le foie.
• Elle stimule la circulation sanguine.
• Grâce à ses propriétés décongestionnantes et drainantes, elle est parfaite pour lutter contre la cellulite et la rétention d'eau. C'est une huile essentielle à privilégier si vous voulez mincir !

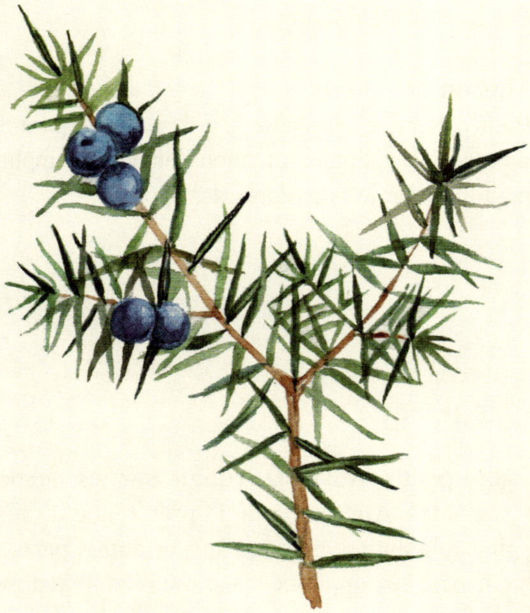

Applications pratiques

Beauté

Contre la cellulite : mélangez 50 ml d'huile d'avocat + 10 gouttes d'HE de pamplemousse + 10 gouttes d'HE de genévrier. Chaque jour, appliquez un peu de ce mélange sur les hanches, le ventre et les fesses en faisant des palper-rouler.

Santé

En cas d'arthrose, de rhumatismes, etc. : diluez 10 gouttes d'HE de genévrier dans 1 cuillère à soupe d'huile végétale. Versez dans le bain et restez-y une dizaine de minutes. Si vous souffrez de douleurs musculaires : mélangez 5 gouttes d'HE de genévrier dans 1 cuillère à soupe d'huile d'amande douce et massez les zones concernées.

Maison

Pour parfumer la maison : déposez quelques gouttes d'HE de genévrier dans votre diffuseur électrique et mettez-le en marche quelques minutes. À associer, par exemple, avec une huile essentielle d'agrumes.

Remarque :

Cette huile essentielle est déconseillée aux personnes atteintes de maladies rénales.

Huile essentielle de géranium rosat

Ses atouts

• Elle peut aider les diabétiques à réguler leur glycémie. Elle est aussi indiquée en cas d'hypoglycémie.
• C'est l'huile essentielle de la beauté et de la jeunesse : elle lutte contre les rides, les taches de vieillesse, la chute de cheveux, le relâchement cutané…
• Elle est efficace contre l'acné et améliore le teint.
• Elle aide à déloger la cellulite.

Applications pratiques

Beauté

Pour prévenir les vergetures : mélangez 15 gouttes d'HE de géranium rosat et 50 ml d'huile végétale de bourrache. À appliquer matin et soir sur les hanches, le ventre et les fesses. Pour prévenir les rides : dans un flacon, mélangez 50 ml d'huile d'onagre + 8 gouttes d'HE de bois de rose + 8 gouttes d'HE de géranium rosat. À appliquer le soir, par légers massages circulaires, après le démaquillage. En cas de chute de cheveux : ajoutez 2 gouttes d'HE de géranium rosat dans votre dose de shampooing habituel et massez légèrement le cuir chevelu avant de rincer.

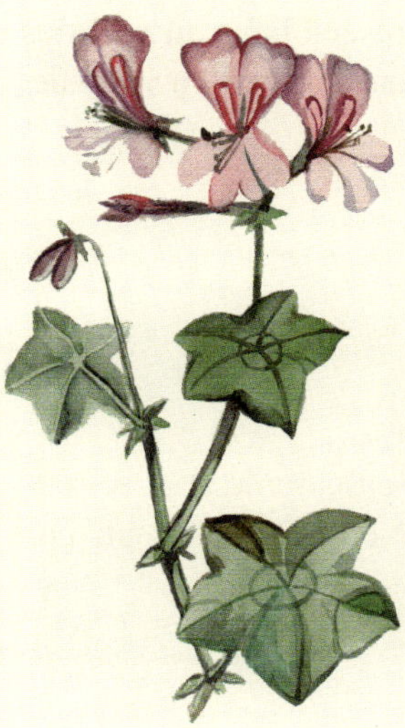

Santé

Vous êtes diabétique ? Absorbez 2 gouttes d'HE de géranium rosat diluées dans 1 cuillère à café de miel après chaque repas. À faire en complément de votre traitement : ne pas hésiter à demander conseil à votre médecin !

Maison

Contre les moustiques : diffusez quelques gouttes de géranium rosat dans votre diffuseur. À associer éventuellement à de l'HE de citronnelle.

Remarque :

L'huile essentielle de géranium Bourbon (Pelargonium x asperum cv Bourbon) est une huile essentielle de géranium rosat produite sur l'île de la Réunion, autrefois appelée île Bourbon. Ses propriétés sont quasiment identiques à celles de l'HE de géranium rosat… mais elle est un peu plus chère.

Huile essentielle de gingembre

Ses atouts

- C'est l'allié anti-nausées indispensable : mal des transports, vomissements…
- Tonifiante à plus d'un titre, elle permet de lutter contre la fatigue intellectuelle et physique, de réveiller les ardeurs ou de freiner la chute des cheveux.
- Elle est également efficace en cas de constipation.

Applications pratiques

Beauté

Pour un massage sensuel : dans un petit flacon diluez 2 gouttes d'HE de gingembre + 2 gouttes d'HE d'ylang-ylang + 2 gouttes d'HE d'orange douce dans 4 cuillères à soupe d'huile de jojoba. Massez le corps de votre partenaire avec cette huile…

Pour freiner la chute de cheveux : ajoutez 2 gouttes d'HE de gingembre dans votre dose de shampooing et massez tout doucement votre cuir chevelu, en évitant d'en mettre dans vos yeux. Laissez poser quelques minutes avant de rincer.

Santé

Mal au cœur, vomissements ? Avalez 1 cuillère à café de miel dans laquelle vous aurez dilué 2 gouttes d'HE de gingembre. À renouveler si nécessaire en fin de journée.

En cas de problème de transit (constipation, flatulences…) : diluez 2 gouttes d'HE de gingembre dans 1 cuillère à soupe d'huile végétale et massez-vous le ventre en tournant dans le sens des aiguilles d'une montre.

En cas de nausées liées au mal des transports : ouvrez le flacon et prenez 4 à 5 grandes inspirations.

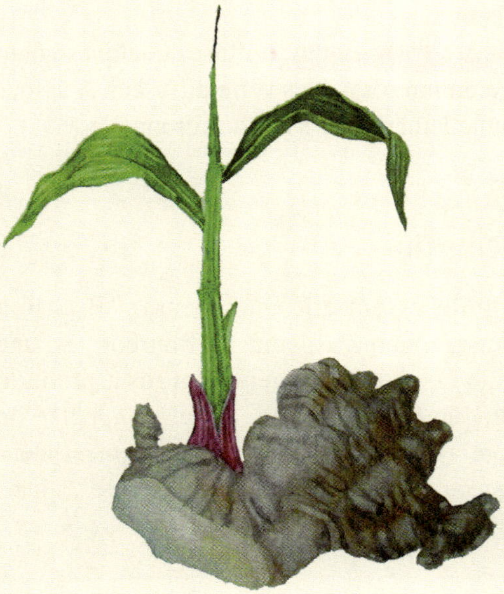

Remarque :

Cette huile essentielle peut se révéler dermocaustique. Ne l'utilisez jamais pure en application cutanée.

Huile essentielle de giroflier

Ses atouts

• Légèrement anesthésiante, elle soulage efficacement les rages de dents, les caries, les aphtes…
• Elle a également des vertus antibactériennes.
• Elle tonifie et permet de lutter contre la fatigue intellectuelle et physique.
• C'est aussi un bon répulsif contre les insectes, notamment les moustiques.

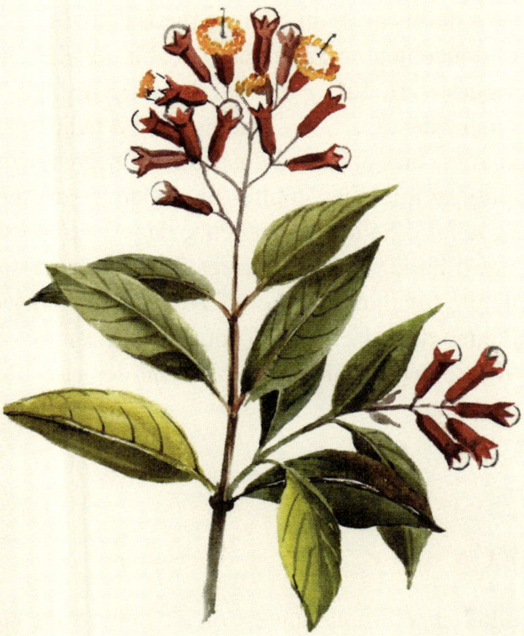

Applications pratiques

Santé

En cas d'abcès, de rage de dents : déposez 1 goutte d'HE de giroflier (pas plus !) sur un coton-tige et massez la gencive ou la dent douloureuse. Vous pouvez aussi utiliser le mélange suivant : 2 gouttes d'HE de giroflier + ½ cuillère à café d'huile végétale. À appliquer à l'aide d'un morceau de coton. Coup de fatigue ? Diluez 1 goutte d'HE de giroflier dans 1 petite cuillère à café de miel. À prendre deux fois par jour après les repas. Vous pouvez également l'utiliser en massages, à raison de 2 gouttes diluées dans 1 cuillère à soupe d'huile végétale.

Maison

Pour éloigner les moustiques : versez 5 à 6 gouttes d'HE de giroflier dans votre diffuseur et mettez-le en marche quelques minutes.

Remarque :

Cette huile essentielle ne doit pas être utilisée par les femmes enceintes et allaitantes.

Huile essentielle d'hélichryse italienne

Ses atouts

• Elle est surnommée l'huile du boxeur, car elle apaise les coups. C'est l'huile essentielle à privilégier en cas de bleus ou d'hématomes.

• Grâce à ses vertus décongestionnantes, elle est également tout indiquée pour stimuler la circulation sanguine, en cas de varices, de phlébite ou de syndrome de Raynaud (les doigts « gèlent », ils deviennent tous blancs, le sang ne circule plus).

• Elle est efficace contre la couperose.

• Elle aide à déstocker les graisses et à lutter contre les vergetures.

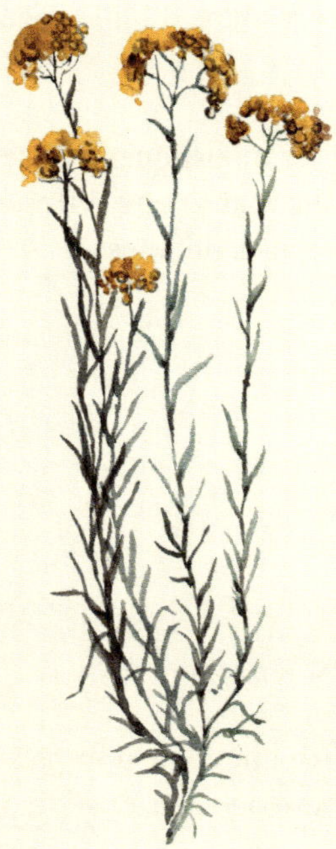

Applications pratiques

Beauté

En cas de couperose : ajoutez 10 gouttes d'HE d'hélichryse italienne dans 100 ml de crème de jour. Appliquez chaque matin sur une peau propre et sèche.

Santé

Vous souffrez du syndrome de Raynaud ? Versez 2 gouttes d'HE d'hélichryse italienne sur l'extrémité de vos doigts de main et/ou de pieds et massez-les tout doucement. À faire matin et soir, pendant les périodes « critiques » (en hiver). En cas de bleu ou de coup : déposez 1 ou 2 gouttes d'HE d'hélichryste pure sur le bleu et massez doucement. Encore mieux, appliquez quelques gouttes du mélange suivant : 10 gouttes d'hélichryse italienne dans 2 cuillères à soupe d'huile végétale d'arnica. Pour soulager une phlébite : mélangez 2 gouttes d'HE d'hélichryse italienne dans 1 cuillère à soupe d'huile végétale et massez vos jambes en remontant des chevilles aux genoux.

Remarque :

L'hélichryse italienne est plus connue sous le nom d'immortelle. Une fois séchées, ses fleurs ont la réputation de se conserver très longtemps.

Huile essentielle d'hysope officinale couchée (ou décombante)

Ses atouts

• Expectorante, elle aide à fluidifier les sécrétions et à dégager les voies respiratoires en cas d'asthme, de bronchite asthmatiforme, de bronchite chronique ou de sinusite.

• Elle est également très efficace contre les virus.

• Puissant stimulant du système nerveux sympathique, elle calme les angoisses, les sentiments d'oppression et les déprimes.

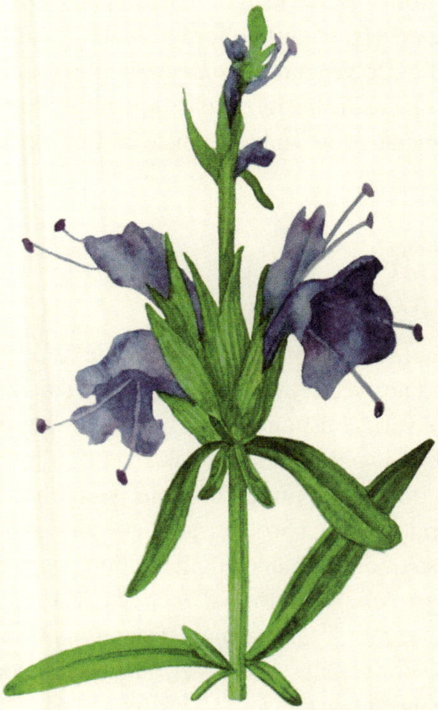

Applications pratiques

Beauté

Pour assainir la peau : ajouter 2 à 3 gouttes d'HE d'hysope officinale couchée dans un bol d'eau chaude. Placez votre visage au-dessus, un linge posé sur votre tête et restez-y deux à trois minutes.

Santé

Pour dégager les bronches : diluez 2 gouttes d'HE d'hysope officinale couchée dans 1 cuillère à soupe d'huile végétale. Appliquez en légers massages sur le plexus solaire. En cas de déprime ou d'angoisses : appliquez ce même mélange en massant le long de la colonne vertébrale. Vous pouvez aussi prendre un bain tiède où vous aurez ajouté ce mélange : 10 gouttes d'HE d'hysope officinale diluées dans 1 cuillère à soupe d'huile végétale (amande douce).

Remarque :

Ne confondez surtout pas l'hysope officinale couchée avec une autre variété d'hysope : Hyssopus officinalis ssp officinalis. Cette dernière est toxique pour le système nerveux et provoque l'avortement.

Huile essentielle d'inule odorante

Ses atouts

- C'est un puissant mycolitique, c'est-à-dire qu'elle aide à évacuer le mucus (en cas de nez bouché, de toux grasse…).
- Elle soulage aussi toutes les affections de la sphère ORL : laryngite, amygdalite…
- Elle a des vertus antibactériennes et antiseptiques.
- Elle est également indiquée en cas de fatigue cardiaque.

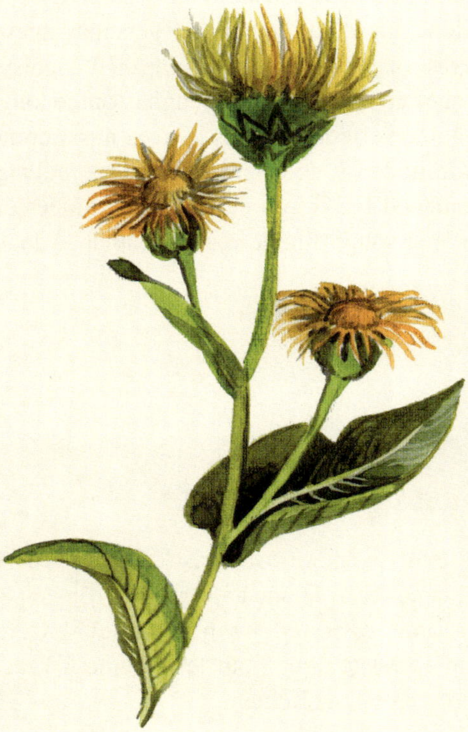

Applications pratiques

Santé

En cas de quintes de toux : mélangez 1 goutte d'HE d'inule odorante + 2 gouttes d'HE de cyprès dans 1 cuillère à soupe d'huile végétale. Appliquez en légers massages sur le plexus solaire. En cas de bronchite chronique ou si vous avez un chat dans la gorge : ouvrez le flacon d'HE d'inule odorante et respirez profondément pendant quelques minutes. Vous souffrez de fatigue cardiaque ? Diluez 2 gouttes d'HE d'inule odorante dans 1 cuillère à café d'huile végétale et massez le plexus solaire. Dans ce cas, n'hésitez à pas demander conseil à votre médecin ou à un spécialiste en aromathérapie.

Remarque :

Ne confondez pas l'huile essentielle d'inule odorante avec celle d'aunée, qui provient d'une autre variété d'inule, Inula helenium, qui peut se révéler neurotoxique. Par ailleurs, l'utilisation de l'HE d'inule odorante peut, en début de traitement, provoquer un « choc à l'inule », qui se traduit par une augmentation des symptômes (écoulement nasal accru). C'est temporaire et tout à fait normal ! Dans tous les cas, respectez bien les dosages et, au moindre doute, demandez conseil à un spécialiste.

Huile essentielle de jasmin

Ses atouts

• C'est une huile essentielle tranquillisante : elle apaise le corps et l'esprit, les états de déprime, calme les insomnies, prépare au sommeil… À conseiller dans des cas de tension extrême, de choc émotionnel…

• Sur la peau, elle fait des miracles : elle atténue les rides et les ridules, calme l'acné, accélère la cicatrisation…

Applications pratiques

Beauté

Envie d'un vrai moment de détente ? Diluez 1 goutte d'HE de jasmin dans 1 cuillère à soupe d'huile végétale, et versez ce mélange dans l'eau du bain. Restez-y une dizaine de minutes en profitant de son parfum… L'astuce : portez-la comme un parfum ! Une seule goutte, déposée derrière le lobe de l'oreille, suffit.

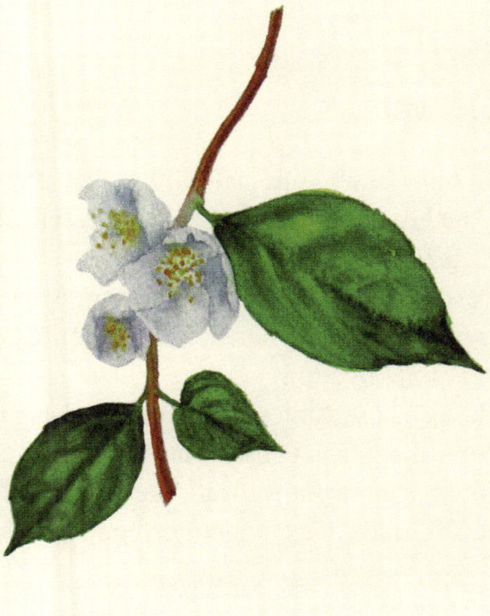

Santé

En cas de stress intense, de choc : ouvrez le flacon d'HE de jasmin et respirez profondément. Fatigué ? Diluez 2 gouttes d'HE de jasmin dans 1 cuillère à soupe d'huile végétale. Massez-vous la plante des pieds (attention à ne pas glisser en vous relevant !) ou le plexus solaire.

Maison

Pour créer une ambiance sensuelle : versez dans votre diffuseur 4 gouttes d'HE de jasmin + 4 gouttes d'HE de bois de rose + 4 gouttes d'HE de bergamote. Laissez-le fonctionner 4 à 5 minutes.

Remarque :

Cette HE est déconseillée pendant toute la grossesse.
L'huile essentielle de jasmin doit en fait être appelée « absolue » car elle est obtenue par extraction alcoolique. Il faut environ 1 000 kg de fleurs pour avoir 1 kg d'absolue. C'est ce qui explique son prix élevé : comptez environ 60 € les 5 ml !

Huile essentielle de khella

Ses atouts

• C'est un antispasmodique puissant.

• Grâce à son action dilatatrice sur les bronches, elle est notamment efficace en cas de crise d'asthme.

• Elle a des propriétés anticoagulantes.

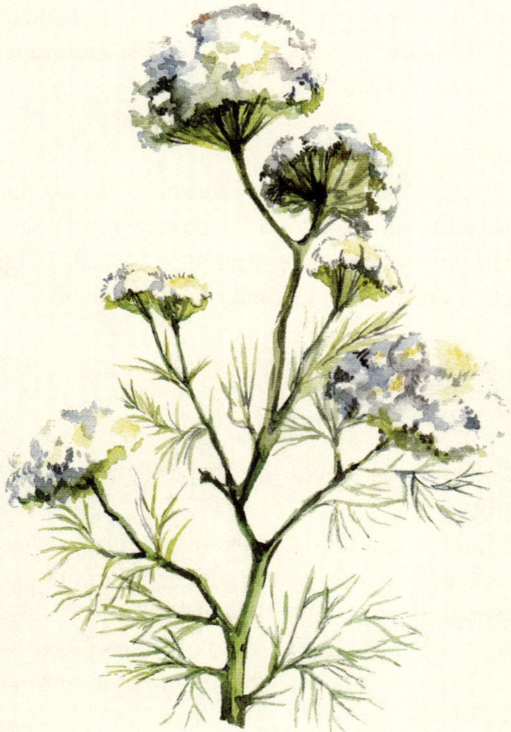

Applications pratiques

Santé

En cas de crise d'asthme : diluez 2 à 3 gouttes d'HE de khella dans ½ cuillère à café d'huile végétale et appliquez sur le thorax en légers massages.

Si vous souffrez d'une colite spasmodique ou d'une colique néphrétique : diluez 2 à 3 gouttes d'HE de khella dans quelques gouttes d'huile végétale. Appliquez en légers massages sur l'abdomen (colite spasmodique) ou dans le bas du dos et le long de la colonne vertébrale (colite néphrétique).

Remarque :

Cette huile essentielle ne doit pas être utilisée pendant la grossesse et durant l'allaitement ainsi que chez les enfants.

Elle est photosensibilisante : il ne faut pas s'exposer au soleil pendant les deux heures qui suivent l'application.

Sur les peaux sensibles, elle peut provoquer une réaction allergique. Pensez à la tester sur un petit carré de peau avant utilisation et employez-la toujours diluée dans une huile végétale.

Huile essentielle de laurier noble

Ses atouts

• C'est un puissant antimicrobien, actif contre les virus, les bactéries, les champignons… À ce titre, elle est encore plus efficace sur les virus que l'huile essentielle de tea tree (arbre à thé).
• Elle donne du tonus : essentiel pour lutter contre le stress, faciliter la concentration…
• Antispasmodique, elle est tout indiquée pour apaiser les douleurs articulaires ou musculaires, les rhumatismes, les névralgies…

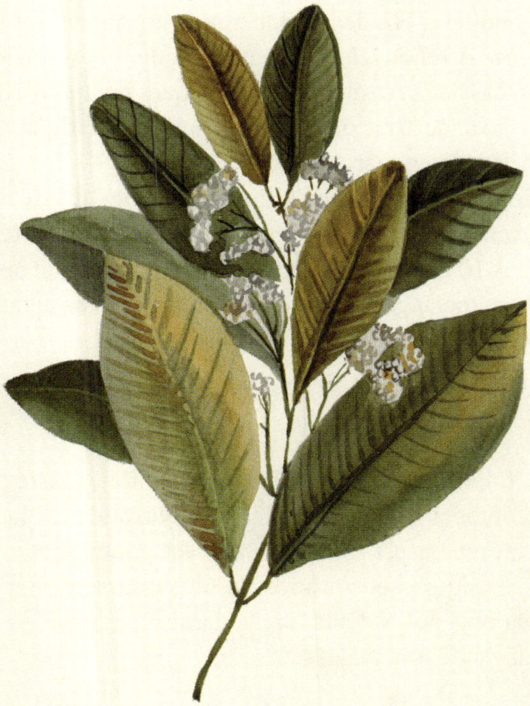

Applications pratiques

Beauté

Pour faire le plein d'énergie le matin : diluez 5 à 6 gouttes d'HE de laurier noble dans 1 cuillère à soupe d'huile végétale, versez dans l'eau du bain (pas trop chaude pour ne pas vous endormir !).

Santé

En cas de grippe : associez-la aux HE d'eucalyptus radiata et de ravintsara. Comptez 10 gouttes de chaque à diluer dans 100 ml d'huile végétale. À appliquer en massage sur le thorax.
En cas de bronchite ou de sinusite : diluez 2 à 3 gouttes d'HE de laurier noble dans un bol d'eau chaude et inhalez ce mélange pendant 1 ou 2 minutes.
Contre les rhumatismes : mélangez 10 gouttes d'HE de laurier noble dans 100 ml d'huile végétale d'arnica. Massez doucement.

Remarque :

L'HE de laurier noble est très efficace : elle s'utilise à toutes petites doses et sur de courtes durées. Attention, elle peut se révéler irritante sur certaines peaux sensibles. Faites un test en déposant 1 goutte au creux du coude, afin de vérifier sa tolérance.

Huile essentielle de lavande aspic

Ses atouts

• Antitoxique et cicatrisante, c'est l'huile essentielle des petites urgences, à toujours avoir dans sa trousse à pharmacie : elle apaise les brûlures, les coups de soleil ainsi que les piqûres d'insectes et les morsures d'animaux.

• Elle est également efficace en cas de sinusite, de bronchite, de rhume, de quintes de toux…

• Grâce à ses vertus cicatrisantes, elle est indiquée en cas d'acné ou de crevasses.

• Elle soulage les douleurs articulaires, musculaires mais aussi les migraines, les zonas ou les rages de dents.

• En diffusion, elle a des vertus calmantes.

Applications pratiques

Beauté

Contre l'acné : diluez 5 gouttes d'HE de lavande aspic + 5 gouttes d'HE de tea tree + 3 gouttes d'HE de laurier noble dans 2 cuillères à café d'huile de jojoba. Appliquez sur les boutons en évitant le contour des yeux.

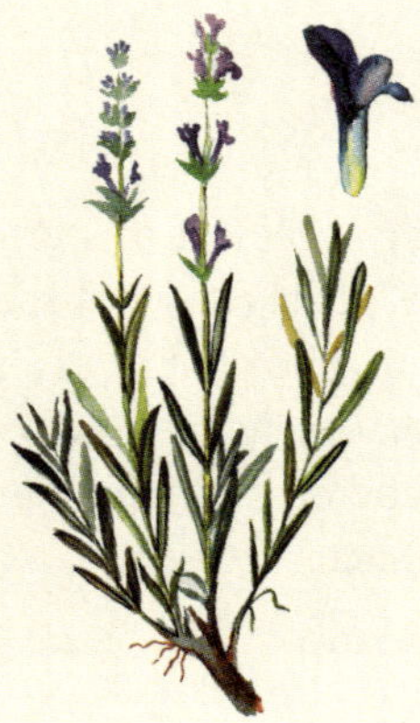

Santé

SOS brûlure ou piqûre : appliquez 2 ou 3 gouttes d'HE de lavande aspic sur la zone concernée. Si la brûlure est très étendue, consultez un médecin. Vous souffrez d'un zona ? Mélangez 10 gouttes d'HE de lavande aspic dans 3 cuillères à soupe d'huile végétale. Appliquez un peu de cette préparation sur la zone douloureuse. Coup de soleil ? Appliquez 2 à 3 gouttes d'HE de lavande aspic directement sur la peau. À renouveler plusieurs fois dans la journée. En cas de nervosité : versez quelques gouttes d'HE de lavande aspic dans votre diffuseur électrique, et mettez-le en marche de 2 à 3 minutes.

Contre la migraine : diluez 4 gouttes d'HE de lavande aspic + 4 gouttes d'HE de menthe poivrée dans 10 gouttes d'huile végétale. Appliquez un peu de ce mélange sur les tempes et renouvelez autant de fois que nécessaire.

Remarque :

Il existe plus d'une dizaine de variétés différentes d'huiles essentielles de lavande. Si la lavande aspic est la plus efficace contre toutes les piqûres et brûlures, la plus courante – et la plus polyvalente – reste la lavande vraie ou lavande officinale.

Huile essentielle de lavande vraie (ou lavande officinale)

Ses atouts

• Elle atténue aussi bien les problèmes de peau, de circulation que de digestion.
• Antidouleur, elle est efficace contre les contractures, les migraines…
• Antiseptique et antibactérienne, elle désinfecte parfaitement et favorise la cicatrisation.
• Elle a des vertus relaxantes.
• Dans la maison, elle repousse les insectes et les mites.

Applications pratiques

Beauté

Pour vous relaxer : diluez 10 à 12 gouttes d'HE de lavande vraie dans 1 cuillère à soupe d'huile végétale. Versez dans le bain tiède et restez-y une dizaine de minutes.

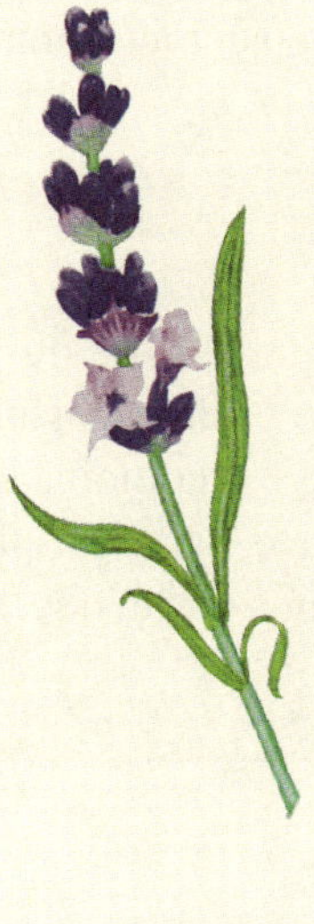

Santé

En cas de rhume, de bronchite, de mal de gorge, etc. : versez 5 à 6 gouttes d'HE de lavande vraie dans un bol d'eau chaude. Mettez votre visage par-dessus, posez un linge sur votre tête et respirez profondément pendant 2 minutes.

Contre les crampes, les contractures… : diluez 5 gouttes d'HE de lavande vraie dans 1 cuillère à soupe d'huile végétale et massez les zones douloureuses.

Problème pour s'endormir ? Diffusez quelques gouttes d'HE de lavande vraie dans la chambre, avant le coucher.

En cas d'ampoule : appliquez 1 goutte d'HE de lavande vraie, 3 fois par jour.

Maison

Pour éviter les mites : versez quelques gouttes d'HE de lavande vraie sur un galet, un morceau de tissu ou de bois et posez-le dans votre armoire à linge.

Pour parfumer le linge : ajoutez-en quelques gouttes dans votre machine à laver ou dans l'eau de votre fer à repasser.

Remarque :

C'est l'huile essentielle la plus polyvalente !

Huile essentielle de lavandin

Ses atouts

• C'est l'huile essentielle à privilégier en cas de crampes ou de contractures.
• Elle est également efficace en cas de mal de tête ou de migraine.
• Elle peut être à la fois sédative (à faible dose) ou tonifiante (à haute dose).

Applications pratiques

Beauté
Pour se détendre après un effort musculaire : diluez 10 gouttes d'HE de lavandin dans 1 cuillère à soupe d'huile végétale. Versez dans l'eau du bain et plongez-y pour une dizaine de minutes. Cela apaise les muscles, mais aussi l'esprit !

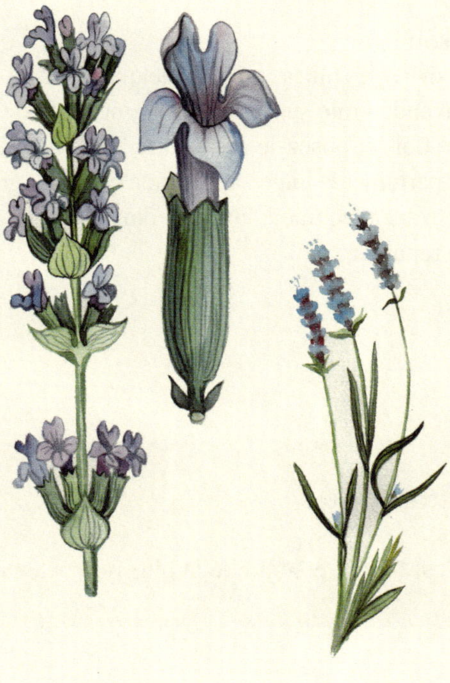

Santé
En cas de crampe : appliquez 2 à 3 gouttes d'HE de lavandin super et massez doucement. Pour apaiser la migraine : 1 goutte d'HE de lavandin super sur la tempe. À renouveler plusieurs fois par jour. Coup de mou ? Ouvrez le flacon d'HE de lavandin super et prenez une dizaine de respirations lentes et profondes.
Pour se protéger contre les poux : chaque matin, déposez 1 goutte d'HE de lavandin super à la base des cheveux.

Maison
Pour parfumer la maison : dans votre diffuseur, mélangez 10 gouttes d'HE de lavandin super + 5 gouttes d'HE d'orange douce. Idéal le soir pour se déstresser et se préparer au sommeil…

Remarque :

Le lavandin super résulte du croisement de la lavande vraie et de la lavande aspic. Son huile essentielle est la moins chère des trois. Voilà pourquoi c'est elle qui parfume de nombreux produits cosmétiques et d'entretien du commerce.

Huile essentielle de lédon du Groenland

Ses atouts

• Elle favorise le drainage et la régénérescence du foie.

• C'est une huile essentielle excellente pour rééquilibrer le système nerveux. Elle est, par exemple, indiquée en cas de stress intense. Elle calme la mauvaise humeur, la nervosité, l'irritabilité, la déprime et permet de retrouver le sommeil.

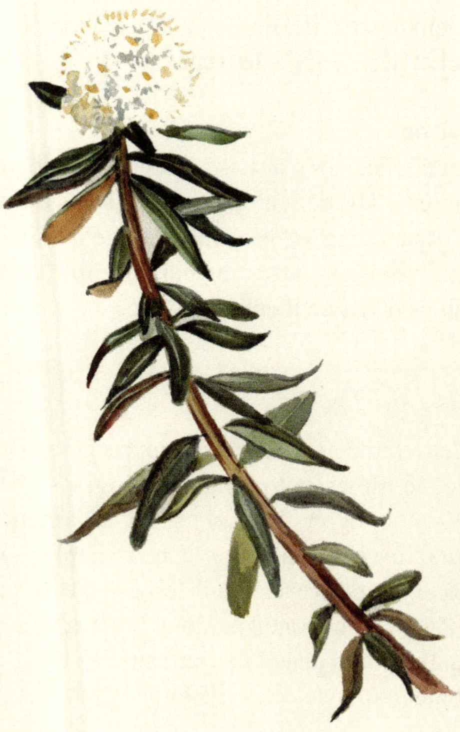

Applications pratiques

Santé

Problème de foie ? Déposez 2 gouttes d'HE de lédon du Groenland sur un petit sucre (ou diluez-les dans 1 cuillerée de miel) et avalez. À renouveler deux fois par jour. Vous souffrez d'insomnie ? Déposez 1 à 2 gouttes d'HE de lédon du Groenland sur l'oreiller. En cas de nervosité, d'irritabilité ou de stress : mélangez 3 gouttes d'HE de lédon du Groenland dans ½ cuillère à café d'huile végétale et massez le plexus solaire. Vous pouvez également la respirer au flacon en prenant 3 à 4 grandes inspirations.

Remarque :

L'huile essentielle de lédon du Groenland est interdite pendant toute la durée de la grossesse et de l'allaitement, ainsi qu'aux enfants. Elle est également déconseillée aux personnes qui prennent des médicaments pour fluidifier le sang. Attention : cette huile essentielle est assez chère, comptez environ 15 € pour 1 ml !

Huile essentielle de lemongrass flexuosus

Ses atouts

- Cette huile essentielle est un excellent vasodilatateur : elle est donc préconisée pour améliorer la circulation sanguine en cas de jambes lourdes, de maladie des artères…
- Elle apaise de nombreux troubles d'origine digestive : flatulences, coliques, digestion lente… Elle est utile également en cas d'insuffisance hépatique.
- Elle est efficace sur la cellulite et les vergetures.
- En diffusion, elle élimine les mauvaises odeurs et désinfecte l'air ambiant.
- Elle apaise les tensions nerveuses.

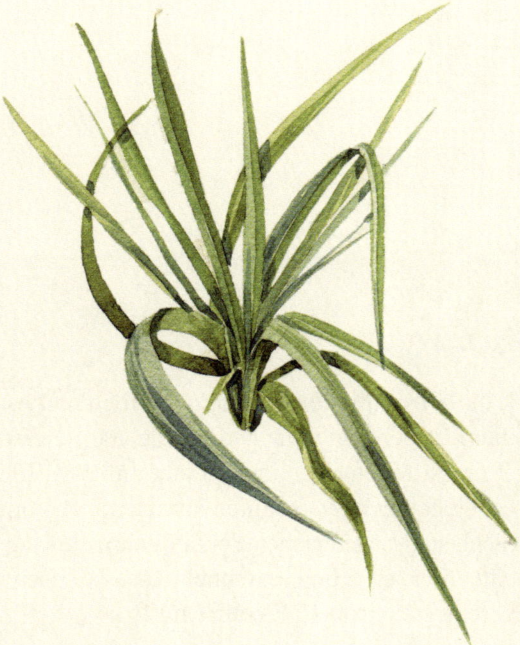

Applications pratiques

Beauté

En massage anticellulite : diluez 4 gouttes d'HE de lemongrass flexuosus dans 1 cuillère à soupe d'huile de macadamia et massez longuement et énergiquement le ventre, les hanches et les fesses. À faire matin et soir pendant plusieurs semaines.

Santé

En cas de troubles digestifs : diluez 1 goutte d'HE de lemongrass flexuosus dans 1 cuillère à café de miel et avalez après les repas.

Maison

Pour éliminer les mauvaises odeurs : versez quelques gouttes d'HE de lemongrass flexuosus dans votre diffuseur et mettez-le en marche quelques minutes. Vous pouvez y associer par exemple quelques gouttes d'HE de menthe poivrée.

Remarque :

Cette huile essentielle se rapproche beaucoup de l'huile essentielle de lemongrass citratus (Cymbopogon citratus) : ses composants sont quasiment identiques. En revanche, ne la confondez pas avec l'huile essentielle de citronnelle (Cymbopogon nardus). Elle peut être irritante pour la peau : ne l'utilisez pas pure, mais toujours diluée dans une huile végétale.

Huile essentielle de lime (ou limettier vrai ou citron vert)

Ses atouts

• Antibactérienne, elle est efficace en cas de rhume, de maux de gorge, de bronchite, de grippe… Elle aide également à retrouver sa voix.
• Elle est excellente pour favoriser la digestion.
• Cette huile essentielle a des propriétés adoucissantes et astringentes. Elle est donc parfaite pour embellir les peaux grasses, pour éclaircir le teint…
• Grâce à ses vertus calmantes, elle est indiquée pour lutter contre l'anxiété, le stress, la nervosité…
• C'est également une bonne alliée contre les insomnies et les troubles digestifs d'origine nerveuse.

Applications pratiques

Beauté

Si vous avez la peau grasse, faites un masque avec 2 cuillères à soupe d'argile verte + 1 cuillère à soupe d'huile de noisette + 1 goutte d'HE de lime. Ajoutez un peu d'eau de manière à obtenir une pâte épaisse. Appliquez-la sur le visage en évitant le contour des yeux et laissez poser 10 minutes avant de rincer.

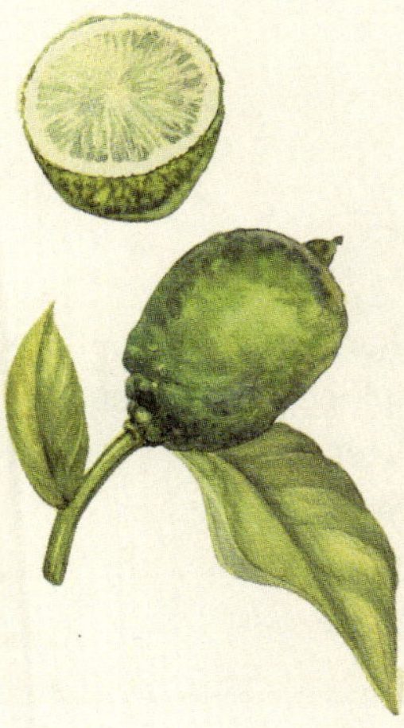

Santé

En cas de stress, de nervosité ou d'insomnie : diluez 3 gouttes d'HE de lime dans une cuillère à soupe de base pour le bain et versez dans l'eau. Le soir, restez dans votre bain 10 à 15 minutes et détendez-vous.
Perte de voix ? Diluez 1 goutte d'HE de lime dans un demi-verre d'eau tiède et gargarisez-vous avec cette préparation. À faire deux à trois fois dans la journée.

Remarque :

Cette huile essentielle ne doit pas être utilisée pendant la grossesse et l'allaitement ainsi que chez les enfants.
Elle est photosensibilisante : ne vous exposez pas au soleil dans les deux heures qui suivent l'application.
Attention : elle peut se révéler irritante pour certaines peaux sensibles. Faites un test sur un petit bout de peau avant application. Respectez à la lettre les dosages, notamment pour les applications externes.

Huile essentielle de litsée citronnée

Ses atouts

• Calmante, elle est efficace en cas de stress, de déprime, d'insomnies, d'agitation…
• Elle ouvre l'appétit et facilite la digestion.
• Grâce à ses propriétés antibactériennes et antifongiques, elle est utile en cas d'acné, de peau très grasse ou de mycose.

Applications pratiques

Santé

En cas de stress ou de déprime : diluez 2 gouttes d'HE de litsée citronnée dans 1 cuillère à soupe d'huile végétale. Appliquez 1 à 2 gouttes de ce mélange sur la face interne du poignet dès que le besoin s'en fait sentir.
Manque d'appétit, digestion difficile ? Diluez 2 à 3 gouttes d'HE de litsée citronnée dans 25 ml d'huile végétale et appliquez-en quelques gouttes sur l'abdomen en légers massages.
Vous souffrez d'une mycose cutanée ? Diluez 2 gouttes d'HE de litsée citronnée dans une demi-cuillère à café d'huile d'amande douce et appliquez sur la zone concernée.

Maison

Pour assainir l'air de la maison et apporter un sentiment de détente : versez 10 gouttes d'HE de litsée citronnée dans votre diffuseur électrique et mettez-le en marche 5 minutes. Vous pouvez y associer quelques gouttes d'HE de mandarine.

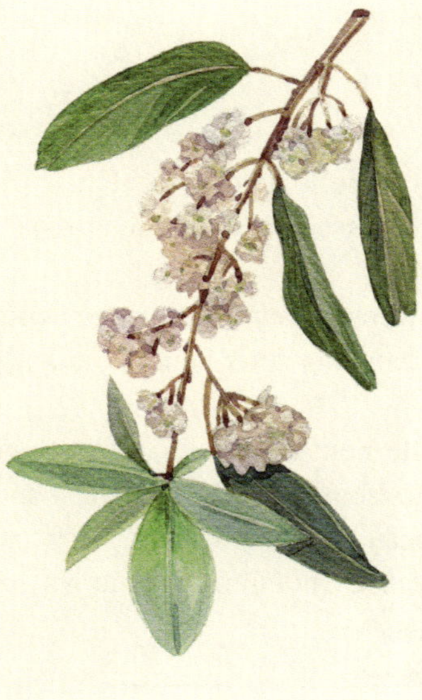

Remarque :

Attention, cette huile essentielle peut être très irritante : employez-la toujours diluée dans une huile végétale et évitez de l'utiliser en application si vous avez la peau très sensible.
Elle est par ailleurs déconseillée chez les enfants et pendant la grossesse.

Huile essentielle de livèche (ache des montagnes)

Ses atouts

• Cette huile essentielle aide le foie à jouer son rôle de détoxication. Voilà pourquoi elle est utile pour soulager de nombreux petits maux qui sont liés à un dysfonctionnement de cet organe : teint brouillé, problèmes de peau…
• Grâce à ses propriétés antitoxiques, elle est aussi particulièrement efficace en cas d'intoxication alimentaire.
• Elle est indiquée dans la lutte contre le psoriasis.
• Elle a aussi des vertus tonifiantes, qui sont utiles en cas de fatigue nerveuse.

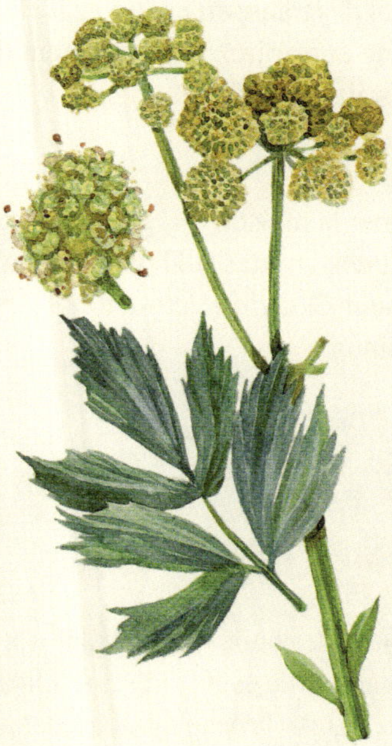

Applications pratiques

Beauté

Teint terne ? Petits boutons ? Prenez 1 goutte d'HE de livèche diluée dans 1 petite cuillère à café de miel, deux fois par jour, après les repas.

Santé

En cas d'intoxication alimentaire, de problème hépatique, de digestion lente : déposez 1 goutte d'HE de livèche sur un petit sucre et avalez avant le repas. Vous pouvez aussi la diluer dans 1 petite cuillère à café de miel ou d'huile végétale (huile d'olive par exemple).

En cas de psoriasis : diluez 3 gouttes d'HE de livèche dans 1 cuillère à café d'huile végétale et appliquez sur les zones concernées.

Petit coup de blues ou de fatigue ? Diluez 3 gouttes d'HE de livèche dans 1 cuillère à café d'huile végétale et massez le thorax.

Remarque :

Cette huile essentielle ne doit pas être utilisée chez les enfants ainsi que pendant la grossesse et l'allaitement.
Attention également à ne pas l'utiliser sur la peau de façon prolongée ou avant une exposition au soleil, car elle peut être photosensibilisante.

Huile essentielle de mandarine

Ses atouts

• Elle rééquilibre le système nerveux : elle calme les angoisses, lutte contre l'agitation et a des vertus sédatives.
• C'est également un bon tonique digestif et une alliée en cas de nausées.
• Comme toutes les huiles essentielles d'agrumes, elle a des vertus anticellulite.

Applications pratiques

Beauté

Pour lutter contre la cellulite : mélangez 3 à 4 gouttes d'HE de mandarine dans 1 cuillère à soupe d'huile végétale de macadamia. Matin et soir, massez les zones concernées (ventre, fesses, hanches). Vous pouvez aussi l'associer à de l'HE de pamplemousse (2 gouttes de chaque).

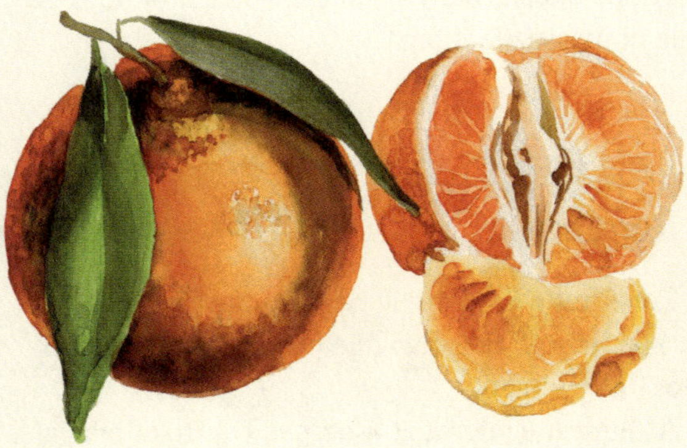

Santé

En cas d'agitation, de difficulté à s'endormir : diluez 2 gouttes d'HE de mandarine dans 1 cuillère à café d'huile végétale. Massez le dos, le plexus solaire et la plante des pieds.
Pour lutter contre la nausée : diluez 2 gouttes d'HE de mandarine dans 1 cuillère à café de miel, et avalez. À prendre 3 fois par jour.
Contre le mal des transports : ouvrez le flacon d'HE de mandarine et respirez profondément dès que le besoin s'en fait sentir.

Maison

Pour parfumer la maison (et apaiser les tensions) : versez quelques gouttes d'HE de mandarine dans votre diffuseur électrique et mettez-le en marche quelques minutes.

Remarque :

Comme toutes les huiles essentielles d'agrumes, l'HE de mandarine est photosensibilisante. Ne l'appliquez pas sur la peau avant d'aller au soleil.

Huile essentielle de manuka

Ses atouts

• Cette huile essentielle est un antiseptique puissant : elle est active à la fois sur les bactéries, les virus et les champignons. Sur certains germes, elle est jusqu'à 20 fois plus efficace que l'huile essentielle issue de l'arbre à thé (ou tea tree) qui est sa principale « rivale ».
• Elle agit également sur les défenses immunitaires en les renforçant.

Applications pratiques

Santé

En cas d'infection cutanée, de brûlure ou de verrue, déposez 1 goutte d'HE de manuka pure sur la lésion.

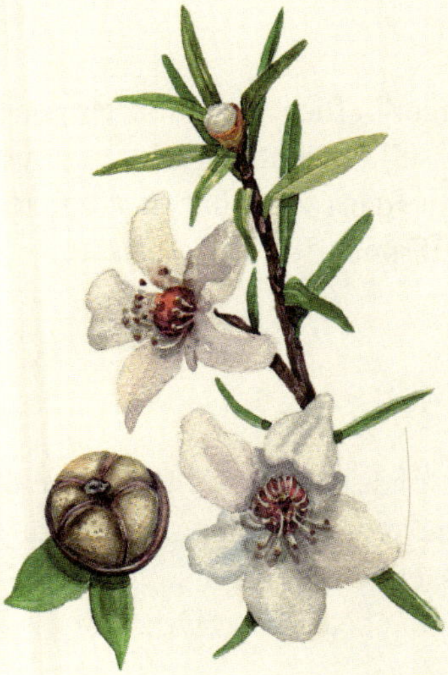

En cas d'infection respiratoire (rhume, bronchite) : diluez 2 gouttes d'HE de manuka dans 1 cuillère à soupe d'huile végétale et massez le thorax et le haut du dos.
Pour apaiser le pied d'athlète (mycose) : mélangez 5 gouttes d'HE de manuka dans une poignée de gros sel. Versez le tout dans une bassine d'eau tiède et trempez-y vos pieds pendant 15 minutes. Rincez et séchez soigneusement.
Pour une haleine fraîche ou pour prévenir les gingivites : diluez 2 gouttes d'HE de manuka dans un verre d'eau tiède que vous utiliserez pour vous rincer la bouche.

Maison

Pour purifier l'air ambiant : versez quelques gouttes d'HE de manuka dans votre diffuseur électrique et mettez-le en route quelques minutes.

Remarque :

Cette huile essentielle est déconseillée pendant la grossesse et l'allaitement.
On confond souvent l'huile essentielle de manuka (Leptospermum scoparium) et l'huile essentielle de tea tree ou arbre à thé (Melaleuca alternifolia). En effet, en français, le terme de tea tree a été attribué à de nombreux végétaux de la même famille : les Myrtacées. Mais en termes de botanique, tea tree ne désigne que Melaleuca alternifolia.

Huile essentielle de marjolaine

Ses atouts

• Calmante, elle est irremplaçable pour apaiser tous les troubles d'origine nerveuse : hypertension, anxiété, stress, névralgies, difficultés respiratoires, sautes d'humeur… Elle est aussi indiquée en cas de libido trop active !

• Elle favorise l'endormissement et améliore la qualité du sommeil.

• Elle est également efficace contre les champignons et les bactéries.

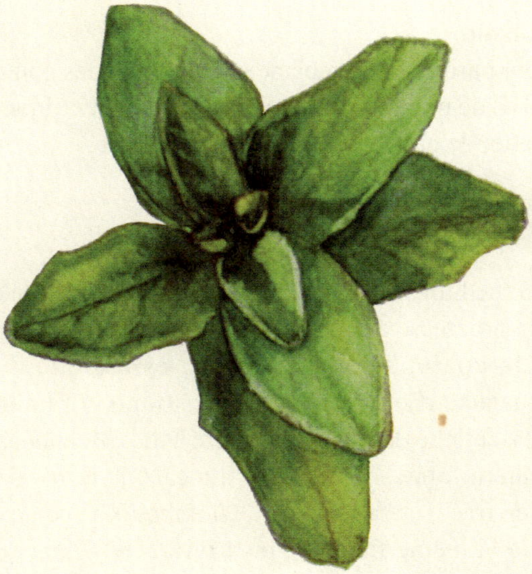

Applications pratiques

Santé

En cas de rhume : versez 8 à 10 gouttes d'HE de marjolaine dans un bol d'eau chaude et faites des inhalations pendant quelques minutes. Insomnies régulières ? Avalez 2 gouttes d'HE de marjolaine diluées dans 1 cuillère à café de miel, avant de vous coucher.

Vous souffrez de crises d'angoisse ? Déposez 2 gouttes d'HE de marjolaine sur la plante des pieds et massez.

En cas de contracture liée au stress : diluez 2 gouttes d'HE de marjolaine dans 1 cuillère à soupe d'huile végétale et massez la zone concernée. Cela fonctionne aussi si vous avez mal à l'estomac : massez en formant de larges cercles.

Maison

Pour renforcer l'efficacité antibactérienne de votre liquide vaisselle : ajoutez quelques gouttes d'HE de marjolaine dans votre flacon. Comptez 10 à 15 gouttes d'HE pour 500 ml de produit.

Remarque :

Ne la confondez pas avec l'huile essentielle de marjolaine sylvestre (Thymus mastichina) ou l'huile essentielle d'origan, dont le nom latin lui ressemble beaucoup : Origanum vulgare.

Huile essentielle de mélisse

Ses atouts

- C'est une excellente alliée contre les insomnies : c'est sa principale indication.
- Elle est également très efficace en cas de stress ou de troubles de l'humeur.
- Elle apaise les crampes digestives.
- En cosmétique, elle a des propriétés anti-âge.

Applications pratiques

Beauté

Pour lutter contre les signes du temps : ajoutez 1 goutte d'HE de mélisse dans votre dose de crème de jour et massez en évitant le contour des yeux.

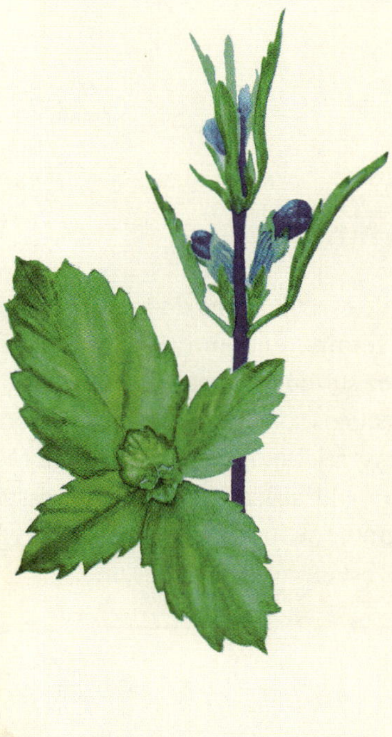

Santé

En cas d'insomnie : avalez 1 goutte d'HE de mélisse diluée dans 1 cuillère à café de miel. Vous pouvez également composer votre mélange « anti-insomnies » dans un petit flacon : 10 gouttes d'HE de mélisse + 10 gouttes d'HE de verveine citronnée + 10 gouttes d'HE d'orange douce + 10 gouttes d'HE de camomille noble. Absorbez 1 goutte de ce mélange dans 1 cuillère à café de miel chaque soir avant d'aller vous coucher.

Vous êtes stressé ? Diluez 10 gouttes d'HE de mélisse dans 1 cuillère à soupe d'huile végétale. Versez dans l'eau du bain, restez-y une dizaine de minutes.

En cas de crampe digestive : déposez 1 goutte d'HE de mélisse sur un sucre et avalez. De préférence le soir, car vous risquez de vous endormir comme un bébé…

Remarque :

Le mot mélisse vient d'un mot grec signifiant « abeille » car son parfum doux et citronné a la particularité d'attirer et de retenir cet insecte !

Huile essentielle de menthe bergamote

Ses atouts

- Cette huile essentielle a la particularité de mimer les œstrogènes (on dit qu'elle est œstrogènes-like), ce qui lui confère des propriétés antispasmodiques, antidouleur, anti-inflammatoires…
- Elle stimule le foie et le pancréas et est efficace en cas de petits problèmes de digestion (nausées, aérophagie…).
- Elle peut être utile en cas d'impuissance ou de baisse de libido chez l'homme.
- Stimulante, elle est indiquée en cas de fatigue nerveuse, de déprime.

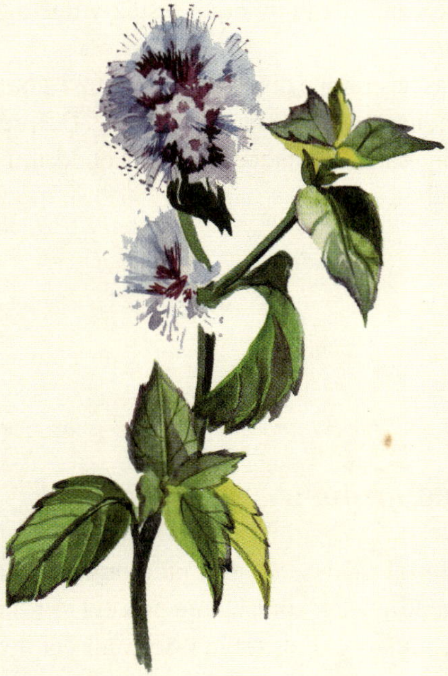

Applications pratiques

Santé

En cas de baisse de libido (chez l'homme) : appliquez 1 goutte d'HE de menthe bergamote sur le plexus sacré. À renouveler pendant 10 jours. Problème de digestion ? Prenez 1 goutte d'HE de menthe bergamote sur un comprimé neutre, après le repas. En cas de fatigue nerveuse : diluez 2 gouttes d'HE de menthe bergamote + 4 gouttes d'HE de marjolaine dans 1 cuillère à soupe d'huile végétale (amande douce) ou de base pour le bain. Versez dans le bain et restez-y une dizaine de minutes.

Remarque :

Cette huile essentielle ne doit pas être employée chez la femme enceinte et allaitante. Ne la confondez surtout pas avec sa concurrente, dont les applications sont beaucoup plus nombreuses : l'huile essentielle de menthe poivrée (Mentha piperita). Ni d'ailleurs avec l'huile essentielle de bergamote (Citrus aurantium ssp bergamia) qui, elle, est extraite d'un agrume.

Huile essentielle de menthe poivrée

Ses atouts

• C'est un excellent anti-douleur : elle est efficace très rapidement en cas de mal de tête ou de migraine grâce à son effet réfrigérant. Elle est également utile en cas de coup, de bleu…
• Elle facilite la digestion, aide à lutter contre les nausées, apaise les douleurs d'estomac.
• Elle a des vertus antiseptiques : elle tue les bactéries, les virus, les champignons…
• Rafraîchissante et tonifiante, elle peut même se révéler aphrodisiaque.

Applications pratiques

Beauté

Pour vous rafraîchir : diluez 1 goutte d'HE de menthe poivrée dans 1 cuillère à soupe d'huile végétale, appliquez sur les bras et les jambes pour un coup de frais immédiat.

En cas de mauvaise haleine : faites un bain de bouche avec 1 goutte d'HE de menthe poivrée diluée dans 1 petit verre d'eau. N'avalez pas.

Santé

Contre les chocs, les coups, les bleus : déposez 1 goutte d'HE de menthe poivrée sur la zone concernée.

En cas de céphalée : posez 1 goutte d'HE sur la tempe (le plus loin possible des yeux).

En cas de somnolence au volant : avalez 1 goutte d'HE de menthe poivrée sur 1 petit morceau de sucre. Idéal aussi si vous souffrez du mal des transports.

Vous souffrez de nausées ? Absorbez 1 cuillère à café de miel dans laquelle vous aurez dilué 2 gouttes d'HE de menthe poivrée.

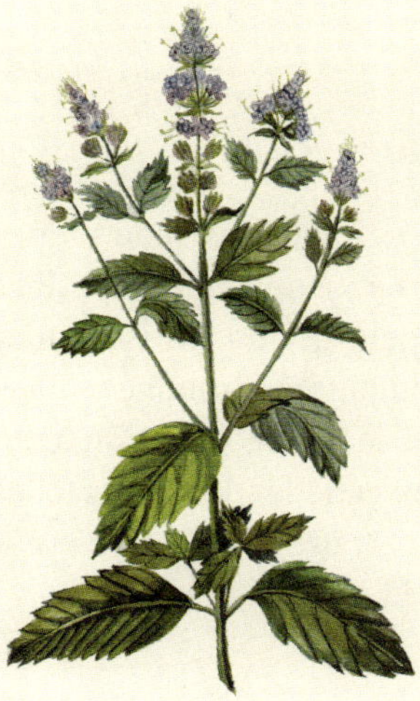

Remarque :

Comme les autres huiles essentielles de menthe, elle est interdite chez la femme enceinte pendant toute la durée de la grossesse, ainsi que durant l'allaitement. Elle ne doit pas non plus être utilisée chez les enfants. Elle peut s'avérer dermocaustique : si vous avez la peau sensible, ne l'utilisez pas pure. Dans les autres cas, n'en mettez pas plus d'une goutte en application directe.

Huile essentielle de menthe verte

Ses atouts

• Comme l'huile essentielle de menthe poivrée, elle aide à la digestion. Elle tonifie le foie et favorise l'évacuation des gaz.

• Grâce à ses propriétés expectorantes, elle se révèle utile en cas de bronchite ou de grippe.

• Elle a des vertus rafraîchissantes qui sont particulièrement appréciées pour soulager les pieds échauffés.

• En cosmétique, elle atténue les petits problèmes de peau et assainit l'épiderme.

• À la fois calmante et tonifiante, elle aide à chasser les idées noires, le stress, la fatigue, le manque de concentration…

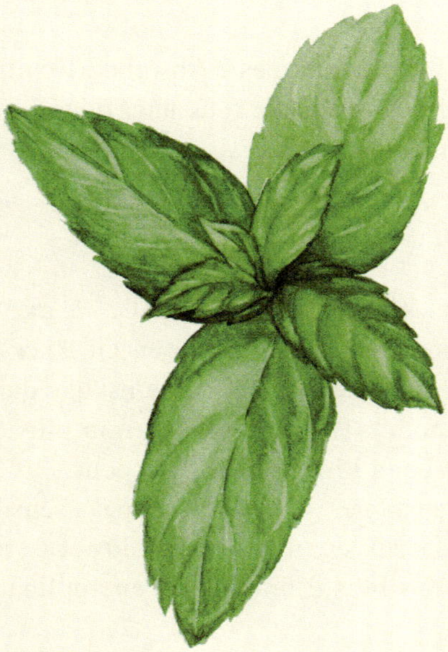

Applications pratiques

Santé

En cas de bronchite ou de grippe : diluez 2 gouttes d'HE de menthe verte dans 1 cuillère à soupe d'huile végétale et massez doucement le thorax et le dos.

Digestion difficile, ballonnements ? Déposez 1 goutte d'HE de menthe verte sur un morceau de sucre et avalez après le repas.

En cas de stress ou de manque d'inspiration : ouvrez le flacon d'HE de menthe verte et respirez quelques secondes en fermant les yeux. Vous pouvez également diluer quelques gouttes d'HE de menthe verte dans un flacon rempli d'eau et en vaporiser un peu dans la pièce quand le besoin s'en fait sentir.

Sur une petite plaie : diluez 3 gouttes d'HE de menthe verte dans 10 ml d'huile végétale et appliquez quelques gouttes sur une peau propre et sèche.

Remarque :

Cette huile essentielle est moins forte que l'huile essentielle de menthe poivrée (Mentha x piperita) : on peut donc l'utiliser en application cutanée (toujours suffisamment diluée dans une huile végétale). Mais attention, comme toutes les huiles essentielles de menthe, elle reste interdite pendant toute la grossesse et l'allaitement ainsi que chez les jeunes enfants.

Huile essentielle de monarde fistuleuse

Ses atouts

• Cette huile essentielle est un antibactérien et antiviral. Elle est donc recommandée pour tous les types d'infections ORL, quelle que soit leur origine : rhume, grippe, sinusite, otite…

• C'est un antifongique efficace : elle aide à chasser les champignons responsables des mycoses, du pied d'athlète…

• Elle est également utile en cas de cystite, de vaginite…

• Elle tonifie la peau.

• Elle a aussi une action stimulante, particulièrement utile en cas de fatigue, de baisse de forme, de manque de concentration…

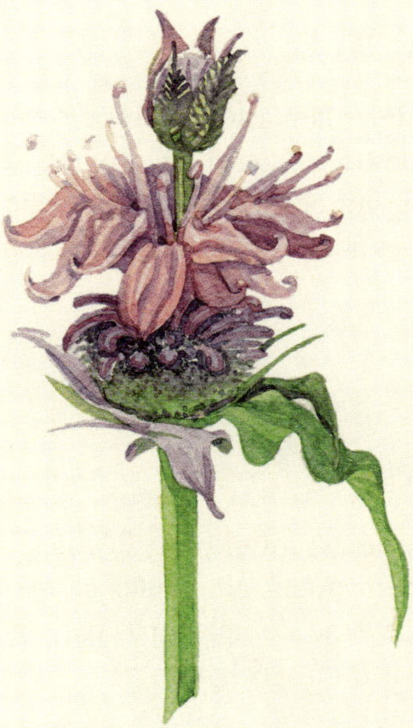

Applications pratiques

Santé

En cas de rhume : versez 2 à 3 gouttes d'HE de monarde fistuleuse dans un bol d'eau chaude. Placez une serviette sur votre tête et respirez les vapeurs pendant quelques minutes.

Vous souffrez de sinusite ? Diluez 2 gouttes d'HE de monarde fistuleuse dans quelques gouttes d'huile végétale et massez les sinus.

En cas de cystite, d'infection génitale ou urinaire : diluez 2 gouttes d'HE de monarde fistuleuse dans quelques gouttes d'huile végétale et massez le bas-ventre.

Pour soulager une mycose cutanée : diluez 3 à 4 gouttes d'HE de monarde fistuleuse dans quelques gouttes d'huile végétale et appliquez sur la zone concernée. Renouvelez deux fois par jour.

Remarque :

Cette huile essentielle ne demande pas de précautions particulières, mais, comme toutes les huiles essentielles, il est préférable de ne pas l'utiliser pendant la grossesse.

Huile essentielle de muscade

Ses atouts

• Elle facilite la digestion et le transit. À recommander, par exemple, en cas de ballonnements, d'aérophagie, de flatulences ou de diarrhée.

• Elle est indiquée en cas de nausées dues au mal des transports.

• Chauffante, elle soulage les douleurs musculaires, les courbatures, les rhumatismes… Elle permet aussi de lutter contre la fatigue physique et mentale.

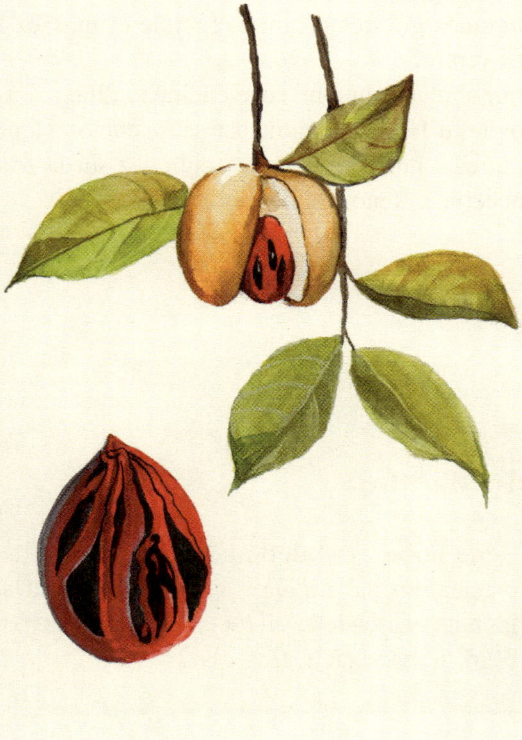

Applications pratiques

Santé

En cas de problème digestif : diluez 2 gouttes d'HE de muscade dans 1 cuillère à café d'huile végétale et massez-vous l'abdomen. En cas de mal des transports ou de coup de fatigue : respirez l'HE de muscade directement au flacon pendant quelques secondes. Vous souffrez de crampes ou de courbatures ? Mélangez 3 gouttes d'HE de muscade dans 1 cuillère à café d'huile végétale et massez la zone douloureuse. En cas de fatigue : diluez 3 gouttes d'HE de muscade + 3 gouttes d'HE de romarin dans 1 cuillère à soupe d'huile végétale. Versez dans l'eau du bain et restez-y une dizaine de minutes.

Maison

Pour parfumer la maison : versez 5 gouttes d'HE de muscade + 5 gouttes d'HE d'orange douce dans votre diffuseur et mettez-le en marche quelques minutes. Ses notes épicées et boisées sont parfaites en hiver.

Remarque :

Cette huile essentielle est déconseillée aux femmes enceintes, allaitantes et aux enfants. De plus, elle ne s'emploie pas par voie interne sans l'avis d'un spécialiste.

Huile essentielle de myrrhe

Ses atouts

• Grâce à ses vertus cicatrisantes, cette huile essentielle peut être utilisée pour calmer toutes les petites blessures : plaies, brûlures, coupures, gerçures... mais aussi les coups de soleil, l'eczéma ou les petites plaies de la bouche (gingivites, aphtes).
• Elle aide à lutter contre les infections (notamment les infections intestinales), les virus et les parasites.
• C'est également un excellent anti-inflammatoire, utile notamment en cas de maux de gorge.
• Elle a aussi des vertus calmantes, notamment en cas de phobie ou en cas de surexcitation sexuelle.
• En diffusion, elle assainit l'air ambiant.

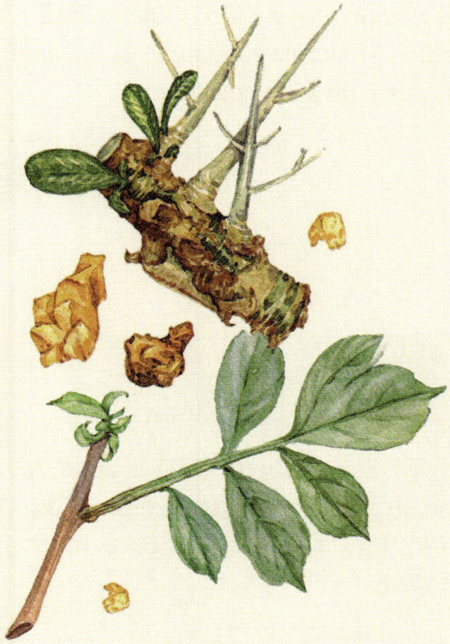

Applications pratiques

Santé

Sur les petites blessures : diluez 2 gouttes d'HE de myrrhe dans 1 cuillère à café d'huile végétale et appliquez quelques gouttes sur la zone concernée.
Pour les petits problèmes buccaux : diluez 1 goutte d'HE de myrrhe dans un grand verre d'eau et faites un bain de bouche deux fois par jour.
Pour profiter de ses vertus relaxantes : diluez 2 gouttes d'HE de myrrhe dans 1 cuillère à soupe d'huile végétale et massez le bas du dos.

Maison

Pour assainir l'atmosphère : versez 10 gouttes d'HE de myrrhe dans votre diffuseur électrique et mettez-le en marche quelques minutes.

Remarque :

L'utilisation de cette huile essentielle est interdite pendant toute la grossesse et l'allaitement, ainsi que chez les enfants.

Huile essentielle de myrte

Ses atouts

• Expectorante, elle est recommandée en cas de toux spasmodique, de bronchite, de rhume…
• C'est également un excellent désinfectant de l'air ambiant : elle tue tous les microbes !
• Sur la peau, elle a des vertus tonifiantes et anti-vergetures.
• Elle est légèrement sédative.

Applications pratiques

Beauté

Pour atténuer les rides : ajoutez 1 goutte d'HE de myrte dans une noisette de crème de jour et appliquez sur la peau en évitant le contour des yeux.

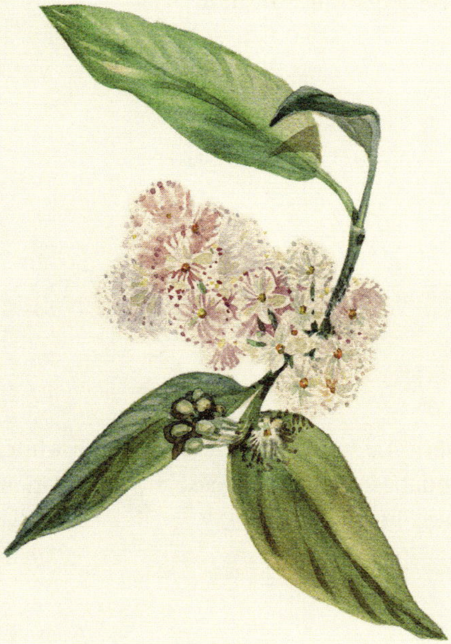

Santé

En cas de toux liée au tabac : respirez l'HE de myrte directement au flacon, pendant quelques minutes. Elle peut même inciter certains fumeurs à renoncer à leur cigarette ! Toux grasse ? Avalez 2 gouttes d'HE de myrte diluée dans 1 petite cuillère à café de miel. À renouveler 3 fois par jour. Pour favoriser le sommeil : diluez 10 gouttes d'HE de myrte dans 1 cuillère à soupe d'huile végétale. Versez dans l'eau du bain et restez-y une dizaine de minutes.

Maison

Pour assainir l'air ambiant (quand l'un des membres de la famille est malade, par exemple) : versez dans votre diffuseur 5 gouttes d'HE de myrte + 5 gouttes d'HE de pamplemousse + 5 gouttes d'HE d'eucalyptus radié. Mettez-le en marche de 3 à 4 minutes, à renouveler 2 ou 3 fois par jour.

Remarque :

Ne confondez pas cette huile essentielle avec celle de myrte rouge (Myrtus communis myrtenylacetatiferum), moins efficace sur le plan respiratoire.

Huile essentielle de nard de l'Himalaya

Ses atouts

• Cette huile essentielle est une précieuse alliée en cas d'émotions fortes ou de stress intense car elle calme les palpitations et la respiration.
• Elle est recommandée en cas de psoriasis.
• Utilisée en cosmétique, elle stimule la pousse des cheveux.

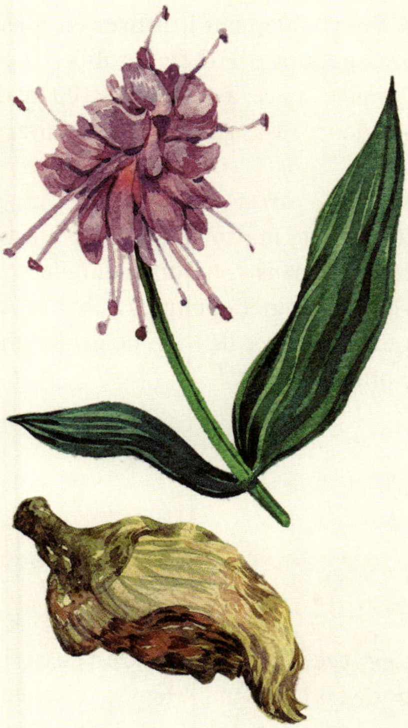

Applications pratiques

Beauté

Pour stimuler la pousse des cheveux : diluez 2 gouttes d'HE de nard de l'Himalaya dans 1 cuillère à café d'huile végétale (de noisette en cas de cheveux gras, d'amande douce ou d'argan en cas de cheveux secs) et massez le cuir chevelu avant le shampooing. Vous pouvez aussi ajouter dans votre flacon de shampooing habituel (150 ml) 15 gouttes d'huile essentielle de nard + 15 gouttes d'huile essentielle de cèdre de l'Atlas.

Santé

En cas de choc émotionnel : déposez 1 goutte d'HE de nard de l'Himalaya sur la face interne de votre poignet et respirez. À faire deux fois par jour. Vous pouvez également utiliser cette huile essentielle dans un diffuseur électrique : versez-en 10 gouttes et mettez en marche 5 minutes. Idéal en fin de journée pour ses vertus calmantes.
Vous souffrez de psoriasis : diluez 2 à 3 gouttes d'HE de nard de l'Himalaya dans 1 cuillère à soupe d'huile végétale et appliquez en légers massages sur les zones concernées.

Remarque :

Cette huile essentielle est assez rare, donc assez chère !

Huile essentielle de néroli (ou fleurs d'oranger)

Ses atouts

• C'est l'huile essentielle la plus indiquée pour les troubles nerveux : nervosité, crise de nerfs… mais aussi anxiété, surmenage, palpitations. Ou même l'agitation ou l'hyperactivité chez les enfants.

• Elle est également indiquée en cas d'insomnie ou de troubles du sommeil.

• En cosmétique, elle est recommandée aux peaux sensibles, matures ou sujettes à la couperose.

Applications pratiques

Beauté

Pour atténuer les rides ou la couperose : ajoutez 1 goutte d'HE de néroli dans une noisette de crème de jour. Massez en évitant le contour des yeux.

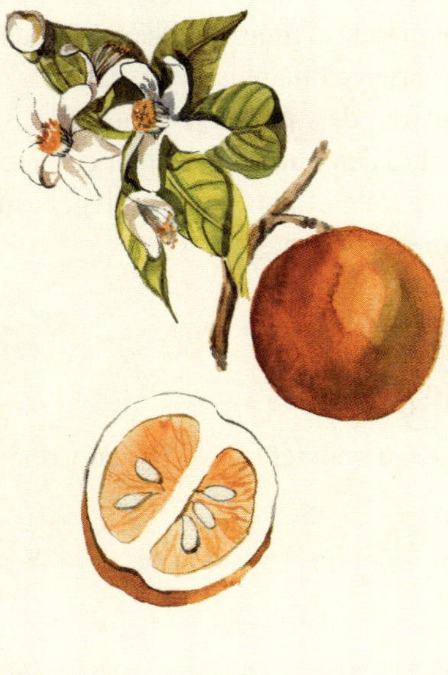

Santé

En cas d'anxiété, de crise de nerfs : ouvrez le flacon d'HE de néroli et prenez plusieurs inspirations profondes. À renouveler si nécessaire plusieurs fois dans la journée.

En cas de surmenage ou d'insomnie : diluez 2 à 3 gouttes d'HE de néroli dans 1 cuillère à soupe d'huile végétale ou de base pour le bain. Versez dans le bain et restez-y une dizaine de minutes.

Vous pouvez également l'utiliser en massage : comptez 5 gouttes d'HE de néroli + 10 gouttes d'HE d'orange douce, à diluer dans 100 ml d'huile d'amande douce. Massez le plexus solaire.

Maison

Pour parfumer la maison : ajoutez 5 à 6 gouttes d'HE de néroli dans votre diffuseur électrique et laissez-le fonctionner quelques minutes. À associer par exemple avec de l'HE de géranium ou de lavande officinale.

Remarque :

Attention, cette huile essentielle est assez chère : à partir de 50 € les 5 ml. Même si c'est un vrai bonheur en diffusion dans une pièce, utilisez-la avec parcimonie !

Huile essentielle de niaouli

Ses atouts

• Antivirale et anti-infectieuse, elle est indiquée pour toutes les maladies hivernales : grippe, bronchite, rhume… mais aussi sinusite. Elle aide à dégager les bronches et le nez.
• Grâce à ses propriétés antivirales, elle est efficace en cas d'herpès labial.
• Décongestionnante, elle soulage les jambes lourdes et les varices.
• Elle tonifie la peau et aide à lutter contre les vergetures.
• Elle favorise la concentration.

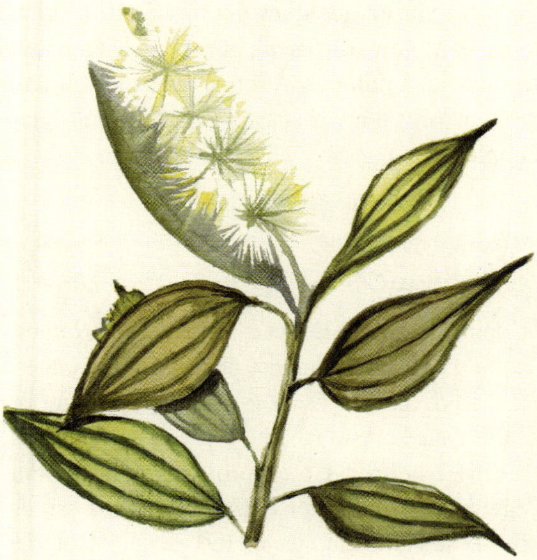

Applications pratiques

Beauté

Teint terne ou fatigué ? Ajoutez 1 goutte d'HE de niaouli dans une noisette de votre crème de jour et appliquez sur la peau en évitant le contour des yeux.

Santé

En cas de bronchite ou de voies respiratoires encombrées : diluez 1 goutte d'HE de niaouli dans 1 cuillère à café d'huile végétale et massez le plexus solaire. Vous pouvez également faire une inhalation avec 4 à 5 gouttes d'HE de niaouli diluées dans un bol d'eau chaude. En prévention (des maladies respiratoires) : utilisez l'HE de niaouli en diffusion. Versez quelques gouttes dans un diffuseur électrique et laissez-le fonctionner une dizaine de minutes. En cas d'herpès labial ou de bouton de fièvre : appliquez 1 goutte d'HE de niaouli pure sur l'herpès. À renouveler entre 3 et 5 fois par jour. Jambes lourdes ? Diluez 15 gouttes d'HE de niaouli + 15 gouttes de lentisque pistachier dans 100 ml d'huile végétale. Massez vos jambes en remontant des chevilles vers les genoux.

Remarque :

Elle peut être irritante si elle est appliquée pure sur la peau. Faites le test en déposant 1 goutte d'HE de niaouli au creux du coude.

Huile essentielle d'orange douce

Ses atouts

• Calmante, elle apaise les angoisses, l'anxiété… et favorise le sommeil.
• On peut aussi l'utiliser en cas de surmenage ou pour favoriser la concentration.
• Elle est également utile en cas de troubles digestifs.
• C'est un bon désinfectant de l'air ambiant.

Applications pratiques

Beauté

Pour se détendre, le soir : diluez 10 gouttes d'HE d'orange douce dans 1 cuillère à soupe d'huile végétale. Ajoutez dans l'eau du bain et restez-y une dizaine de minutes. Vous pouvez aussi l'associer à de l'HE de lavande officinale et de l'HE de marjolaine. Dans ce cas, comptez 3 gouttes de chaque.

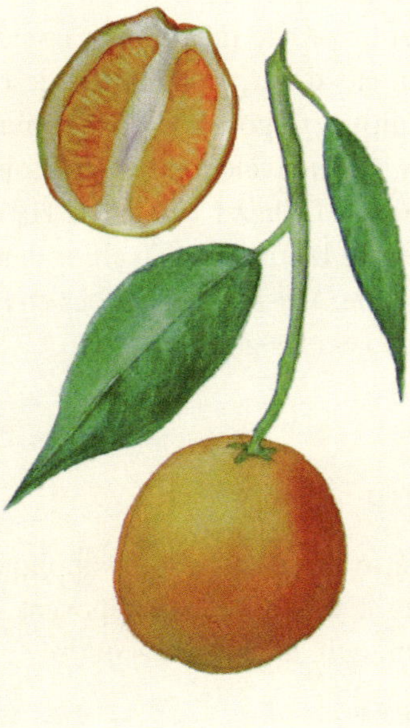

Santé

En cas de problème de digestion : déposez 1 goutte d'HE d'orange douce sur un petit morceau de sucre, et avalez. À prendre en fin de repas. En cas de surmenage ou de manque de concentration : respirez-la directement au flacon pendant quelques secondes.

Maison

Pour désinfecter l'air ambiant (et parfumer la pièce !) : versez quelques gouttes d'HE d'orange douce dans votre diffuseur, et mettez-le en marche pendant 4 à 5 minutes. À renouveler plusieurs fois par jour. Vous pouvez aussi l'associer à de l'HE de pamplemousse.

Remarque :

Comme toutes les huiles essentielles d'agrumes, celle d'orange douce est photosensibilisante : ne vous exposez pas au soleil juste après application sur la peau (même diluée). Attendez au moins 2 heures. Cette huile essentielle peut également se révéler irritante pour certaines peaux sensibles : faites un test en déposant une goutte au creux du coude.

Huile essentielle d'oranger amer (ou petit grain bigarade)

Ses atouts

• Elle est idéale en cas de déséquilibre psychique ou affectif : surmenage, soucis, déprime, tristesse, lassitude… Elle calme aussi tous les troubles liés au stress : insomnies, palpitations, brûlures d'estomac, mal au ventre…

• En cosmétique, elle tonifie, raffermit et lutte contre la cellulite.

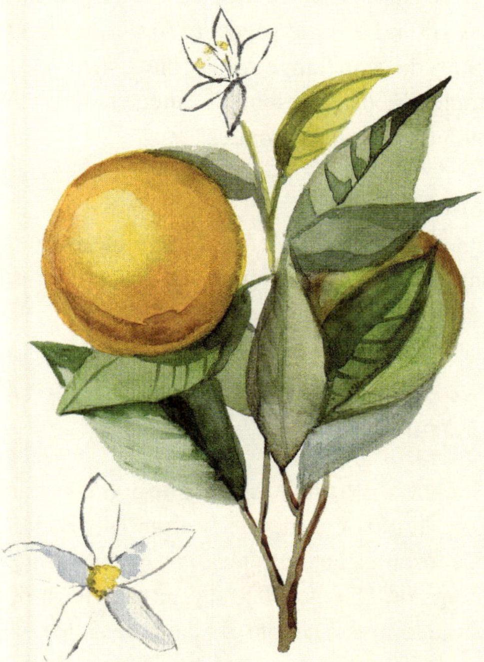

Applications pratiques

Beauté

Teint fatigué ? Ajoutez 1 goutte d'HE d'oranger amer dans une noisette de votre crème de jour. Appliquez sur une peau propre et sèche en évitant le contour des yeux. Attention, cette huile peut être photosensibilisante : évitez de vous exposer au soleil dans les deux heures qui suivent. Pour les peaux matures : diluez 15 gouttes d'HE d'oranger amer + 15 gouttes d'HE de bois de rose dans 100 ml d'huile d'argan. Appliquez quelques gouttes de ce mélange sur une peau propre et sèche, le soir.

Santé

Surmenage, stress, angoisses (et tous les troubles liés) ? Diluez 4 à 5 gouttes d'HE d'oranger amer dans 1 cuillère à soupe d'huile végétale. Massez le plexus solaire et le dos. En cas d'insomnie ou de réveil nocturne : respirez-la directement au flacon pendant quelques minutes. Idéal aussi en cas de trac, juste avant un examen ou une audition, par exemple !

Remarque :

Cette huile essentielle est tirée des feuilles de l'oranger amer, aussi appelé bigaradier de Séville. Voilà pourquoi on l'appelle aussi huile essentielle de petit grain bigarade ou huile essentielle de bigaradier.

Huile essentielle d'origan compact

Ses atouts

• C'est la plus antiseptique de toutes les huiles essentielles connues ! Anti-infectieuse, antibactérienne, antivirale, antifongique (contre les champignons), elle s'avère efficace pour apaiser de nombreux troubles d'ordre respiratoire, ORL, intestinal, urinaire…
• Elle renforce les défenses immunitaires.
• Elle facilite la digestion.
• Tonifiante, elle est excellente pour la forme physique, mentale et même sexuelle.

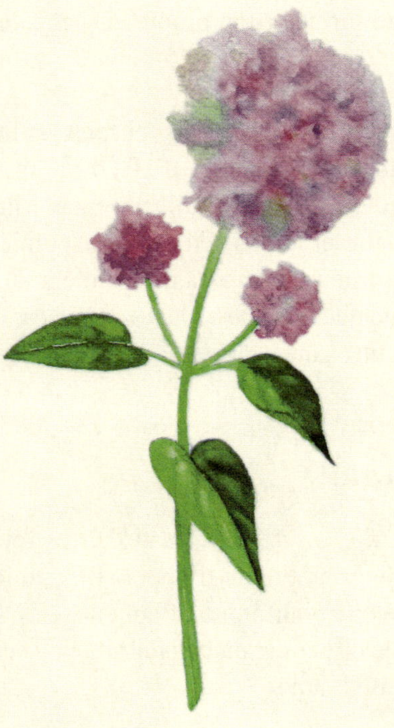

Applications pratiques

Santé
En cas de rhume, de grippe, etc. : versez 5 à 6 gouttes d'HE d'origan compact dans un bol d'eau chaude. Placez votre visage au-dessus, avec une serviette posée sur votre tête et respirez profondément pendant 2 minutes. En cas d'otite : prenez 1 goutte d'HE d'origan diluée dans 1 cuillère à café de miel. À renouveler 3 fois par jour. En cas de mycose cutanée : ajoutez 30 gouttes d'HE d'origan compact dans 100 ml d'huile végétale. Appliquez quelques gouttes de ce mélange sur la zone concernée. Pour stimuler l'appétit : respirez-la directement au flacon, pendant quelques secondes.

Maison
Dans vos produits d'entretien : ajoutez quelques gouttes d'HE d'origan pour renforcer leur efficacité antiseptique.

Remarque :

Attention, cette huile essentielle doit être maniée avec la plus grande précaution. Ainsi, elle est déconseillée aux enfants et aux adolescents de moins de 15 ans. Elle ne doit pas être utilisée par la femme enceinte et allaitante. Elle ne doit pas être appliquée pure sur la peau car elle est dermocaustique.

Huile essentielle de palmarosa

Ses atouts

• C'est un excellent déodorant : non seulement elle agit comme un antitranspirant naturel mais, grâce à son action antibactérienne et antifongique (contre les champignons), elle empêche aussi le développement des mauvaises odeurs.

• Elle agit sur divers problèmes de peau : acné, eczéma, rides…

• Elle permet également de lutter contre les pellicules.

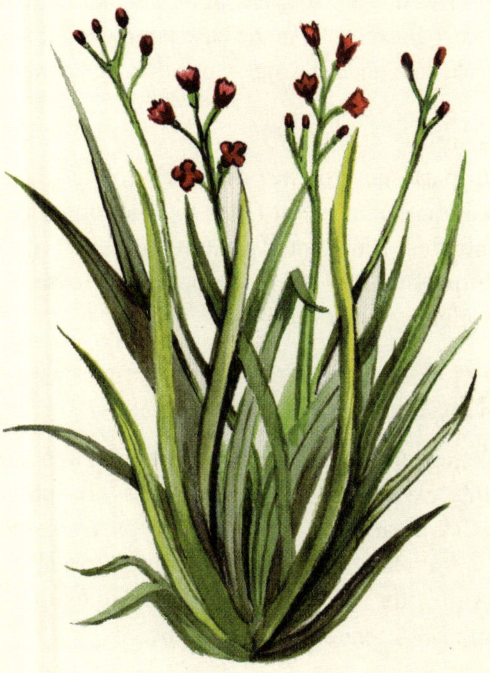

Applications pratiques

Beauté

À la place de votre déodorant habituel : déposez 1 goutte d'HE de palmarosa sur chaque aisselle, juste après la douche. Vous pouvez également en appliquer sur les pieds en cas de transpiration excessive. Contre les pellicules : ajoutez 1 goutte d'HE de palmarosa dans votre dose de shampooing et massez doucement le cuir chevelu avant de rincer. Pour les peaux matures : dans un petit flacon, mélangez 50 ml d'huile végétale de rose musquée + 7 gouttes d'HE de palmarosa + 7 gouttes d'HE de bois de rose. Appliquez matin et soir sur peau propre et sèche. En cas d'acné : appliquez 1 goutte pure d'HE de palmarosa sur les boutons. Renouvelez matin et soir.

Maison

Pour assainir l'air ambiant (quand l'un des membres de la famille est malade par exemple) : déposez quelques gouttes d'HE de palmarosa dans votre diffuseur et mettez-le en marche quelques minutes.

Remarque :

Son odeur rappelle celle du géranium. D'ailleurs, le surnom du palmarosa est « géranium des Indes ».

Huile essentielle de pamplemousse

Ses atouts

• Équilibrante, elle calme les angoisses et redonne du dynamisme.
• Elle raffermit la peau : c'est une précieuse alliée pour lutter contre le relâchement des tissus ou la cellulite !
• Elle a des vertus astringentes, idéales pour les peaux grasses et à problèmes.
• Elle aide à la digestion.
• Elle a des vertus désinfectantes et bactéricides, utiles pour désinfecter toute la maison et l'air ambiant.

Applications pratiques

Beauté

Pour les peaux grasses : versez 3 à 4 gouttes d'HE de pamplemousse dans un bol d'eau chaude, et mettez votre visage au-dessus, avec une serviette sur la tête. Fermez les yeux et restez environ 2-3 minutes. Épongez l'excédent avec un coton. Contre la peau d'orange : diluez 5 gouttes d'HE de pamplemousse dans 2 cuillères à soupe d'huile de jojoba et massez-vous le ventre, les hanches et les fesses.

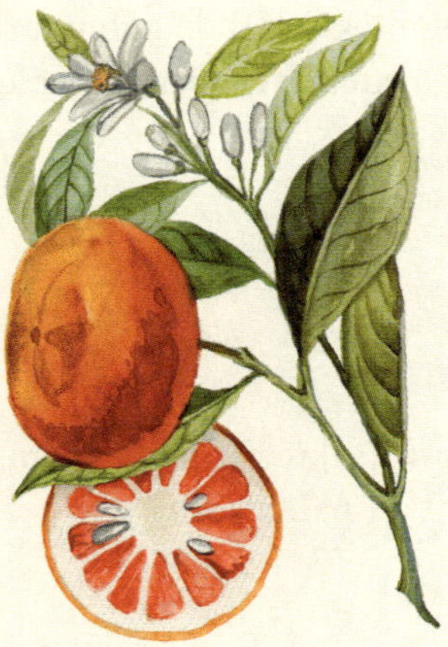

Santé

Problème de digestion ? Après le repas, déposez une goutte d'HE de pamplemousse sur un morceau de sucre et laissez-le fondre en bouche. En cas de rhume : versez 2 gouttes d'HE de pamplemousse dans 1 cuillère à soupe d'huile végétale (amande douce, par exemple) ou de base pour le bain. Versez dans le bain tiède et restez-y une dizaine de minutes.

Maison

Pour parfumer : mettez quelques gouttes dans un diffuseur électrique et faites-le fonctionner de 5 à 6 minutes. Dans votre produit vaisselle : ajoutez quelques gouttes d'HE de pamplemousse. Cela désinfecte et sent bon.

Remarque :

Comme toutes les huiles essentielles d'agrumes, l'huile essentielle de pamplemousse est photosensibilisante. Si vous vous exposez au soleil juste après en avoir appliqué sur la peau, vous risquez de voir apparaître de vilaines taches brunes. Attendez au moins 2 heures !

Huile essentielle de patchouli

Ses atouts

• Grâce à ses vertus calmantes et régénératrices, cette huile essentielle est indiquée pour agir sur les petits problèmes de peau : acné, eczéma…

• Décongestionnante, elle stimule la circulation sanguine. Elle aide aussi à lutter contre la cellulite, les varices et la rétention d'eau.

• Elle est aussi largement utilisée en parfumerie. On peut aussi en profiter en diffusion à la maison, ou dans le bain. Idéal en cas de stress, d'anxiété, de déprime…

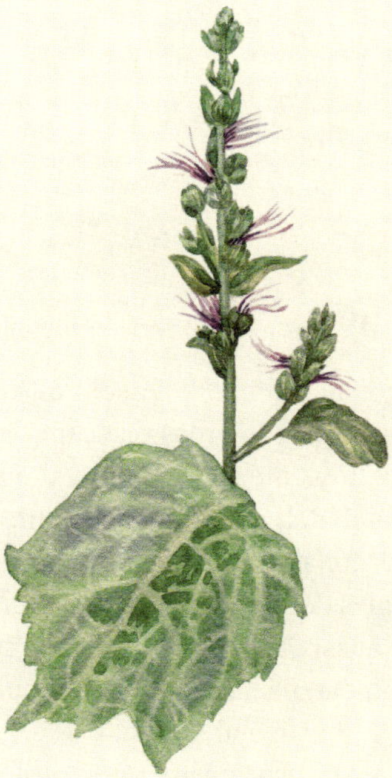

Applications pratiques

Beauté

Pour un bain parfumé et relaxant : diluez 10 gouttes d'HE de patchouli dans 1 cuillère à soupe de base pour le bain, d'huile végétale ou de gel douche et versez dans l'eau du bain.

Santé

En cas d'acné ou d'eczéma : diluez 3 gouttes d'HE de patchouli dans 1 cuillère à café d'huile végétale de rose musquée et appliquez sur les zones concernées.

Varices, rétention d'eau : diluez 3 gouttes d'HE de patchouli dans 1 cuillère à café d'huile végétale de calophylle (idéale pour les problèmes de circulation) et massez les zones concernées.

Maison

Pour créer une atmosphère parfumée : versez 10 gouttes d'HE de patchouli dans votre diffuseur électrique et mettez-le en marche 5 minutes.

Remarque :

Cette huile essentielle est déconseillée pendant la grossesse et doit être utilisée avec prudence ensuite.

Huile essentielle de persil simple

Ses atouts

• Grâce à ses propriétés diurétiques, cette huile essentielle aide à lutter contre la rétention d'eau, la cellulite…

• Elle favorise la contraction des petits vaisseaux sanguins et est donc utile en cas de varices, d'hémorroïdes…

• C'est l'alliée d'une bonne digestion : elle empêche tous les petits désagréments comme les crampes intestinales, les nausées, les indigestions… De plus, elle rafraîchit l'haleine et ouvre l'appétit.

Applications pratiques

Santé

Pour les problèmes de rétention d'eau ou de circulation : diluez 2 gouttes d'HE de persil dans 1 cuillère à soupe d'huile végétale et massez la zone concernée.

En cas de problème de digestion : diluez 1 goutte d'HE de persil dans un verre d'eau chaude et buvez le tout après le repas. Vous pouvez également la diluer dans 1 cuillère à café de miel ou la déposer sur un comprimé neutre ou un morceau de sucre.

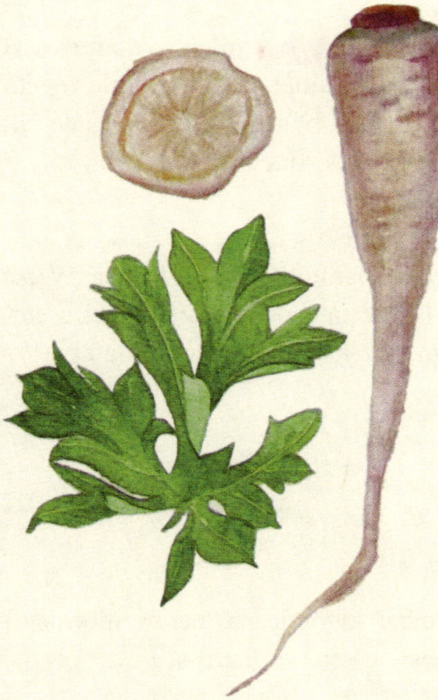

Remarque :

L'utilisation de cette huile essentielle est interdite pendant toute la grossesse car elle stimule les contractions utérines. Elle l'est également pendant l'allaitement et chez les enfants. Elle ne doit pas non plus être employée si vous souffrez de règles douloureuses (ou dysménorrhée). Elle peut aussi être irritante pour la peau : en application cutanée, utilisez-la toujours diluée dans une huile végétale.
Ne l'utilisez pas sur une période prolongée.

Huile essentielle de petit grain citron (ou citronnier)

Ses atouts

• Cette huile essentielle a des vertus apaisantes, très utiles pour lutter contre le stress ou les problèmes de sommeil.

• Elle aide à la digestion en stimulant le foie. Elle calme aussi les maux de ventre.

• Elle participe au renforcement du système immunitaire en stimulant les défenses de l'organisme.

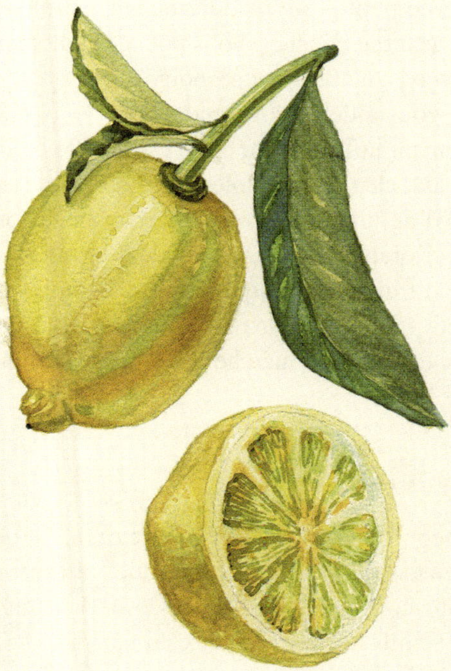

Applications pratiques

Santé

Stress, anxiété, nervosité, troubles du sommeil ? Diluez 3 à 4 gouttes d'HE de petit grain citron dans 1 cuillère à soupe d'huile végétale et massez le thorax et le dos. À faire de préférence le soir. Vous pouvez également utiliser cette huile essentielle en diffusion, associée par exemple à quelques gouttes d'HE d'encens.

En cas de problème de digestion : déposez 1 goutte d'HE de petit grain citron sur un morceau de sucre et avalez après chaque repas. Vous pouvez également diluer cette goutte dans une cuillère à café de miel.

Remarque :

L'huile essentielle de petit grain citron provient de la distillation des feuilles, des fleurs et des fruits encore verts du citronnier. À ne pas confondre avec l'huile essentielle de citron, issue de l'expression des zestes des fruits mûrs.

Huile essentielle de petit grain mandarine (ou mandarinier)

Ses atouts

• Comme toutes les huiles essentielles de petit grain (citron, orange…), cette huile essentielle est très prisée pour ses bienfaits relaxants. Elle est de loin la meilleure pour améliorer la qualité du sommeil, aider à soulager le stress, calmer les angoisses…

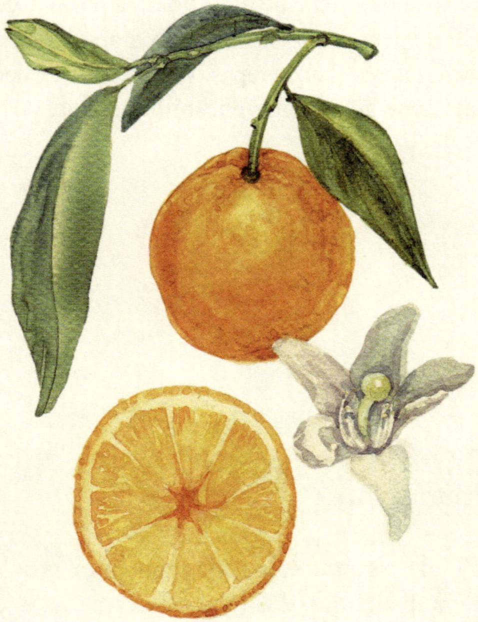

Applications pratiques

Santé

En cas de stress, d'angoisse ou d'anxiété : diluez 3 gouttes d'HE de petit grain mandarine dans 1 cuillère à café d'huile végétale et massez le plexus solaire. Vous pouvez également diluer 3 à 4 gouttes d'HE de petit grain mandarine dans 1 cuillère à soupe de base pour le bain ou d'huile végétale et versez dans l'eau de votre bain.

Vous souffrez d'insomnie ? Déposez 2 à 3 gouttes d'HE de petit grain mandarine sur votre oreiller juste avant le coucher. Vous pouvez également en déposer 1 goutte sur votre poignet.

Pour vous aider à vous endormir : vous pouvez également utiliser cette huile essentielle en diffusion, associée par exemple à une autre huile essentielle d'agrume aux propriétés relaxantes comme l'HE d'orange douce. Le mode d'emploi : dans votre diffuseur électrique, versez 5 gouttes d'HE de petit grain mandarine + 5 gouttes d'HE d'orange douce et mettez en marche pendant 5 à 10 minutes.

Remarque :

Ne confondez pas l'huile essentielle de petit grain mandarine et l'huile essentielle de mandarine : la première est issue de la distillation des feuilles et des rameaux du mandarinier, la seconde de l'expression des zestes des fruits.

Huile essentielle de pin de Patagonie

Ses atouts

• Antispasmodique, cette huile essentielle est particulièrement indiquée pour soulager les crises d'asthme quelle que soit leur origine (allergie, nervosité…).

• Grâce à ses effets apaisants, elle est utile en cas de stress, d'irritabilité, d'agitation, de troubles du sommeil…

• Elle a aussi des propriétés équilibrantes et tonifiantes sur le système nerveux. Elle peut donc être conseillée en cas de déprime.

• C'est un bon décontractant musculaire, efficace en cas de courbatures ou de crampe musculaire.

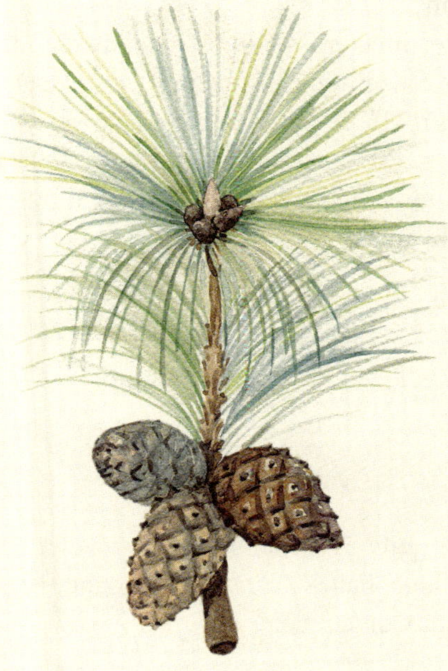

Applications pratiques

Santé

Une crise d'asthme ? Ouvrez le flacon d'HE de pin de Patagonie et respirez calmement pendant quelques secondes.

En cas de stress ou d'insomnies : diluez 2 gouttes d'HE de pin de Patagonie dans 1 cuillère à café d'huile végétale et massez-vous la plante des pieds. Vous pouvez également déposer 1 goutte de ce mélange sur la face interne des poignets ou utiliser l'HE de pin de Patagonie en diffusion dans la maison juste avant le coucher (5 à 10 minutes).

Vous souffrez d'une contracture musculaire ou de courbatures ? Diluez 2 à 3 gouttes d'HE de pin de Patagonie dans 1 cuillère à soupe d'huile végétale et massez tout doucement la zone concernée. Renouvelez l'application une à deux fois par jour.

Remarque :

Cette huile essentielle est généralement bien tolérée : elle peut donc être utilisée sans problème.

Rappelons toutefois qu'elle reste déconseillée pendant la grossesse.

Huile essentielle de pin sylvestre

Ses atouts

• Antiseptique respiratoire, elle est indiquée en cas de toux, de bronchite, de rhinite allergique…
• Elle calme les douleurs musculaires et articulaires.
• Tonifiante, elle vivifie le corps et l'esprit. À recommander en cas de baisse d'énergie, de fatigue intellectuelle, de stress, de lassitude…

Applications pratiques

Santé

Contre la toux, la bronchite, etc. : faites une inhalation avec 2 ou 3 gouttes d'HE de pin sylvestre dans un grand bol d'eau chaude. Respirez profondément pendant 1 ou 2 minutes. Pour prévenir les maladies de l'hiver : le soir, prenez un bain dans lequel vous aurez versé 5 gouttes d'HE de pin sylvestre diluées dans 1 cuillère à soupe d'huile végétale. Restez-y une dizaine de minutes en respirant les effluves. En cas de courbatures, de rhumatismes, etc. : diluez 3 gouttes d'HE de pin sylvestre dans 1 cuillère à soupe d'huile végétale et massez la zone douloureuse. Manque de concentration, baisse d'énergie ? Respirez cette huile essentielle directement au flacon. À renouveler tout au long de la journée.

Maison

Pour désinfecter l'air ambiant (si un membre de la famille est enrhumé par exemple) : versez quelques gouttes d'HE de pin sylvestre dans votre diffuseur et mettez-le en marche 4 à 5 minutes. Vous pouvez l'associer avec de l'HE de pamplemousse et de l'HE de myrte.

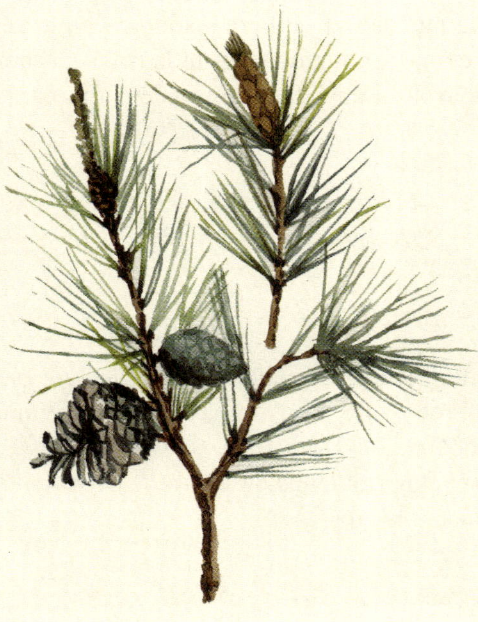

Remarque :

Cette huile essentielle peut se révéler dermocaustique. Faites un test en déposant une goutte au creux du coude.

Huile essentielle de poivre de la Jamaïque

Ses atouts

• Tonifiante et réchauffante, elle donne un vrai coup de fouet en stimulant la circulation sanguine. À ce titre, elle est efficace pour soulager les crampes musculaires ou les douleurs dans les jambes.
• Elle est également indiquée en cas de rhume, de grippe, de bronchite…
• Elle facilite la digestion en aidant à lutter contre les ballonnements, les crampes intestinales…

Applications pratiques

Santé

En cas de douleurs musculaires ou de crampes : diluez 2 gouttes d'HE de poivre de la Jamaïque (attention, pas plus !) dans un flacon de 10 ml d'huile végétale. Massez doucement la zone concernée avec quelques gouttes de ce mélange. Évitez de masser une zone trop étendue car cette huile essentielle est ultra-tonifiante.
Rhume, grippe, bronchite ? Utilisez quelques gouttes de ce même mélange en légers massages sur le thorax.
En cas de problème de digestion, utilisez quelques gouttes de cette préparation sur le ventre, en massant légèrement dans le sens des aiguilles d'une montre.

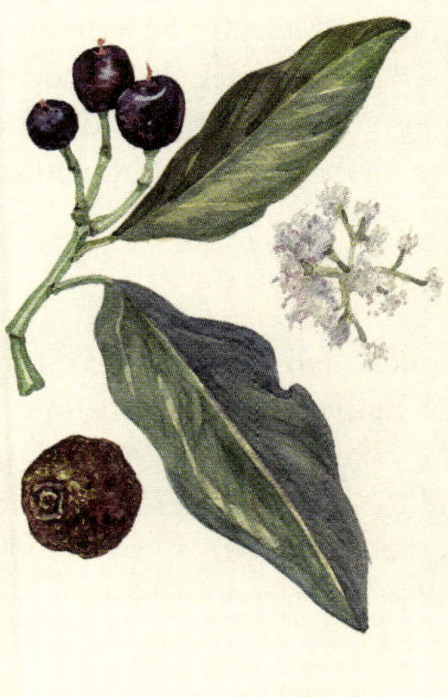

Remarque :

Attention, cette huile essentielle, comme l'huile essentielle de poivre noir, est très puissante : utilisez-la à toute petite dose et en respectant à la lettre les modes d'emploi. Elle peut également se révéler très irritante : ne l'utilisez jamais sur le visage et les muqueuses par exemple.
Le poivre de la Jamaïque porte plusieurs noms : piment de la Jamaïque, toute-épice, quatre-épices, myrte piment… Son huile essentielle, aux parfums de cannelle, de muscade, de poivre et de clou de girofle est obtenue par distillation de ses feuilles et de ses fruits.

Huile essentielle de poivre noir

Ses atouts

• Cette huile essentielle facilite la digestion et elle est utile en cas de nausées, de flatulences, de gaz intestinaux, de diarrhée, de constipation…

• C'est l'alliée des sportifs : elle décontracte les muscles, soulage les douleurs, stimule la circulation sanguine… Elle est également parfaitement indiquée en cas d'arthrose, de rhumatismes…

• Elle est bonne pour le système immunitaire et aide donc l'organisme à se défendre en cas de rhume, de grippe, de fièvre…

• Elle soulage efficacement les douleurs dentaires.

• Elle a des vertus tonifiantes qui sont bien pratiques en cas de coup de blues, de moment de découragement… ou de baisse de la libido.

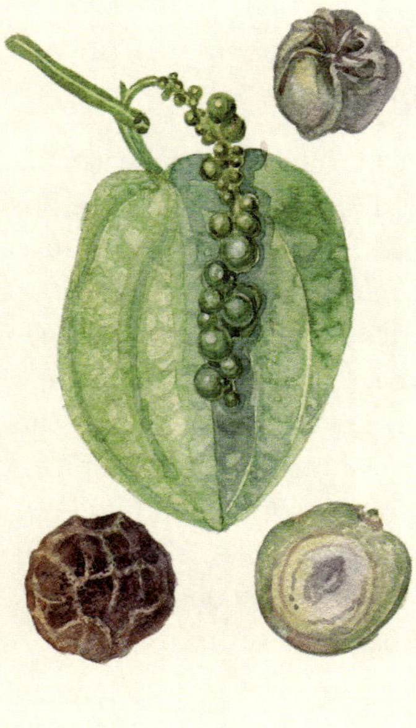

Applications pratiques

Santé

En cas de problème de digestion : déposez 1 goutte d'HE de poivre noir sur un comprimé neutre et avalez après le repas.

Courbatures, douleurs musculaires ? Diluez 1 goutte d'HE de poivre noir dans 1 cuillère à soupe d'huile végétale et massez la zone concernée.

En cas de rhume, de grippe ou de fièvre : diluez 2 gouttes d'HE de poivre noir dans 1 cuillère à soupe de base pour le bain, d'huile végétale ou de gel douche et versez dans l'eau du bain.

Une carie vous fait souffrir ? Déposez 1 goutte d'HE de poivre noir sur un Coton-Tige et appliquez sur la dent cariée pendant quelques secondes. À renouveler plusieurs fois par jour.

Maison

Pour créer une atmosphère chaleureuse : versez dans votre diffuseur électrique 2 gouttes d'HE de poivre noir + 4 gouttes d'HE de lavande + 2 gouttes d'HE d'ylang-ylang + 2 gouttes d'HE de marjolaine. Mettez en marche 5 à 10 minutes.

Remarque :

Attention, cette huile essentielle est très puissante : elle s'utilise à toute petite dose et il faut respecter à la lettre les dosages indiqués. Par ailleurs, elle peut se révéler irritante pour les peaux les plus sensibles.

Huile essentielle de pruche

Ses atouts

• Cette huile essentielle favorise un bon équilibre nerveux : elle est indiquée en cas d'angoisse, de déprime, de nervosité, de manque d'inspiration, lors des périodes d'examens ou des gros moments de doute.

• Elle peut aussi être d'une aide précieuse quand on essaie d'arrêter de fumer ! Elle facilite le lâcher-prise.

• Anti-infectieuse, mucolytique (elle aide à fluidifier le mucus) et immunostimulante, elle se révèle également efficace pour toutes les petites infections hivernales : grippe, rhume, bronchite…

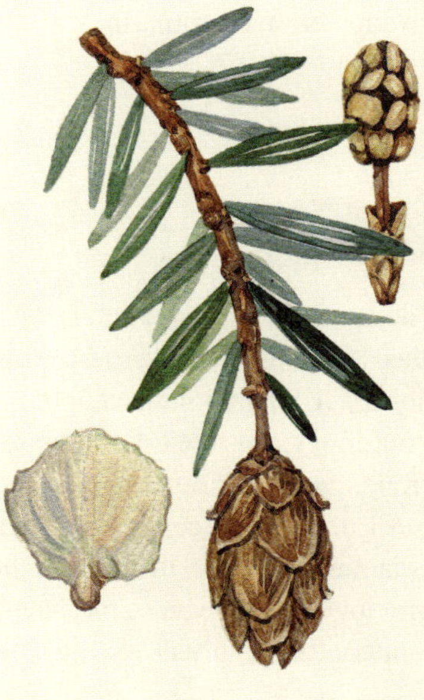

Applications pratiques

Santé

En cas d'angoisse, de déprime… : diluez 2 à 3 gouttes d'HE de pruche dans 1 cuillère à soupe d'huile végétale et massez la poitrine et le dos. À renouveler 2 à 3 fois par jour. Vous pouvez aussi utiliser un mélange constitué de 1 goutte d'HE de pruche + 1 goutte d'HE d'eucalyptus radiata dans 1 cuillère à soupe d'huile végétale.

Grippe, toux… : utilisez l'HE de pruche en diffusion pour assainir l'air ambiant. Vous pouvez également l'employer en inhalation : diluez-en 2 à 3 gouttes dans un bol d'eau chaude, posez une serviette sur votre tête et respirez les vapeurs pendant quelques minutes.

Remarque :

Cette huile essentielle ne doit pas être utilisée pendant la grossesse et l'allaitement ainsi que chez les enfants.

Huile essentielle de ravensare aromatique

Ses atouts

• Cette huile essentielle a des propriétés antivirales. Elle participe également au renforcement des défenses immunitaires.

• C'est un bon antistress, recommandé en cas de fatigue nerveuse, d'anxiété, de nervosité, d'insomnie…

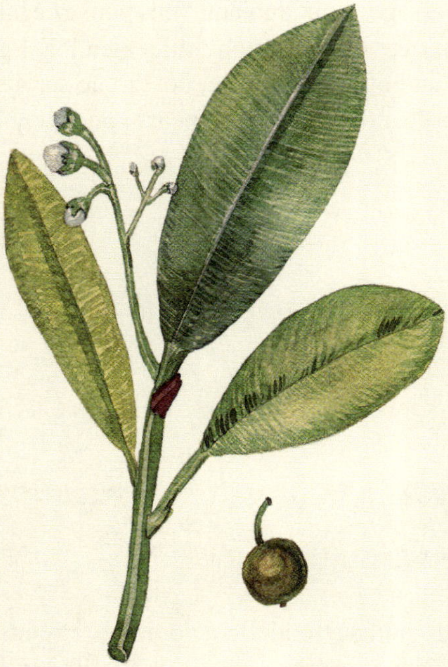

Applications pratiques

Santé

En cas de grippe ou d'infection virale : diluez 3 à 4 gouttes d'HE de ravensare aromatique dans un bol d'eau bouillante. Posez une serviette sur votre tête et respirez les vapeurs de ce mélange pendant quelques minutes. Vous pouvez également utiliser cette huile essentielle dans le bain, à raison de 5 gouttes diluées dans 1 cuillère à soupe de base pour le bain, d'huile végétale ou de gel douche.

Stress, fatigue nerveuse ? Déposez 1 goutte d'HE de ravensare aromatique sur la face interne de votre poignet. Vous pouvez également utiliser cette huile essentielle en diffusion, associée à quelques gouttes d'HE de lavande et/ou de romarin.

Remarque :

À cause de leurs noms très proches, les huiles essentielles de ravensare (Ravensare aromatica) et de ravintsara (Cinnamomum camphora cineoliferum) ont longtemps été confondues, même par de grands aromathérapeutes. Veillez à ne pas utiliser l'une à la place de l'autre car elles n'ont pas la même composition. Et sachez que l'HE de ravintsara est beaucoup plus efficace, notamment contre les virus.

Huile essentielle de ravintsara

Ses atouts

• Elle est très efficace en cas de maladie virale, notamment de la sphère ORL : grippe, angine, sinusite, rhume…
• Elle stimule l'immunité.
• C'est un excellent tonifiant physique et mental, à recommander en cas de déprime, de fatigue nerveuse…
• En massage, elle décontracte et aide à lutter contre la cellulite et la rétention d'eau.

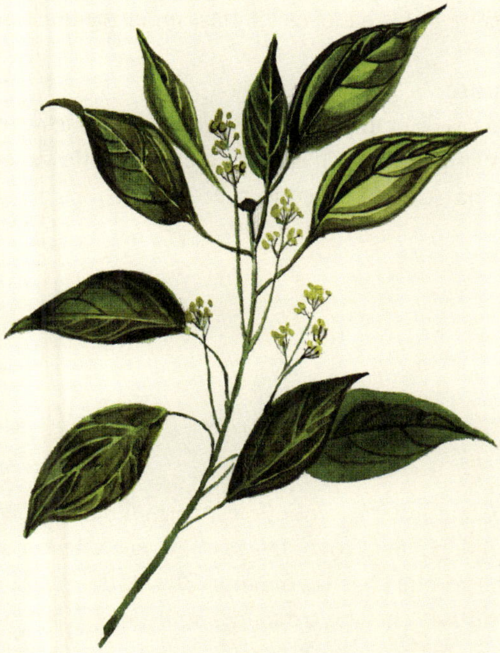

Applications pratiques

Santé

En cas de grippe, de bronchite, de rhume, etc. : déposez 2 gouttes d'HE de ravintsara sur la face interne des poignets. En cas de toux surinfectée : diluez 10 gouttes d'HE de ravintsara dans 10 gouttes d'huile végétale. Appliquez quelques gouttes de ce mélange sur le plexus solaire en massant. Manque d'énergie : respirez l'HE de ravintsara directement au flacon, dès que le besoin s'en fait sentir. Vous pouvez également prendre un bain dans lequel vous aurez ajouté 10 gouttes d'HE de ravintsara diluées dans 1 cuillère à soupe d'huile végétale.

Maison

Pour désinfecter l'air ambiant : diluez 30 gouttes d'HE de ravintsara dans un flacon-vaporisateur rempli de 50 ml d'eau. Pulvérisez dans les pièces 2 ou 3 fois par jour. Pour assainir l'air : déposez 4 à 5 gouttes d'HE de ravintsara sur le sac de votre aspirateur.

Remarque :

Ne confondez pas l'huile essentielle de ravintsara et l'huile essentielle de ravensare (Ravensare aromatica), qui n'a pas les mêmes utilisations ni la même efficacité.

Huile essentielle de romarin à camphre

Ses atouts

• Elle a un effet tonifiant à faible dose et décontractant et relaxant à dose plus élevée. Voilà pourquoi on peut l'utiliser aussi bien en cas de stress qu'en cas de petite baisse de forme.
• Cette huile essentielle est un équilibrant hormonal. Elle se révèle utile en cas de trouble des règles par exemple (absence de règles, règles irrégulières…).
• Grâce à ses propriétés antidouleur et analgésiques, elle soulage les crampes musculaires, les rhumatismes, les entorses…
• Elle aide à déstocker les graisses et peut donc être utile pour lutter contre la peau d'orange.

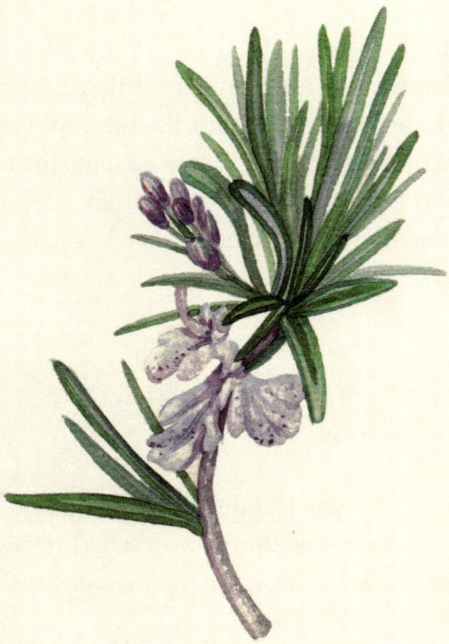

Applications pratiques

Beauté

Pour un bain de pieds relaxant : diluez 5 gouttes d'HE de romarin à camphre dans 1 cuillère à soupe d'huile végétale + 1 poignée de gros sel. Versez dans une bassine remplie d'eau tiède et plongez-y les pieds pendant 10 à 15 minutes.
Contre la peau d'orange : diluez 1 goutte d'HE de romarin à camphre + 1 goutte d'HE de pamplemousse dans 1 cuillère à soupe d'huile d'amande douce. Appliquez matin et soir sur les fesses, le ventre et les hanches en massant énergiquement.

Santé

En cas de crampe : diluez 1 goutte d'HE de romarin à camphre dans 1 cuillère à café d'huile végétale et massez la zone concernée.

Remarque :

Cette huile essentielle est formellement interdite pendant toute la grossesse et l'allaitement ainsi que chez les enfants. Elle ne doit pas être utilisée chez les personnes souffrant d'épilepsie ou de cancer hormonal.

Huile essentielle de romarin à cinéole

Ses atouts

• Elle est indiquée dans les cas de maladies respiratoires : bronchites, toux, rhume…
• Elle peut à la fois être décontractante (à faible dose) ou tonifiante (à haute dose).
• En diffusion, elle assainit l'air ambiant et tue les microbes.
• Elle tonifie le cuir chevelu et permet de lutter contre les pellicules.

Applications pratiques

Beauté

En cas de pellicules ou pour tonifier la chevelure : mélangez 10 gouttes d'HE de romarin à cinéole dans 50 ml d'huile d'olive. À appliquer sur le cuir chevelu en légers massages 1 heure avant le shampooing.

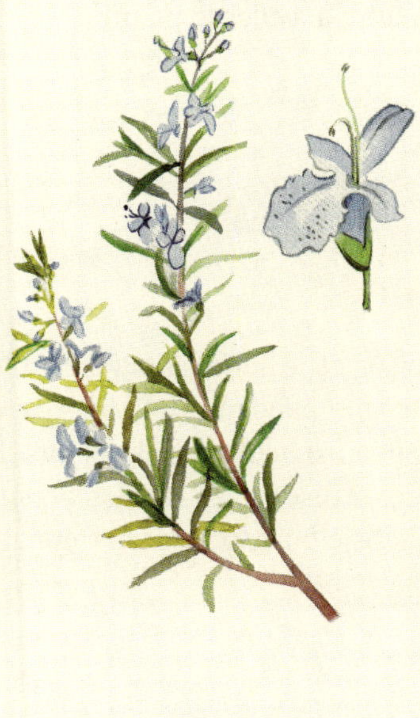

Santé

Contre la toux, la bronchite : faites une inhalation avec 2 ou 3 gouttes d'HE de pin sylvestre dans un grand bol d'eau chaude. Respirez profondément pendant 1 ou 2 minutes. Crampe musculaire ? Diluez 2 gouttes d'HE de romarin à cinéole dans 1 cuillère à café d'huile végétale et massez la zone douloureuse. En cas de fatigue : diluez 4 à 5 gouttes d'HE de romarin à cinéole dans 1 cuillère à soupe d'huile végétale. Versez dans le bain et restez-y une dizaine de minutes. Ne forcez pas les doses, car cette huile essentielle peut se révéler très tonifiante !

Maison

Pour désinfecter l'air ambiant : versez quelques gouttes d'HE de romarin à cinéole dans votre diffuseur, et mettez-le en marche pendant 4 à 5 minutes. Vous pouvez l'associer à de l'HE d'eucalyptus radié.

Remarque :

Il existe deux autres huiles essentielles de romarin : celle de romarin à camphre (Rosmarinus officinalis camphoriferum) et celle de romarin à verbénone (Rosmarinus officinalis verbenoniferum). Elles sont moins couramment utilisées en automédication. Les deux sont d'ailleurs interdites pendant toute la grossesse, l'allaitement, et aux enfants.

Huile essentielle de romarin à verbénone

Ses atouts

• Expectorante, anti-infectieuse et immunostimulante, cette huile essentielle est particulièrement indiquée en cas de toux, de bronchite, de grippe, de rhume…

• Elle est utile pour favoriser l'équilibre du système nerveux, notamment en cas de déprime, d'hyperactivité…

• Elle favorise le drainage du foie.

• Elle atténue les petits problèmes de peau : acné, couperose, rides, peau grasse…

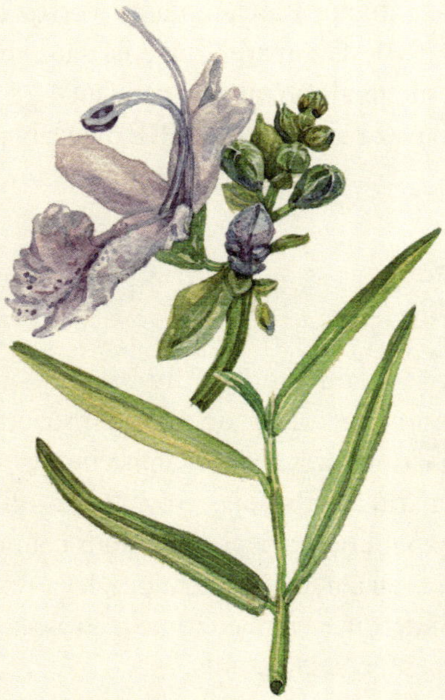

Applications pratiques

Beauté

Contre l'acné, la peau grasse, les rides… : diluez 2 gouttes d'HE de romarin à verbénone dans quelques gouttes d'huile végétale (rose musquée pour les peaux matures, noisette pour les peaux grasses…) et appliquez sur la zone concernée en évitant le contour des yeux.

Santé

En cas de grippe, de toux… : diluez 2 à 3 gouttes d'HE de romarin à verbénone dans 1 cuillère à soupe d'huile végétale et massez le thorax et le dos.
En cas de stress : utilisez le même mélange en massage sur le thorax.
Problème d'insuffisance hépatique ? Déposez 1 goutte d'HE de romarin à verbénone sur un comprimé neutre à avaler le matin.

Remarque :

L'utilisation de cette huile essentielle est formellement interdite pendant toute la grossesse et l'allaitement ainsi que chez les enfants. Elle ne doit pas être utilisée chez les personnes souffrant d'épilepsie ou de cancer hormonal.

Huile essentielle de rose de Damas

Ses atouts

• C'est l'amie de la peau : elle régénère les épidermes fatigués, aide à lutter contre les rides et le teint terne, favorise la cicatrisation…
• Elle apaise l'esprit et calme les angoisses.
• Elle réveille la libido féminine.

Applications pratiques

Beauté

Pour lutter contre le vieillissement cutané : ajoutez 1 goutte dans votre pot de crème de jour (100 ml), mélangez bien à l'aide d'une spatule. Appliquez cette crème le matin sur une peau propre et sèche. Teint terne, mine fatiguée ? Diluez 4 gouttes d'HE de rose de Damas + 2 gouttes d'HE de bois de rose dans 75 ml d'huile végétale de rose musquée. Appliquez quelques gouttes de ce mélange le soir avant le coucher, sur une peau sèche et propre.

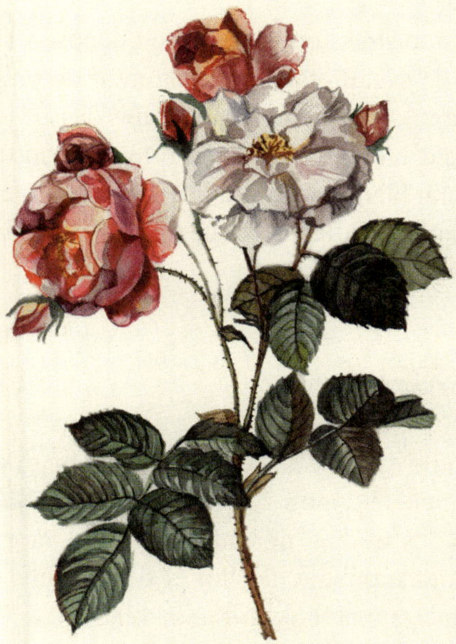

Santé

Pour stimuler la libido féminine : diluez 15 gouttes d'HE de rose de Damas + 15 gouttes d'HE d'ylang-ylang dans 25 ml d'huile végétale. Le soir, appliquez 2 à 3 gouttes de ce mélange sur le plexus solaire, en légers massages. En cas de stress, d'angoisse : respirez l'HE de rose de Damas directement au flacon en prenant 5 ou 6 inspirations profondes. Renouvelez aussi souvent que nécessaire pendant la journée, ou le soir avant le coucher.

Remarque :

C'est l'une des huiles essentielles les plus chères : environ 80 € les 5 ml. Pour en produire 1 litre, il faut 4 tonnes de pétales. Utilisez-la avec parcimonie !

Huile essentielle de santal blanc

Ses atouts

- Relaxante, anti-déprime, calmante… elle est d'une grande aide contre les petits moments de doute, d'irritabilité ou de manque d'assurance.
- Elle est également indiquée en cas d'infection urinaire.
- Elle a des vertus antiseptiques et astringentes, indiquées dans les soins après-rasage par exemple.
- Elle tonifie l'épiderme et est efficace contre les rides.
- Elle stimule la libido.

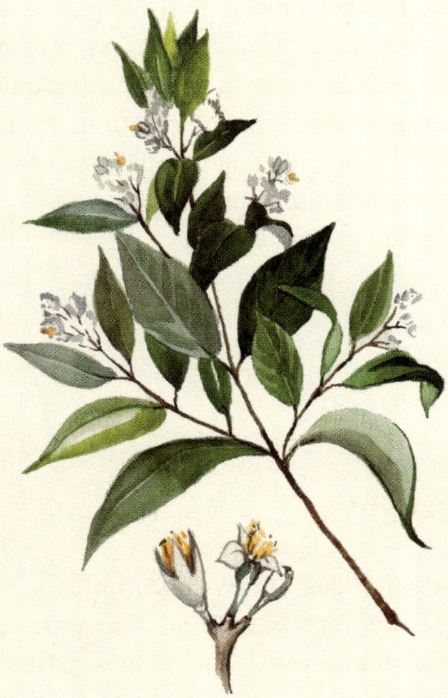

Applications pratiques

Beauté

En après-rasage : diluez 10 gouttes d'HE de santal blanc dans 10 ml d'huile végétale d'avocat. Pour un bain coquin à partager : mélangez 4 gouttes d'HE de santal blanc + 4 gouttes d'HE d'ylang-ylang dans 1 cuillère à soupe d'huile végétale. Versez dans l'eau du bain et relaxez-vous pendant une dizaine de minutes. Pour régénérer la peau : ajoutez 1 goutte d'HE de santal blanc dans une noisette de crème de jour. Appliquez le matin sur une peau propre et sèche.

Santé

En cas de stress ou d'angoisse : déposez 1 goutte d'HE de santal blanc sur l'intérieur du poignet et respirez. À renouveler plusieurs fois dans la journée. En cas d'infection urinaire : diluez 1 goutte d'HE de santal blanc + 1 goutte d'HE de lavande officinale dans 1 cuillère à soupe de miel. Avalez 3 fois par jour.

Remarque :

L'huile essentielle de santal blanc est relativement chère : entre 20 et 30 € les 5 ml. Méfiez-vous des produits qui affichent un prix moindre : ce sont sûrement des huiles tirées d'une autre essence apparentée au santal blanc.

Huile essentielle de sapin baumier

Ses atouts

• Elle est efficace en cas de rhume ou de bronchite.
• Elle est également indiquée aux personnes souffrant de rhumatismes et de douleurs articulaires.
• Antifatigue, elle est idéale pour lutter contre les passages à vide et en cas de stress.

Applications pratiques

Santé

En cas de rhume : déposez sur un mouchoir en papier 2 gouttes d'HE de niaouli + 1 goutte d'HE de sapin baumier. À respirer tout au long de la journée.

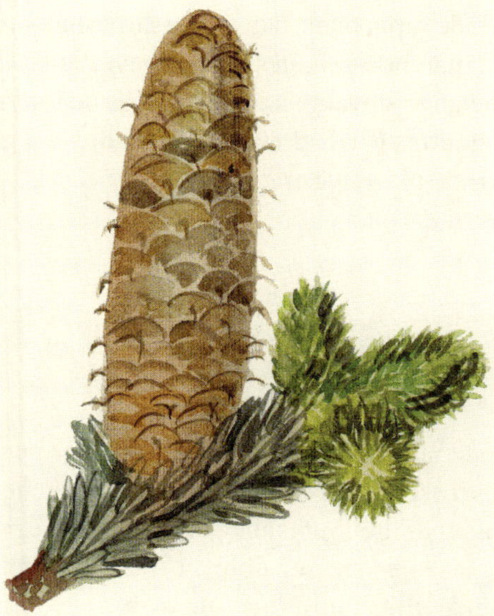

Vous pouvez également faire des inhalations avec 15 gouttes d'HE de sapin baumier diluées dans un grand bol d'eau chaude, matin et soir.
En cas de bronchite : diluez 2 gouttes d'HE de sapin baumier dans 1 cuillère à café d'huile végétale. Massez le plexus solaire. Vous pouvez également prendre un bain avec 15 gouttes d'HE de sapin baumier, diluées dans 1 cuillère à soupe d'huile végétale ou de base pour le bain, à verser dans l'eau.
Contre les rhumatismes : diluez 5 gouttes d'HE de sapin baumier dans 1 cuillère à soupe d'huile végétale et massez la zone douloureuse. En cas d'aérophagie, de ballonnements : diluez 2 gouttes d'HE de sapin baumier dans 1 cuillère à café de miel (ou déposez-les sur un comprimé neutre). À prendre à la fin du repas.

Maison

En diffusion : elle sent bon le sapin ! Utilisez-la l'hiver pour donner à votre maison une senteur de Noël… et désinfecter par la même occasion l'air ambiant.

Remarque :

L'huile essentielle de sapin baumier, appliquée pure sur la peau, peut se révéler irritante. Utilisez-la de préférence diluée dans une huile végétale. Elle est interdite pendant toute la durée de la grossesse et de l'allaitement.

Huile essentielle de sapin blanc

Ses atouts

• Grâce à ses vertus antiseptiques, cette huile essentielle est particulièrement indiquée en cas de refroidissement : rhume, grippe, angine, bronchite…

• Elle soulage également les douleurs liées à l'arthrose.

• Stimulante, elle aide à lutter contre la fatigue et le stress.

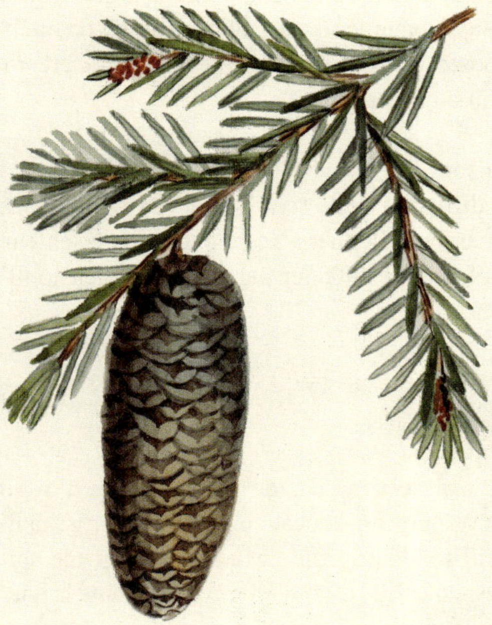

Applications pratiques

Santé

En cas de grippe, de rhume ou d'infection ORL : diluez 2 à 3 gouttes d'HE de sapin blanc dans 1 cuillère à soupe d'huile végétale ou de base pour le bain et versez dans l'eau. Plongez dans votre bain 10 à 15 minutes.

En cas d'arthrose : diluez 1 goutte d'HE de sapin blanc dans 1 cuillère à soupe d'huile végétale et massez la zone concernée.

Maison

Pour assainir l'air (notamment s'il y a une personne enrhumée ou grippée à la maison) : versez 10 gouttes d'HE de sapin blanc dans votre diffuseur et mettez-le en marche 5 minutes. Vous pouvez aussi utiliser le mélange suivant : 4 gouttes d'HE de sapin blanc + 3 gouttes d'HE d'eucalyptus radié + 3 gouttes d'HE de pin sylvestre.

Remarque :

Cette huile essentielle est déconseillée pendant la grossesse et l'allaitement ainsi que chez les enfants. Attention : elle peut se révéler irritante pour les peaux sensibles, utilisez-la toujours diluée. Elle s'utilise uniquement en externe.

Huile essentielle de sapin de Sibérie (ou pin de Sibérie)

Ses atouts

• Cette huile essentielle aux vertus antiseptiques et antispasmodiques est d'une aide précieuse en cas de bronchite, de toux, de grippe ou de rhume. C'est aussi un excellent décongestionnant respiratoire, à recommander en cas de bronchite asthmatiforme.

• Elle a également des propriétés anti-inflammatoires intéressantes en cas de contractures.

• Elle purifie et assainit l'air ambiant et le parfume d'une odeur douce et balsamique.

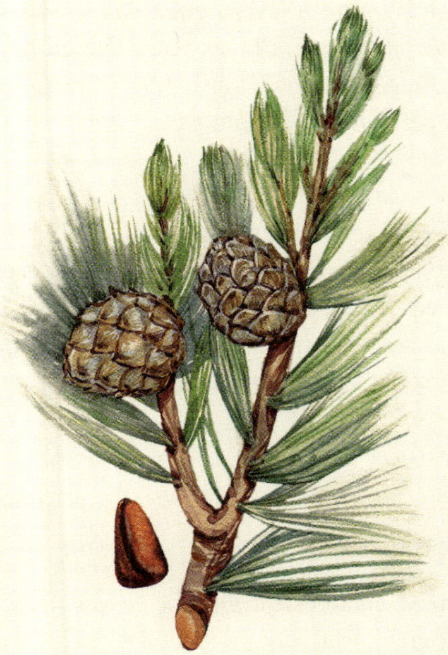

Applications pratiques

Santé

En cas de toux : diluez 1 goutte d'HE de sapin de Sibérie dans 1 cuillère à soupe d'huile végétale et massez le dos et le thorax.
Douleurs rhumatismales, contractures, inflammation musculaire ? Utilisez la même préparation, à appliquer en légers massages sur la zone concernée.

Maison

Au moment des fêtes de fin d'année : utilisez cette huile essentielle en diffusion dans toute la maison. Elle rappelle délicieusement l'odeur des sapins et des bonbons à la sève de pin ! À associer à quelques gouttes d'HE d'orange douce pour rendre l'atmosphère encore plus chaleureuse.

Remarque :

Cette huile essentielle est déconseillée pendant la grossesse et l'allaitement ainsi que chez les enfants. Attention : elle peut se révéler irritante pour les peaux sensibles, utilisez-la toujours diluée. Elle s'utilise uniquement en externe.

Huile essentielle de saro

Ses atouts

- Très efficace, cette huile essentielle antiseptique agit contre les bactéries, les champignons, les virus, les parasites… À recommander en cas d'infection des voies respiratoires quelle qu'en soit son origine : angine, rhume, grippe, otite, sinusite…
- Elle rééquilibre le système nerveux.

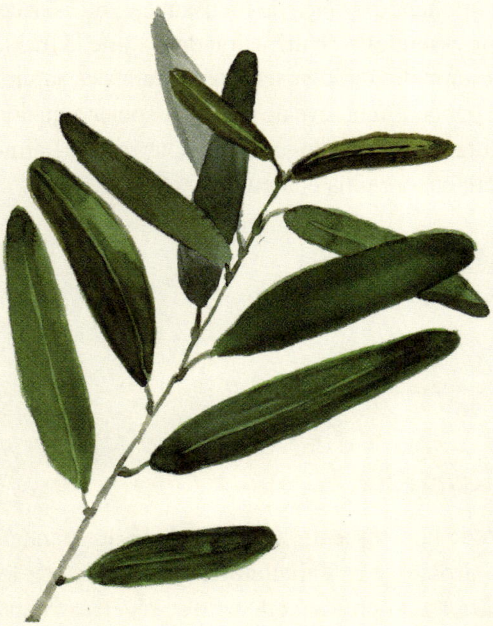

Applications pratiques

Santé

Vous avez la grippe ? Diluez 3 gouttes d'HE de saro dans 1 cuillère à café d'huile végétale (amande douce, jojoba…). Appliquez en légers massages sur le thorax et dans le dos. En cas de rhume : déposez 2 gouttes d'HE de saro sur un mouchoir. À respirer plusieurs fois par jour. Mal de gorge, angine ? Diluez 1 goutte d'HE de saro dans 1 cuillère à café de miel, et avalez. Renouvelez 3 fois par jour. En cas de bronchite : diluez 2 gouttes d'HE de saro + 2 gouttes d'HE d'eucalyptus radié dans un bol d'eau chaude. Placez votre tête au-dessus, avec une serviette posée sur la tête, et respirez les vapeurs pendant 2 à 3 minutes.

Maison

Pour désinfecter l'air ambiant : diluez 30 gouttes d'HE de saro dans un flacon-vaporisateur rempli de 50 ml d'eau. Vous pouvez y associer de l'HE d'eucalyptus à bractées multiples : 15 gouttes de chaque. Pulvérisez dans les pièces 2 ou 3 fois par jour.

Remarque :

Le saro est un arbuste originaire de Madagascar. Son nom signifie « qui anéantit le mal ». Tout un programme !

Huile essentielle de sarriette des montagnes

Ses atouts

• Elle aide à lutter contre toutes les infections, qu'elles soient d'ordre respiratoire, gynécologique ou intestinal.
• Elle est également efficace pour prévenir certaines maladies tropicales.
• Tonifiante, elle est indiquée en cas de fatigue.

Applications pratiques

Santé

En prévention dans un pays tropical : prenez 2 gouttes d'HE de sarriette des montagnes dans 1 petite cuillère à café de miel avant chaque repas. Idéal en cas de digestion lente également.

En cas de fatigue : diluez 2 gouttes d'HE de sarriette des montagnes dans 1 cuillère à soupe d'huile végétale, et massez le plexus solaire.

En cas de mycose d'un ongle : mélangez 1 goutte d'HE de sarriette + 1 goutte d'HE de bois de rose. Appliquez sur l'ongle et appliquez un coton à maintenir en place toute la nuit. À renouveler chaque soir.

En cas d'indigestion ou de digestion difficile : diluez 10 gouttes d'HE de sarriette + 10 gouttes d'HE de citron. Absorbez 1 goutte de ce mélange sur un comprimé neutre ou un petit morceau de sucre, après le repas.

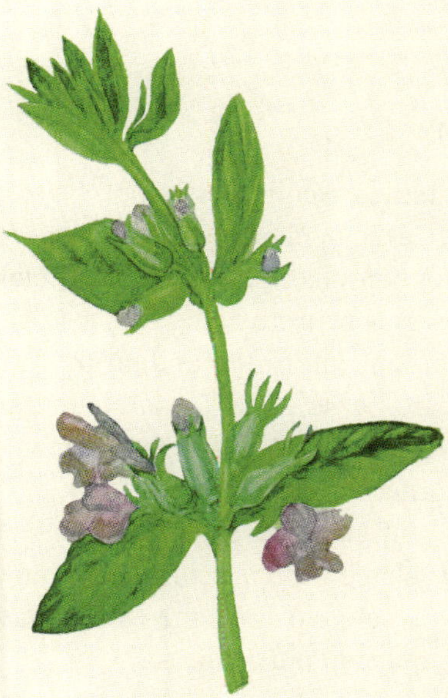

Maison

Pour renforcer l'action désinfectante de votre savon liquide : ajoutez 30 gouttes d'HE de sarriette des montagnes + 30 gouttes d'HE de pamplemousse dans votre flacon (100 ml).

Remarque :

Cette huile essentielle peut être irritante pour les peaux sensibles. Utilisez-la toujours diluée dans un peu d'huile végétale. Elle est également déconseillée pendant toute la grossesse, ainsi qu'aux enfants de moins de 6 ans.

Huile essentielle de sauge officinale

Ses atouts

• Cette huile essentielle possède des bienfaits antibactériens, antifongiques et antiviraux.

• Elle est également expectorante et mucolytique. Elle s'utilise donc en cas de toux, de bronchite, de sinusite…

• En massage, elle facilite l'élimination des graisses et aide à lutter contre la cellulite.

Applications pratiques

Santé

Grâce à son action « hormon-like » (elle mime les hormones), elle permet de régulariser les cycles menstruels. Elle est également intéressante à la cinquantaine, pour lutter contre les bouffées de chaleur et les autres symptômes de la périménopause et de la ménopause.
C'est aussi un bon cicatrisant cutané.

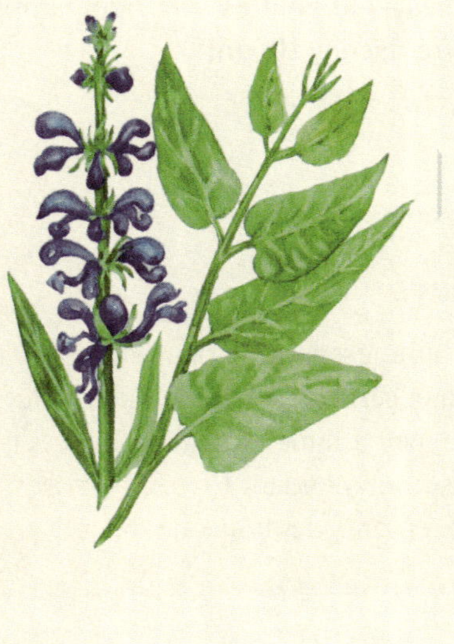

Remarque :

Cette huile essentielle très puissante doit être utilisée avec la plus grande prudence, toujours avec les conseils et le suivi d'un spécialiste, car elle est très neurotoxique. Elle est par ailleurs strictement interdite pendant toute la durée de la grossesse et de l'allaitement, ainsi que chez les enfants. Elle est uniquement vendue en pharmacie.
Ne la confondez pas avec l'huile essentielle de sauge sclarée (Salvia sclarea) et l'huile essentielle de sauge d'Espagne (Salvia lavandulifolia), qui sont plus douces.

Huile essentielle de sauge sclarée

Ses atouts

- Elle accompagne les étapes de la vie intime d'une femme : puberté, règles, bouffées de chaleur, ménopause…
- Elle embellit les peaux et les cheveux gras.
- Elle aide également à lutter contre la transpiration excessive.
- Elle calme les angoisses.

Applications pratiques

Beauté

Pour rééquilibrer les peaux grasses : mélangez 30 gouttes d'HE de sauge sclarée dans 100 ml d'huile végétale de noisette. À appliquer le soir en léger massage, sur une peau propre et nettoyée. Vous pouvez également utiliser cette préparation sur un cuir chevelu gras.

Cheveux gras ? Ajoutez 2 gouttes d'HE de sauge sclarée dans votre dose de shampooing.

En cas de transpiration excessive des pieds : dans un petit flacon, diluez 5 gouttes d'HE de sauge + 10 gouttes d'HE de palmarosa + 1 cuillère à soupe d'huile végétale. Chaque matin, massez la plante des pieds avec 2 ou 3 gouttes de ce mélange.

Santé

En cas de bouffées de chaleur liées à la ménopause ou si vous avez des règles irrégulières : avalez 2 gouttes d'HE de sauge sclarée diluées dans 1 cuillère à café de miel, 2 fois par jour.

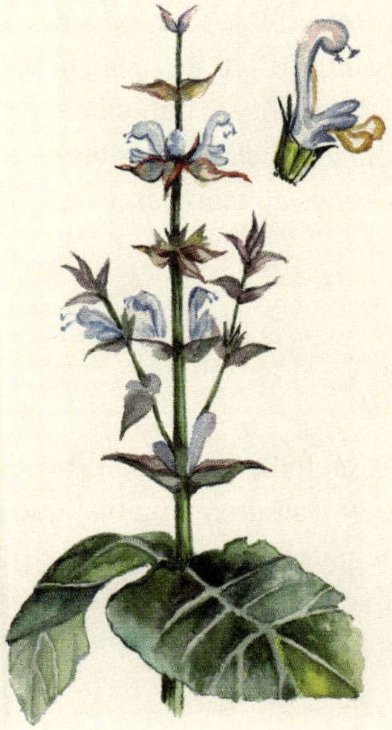

Remarque :

Cette huile essentielle est déconseillée aux femmes enceintes, ainsi qu'à celles qui souffrent de mastose (gonflement irrégulier du sein). Ne la confondez pas avec l'huile essentielle de sauge officinale (Salvia officinalis), strictement interdite pendant toute la grossesse, car elle est abortive. Elle ne peut d'ailleurs être délivrée qu'en pharmacie, sous forme de préparation, et non pure.

Huile essentielle de tanaisie annuelle (ou camomille bleue)

Ses atouts

• Grâce à ses vertus antihistaminiques, elle est recommandée à toutes les personnes allergiques et notamment aux asthmatiques.
• C'est également un très bon anti-inflammatoire. Elle permet de soulager les rhumatismes, les sciatiques…
• Elle apaise les petites inflammations de la peau : dermite, piqûres de moustique, eczéma, coups de soleil…

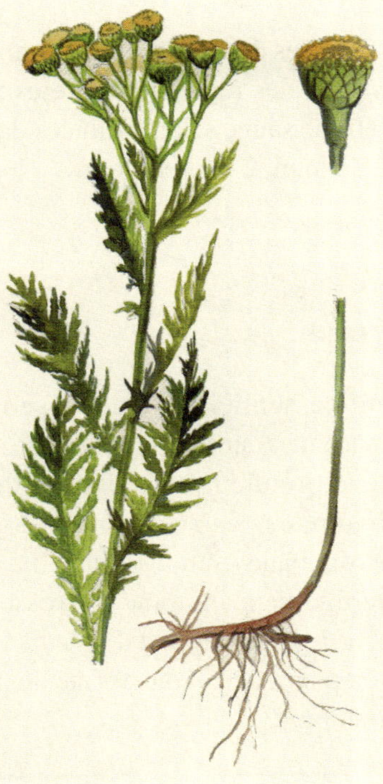

Applications pratiques

Santé

Une crise d'asthme ? Diluez 2 gouttes d'HE de tanaisie annuelle dans quelques gouttes d'huile végétale non grasse (noisette par exemple) et appliquez sur le thorax en massant légèrement.
En cas de petit problème de peau (dermite, eczéma…) : diluez 2 gouttes d'HE de tanaisie annuelle dans quelques gouttes d'huile végétale douce pour la peau (rose musquée, amande douce…) et appliquez doucement sur la zone concernée.
Douleurs rhumatismales ? Diluez 3 gouttes d'HE de tanaisie annuelle dans 1 cuillère à soupe d'huile végétale et appliquez en légers massages sur les zones douloureuses.
Pour soulager les brûlures ou les coups de soleil : mélangez 2 gouttes d'HE de tanaisie annuelle + 2 gouttes d'HE d'hélichryse italienne + 5 ml d'huile végétale. Appliquez quelques gouttes de cette préparation sur les zones concernées.

Remarque :

Cette huile essentielle est interdite pendant toute la grossesse et l'allaitement ainsi que chez les enfants. Elle ne doit pas non plus être utilisée chez les personnes souffrant d'épilepsie et de cancer hormonal.

Huile essentielle de tea tree (arbre à thé)

Ses atouts

• C'est la reine des antiseptiques ! Elle agit contre les microbes, les virus, les parasites, les champignons… Elle peut ainsi être utilisée pour désinfecter les blessures, lutter contre une mycose… ou assainir toute la maison !
• Elle a des propriétés anti-fatigue.
• Elle permet aussi de soulager les piqûres d'insecte.
• Elle est excellente pour l'hygiène buccale.

Applications pratiques

Beauté

En cas d'acné : après avoir nettoyé votre peau, appliquez 1 goutte d'HE de tea tree sur vos boutons.
Contre les cheveux gras : versez 1 à 2 gouttes d'HE de tea tree dans votre dose de shampooing. Procédez au shampooing en veillant à ne pas mettre de produit dans vos yeux.

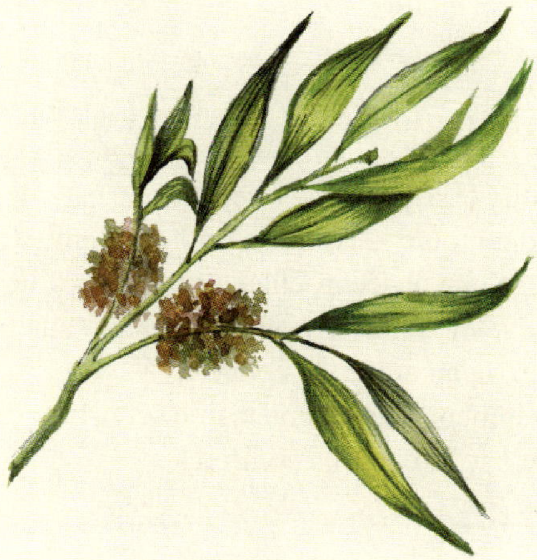

Santé

Pour l'hygiène de la bouche : déposez 1 goutte d'HE d'arbre à thé sur votre brosse à dents et frottez. Idéal pour lutter contre toutes les petites infections (aphtes, gingivite…).
En cas de mycose des pieds (ou pied d'athlète) : faites un bain de pieds avec 6 à 8 gouttes d'HE d'arbre à thé diluées dans 2 litres d'eau tiède. Pensez à bien sécher vos pieds ensuite.

Maison

Pour nettoyer toute la maison : ajoutez 20 gouttes d'HE de tea tree dans l'eau de rinçage de votre sol.
Pour désinfecter l'air ambiant : faites fonctionner votre diffuseur électrique avec quelques gouttes d'arbre à thé. À faire si l'un des membres de la famille est malade (grippe, rhume…). Vous pouvez ajouter quelques gouttes d'HE de pamplemousse si l'odeur ne vous plaît pas !

Remarque :

L'arbre à thé n'a rien à voir avec le théier (qui donne le thé). C'est le capitaine James Cook qui donna à ce petit arbuste originaire d'Australie le nom de « tea tree » car les aborigènes faisaient infuser ses feuilles et utilisaient le liquide obtenu notamment pour soulager les blessures et les problèmes de peau.

Huile essentielle de térébenthine

Ses atouts

• Expectorante et antiseptique, elle est indiquée pour toutes sortes d'infections respiratoires : bronchite, toux, rhume, grippe…

• Grâce à ses propriétés oxygénantes, elle se révèle utile quand on manque d'air, au propre comme au figuré (sensation d'étouffement, angoisses, stress…).

• Elle soulage les douleurs musculaires et articulaires.

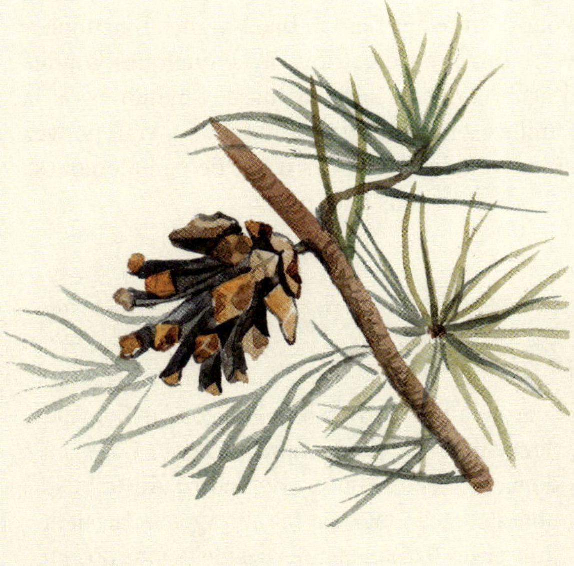

Applications pratiques

Santé

Sensation d'étouffement ? Ouvrez le flacon d'HE de térébenthine et prenez 2 à 3 profondes inspirations. En cas de douleur (musculaire, articulaire) : diluez 2 gouttes d'HE de térébenthine dans 1 cuillère à soupe d'huile végétale. Massez la zone douloureuse. Fatigué ? Diluez 10 gouttes d'HE de térébenthine + 20 gouttes d'HE de citron dans 100 ml d'huile d'amande douce. Massez-vous les jambes et les bras.

Maison

Pour désodoriser une pièce : versez quelques gouttes d'HE de térébenthine dans votre diffuseur et mettez-le en marche 4 à 5 minutes maximum.

Remarque :

L'huile essentielle de térébenthine est interdite pendant toute la grossesse et l'allaitement. Elle est également déconseillée aux enfants. Elle peut se révéler irritante pour les peaux sensibles : testez-la au creux du coude.
La térébenthine est une résine semi-liquide qui provient de certains conifères.

Huile essentielle de thym à thujanol

Ses atouts

• Antibactérienne et antivirale, elle lutte contre le développement des bactéries et des virus ! En cela, elle est particulièrement efficace dans les cas d'angine, de bronchite, de grippe, de sinusite, de rhume…
• Elle est plus généralement utile dans tous les cas d'infections : aphte, gingivite, mycose…
• C'est l'alliée du foie .
• Elle stimule la circulation et réchauffe les extrémités.
• Elle est tonifiante et rééquilibrante.

Applications pratiques

Santé

En cas d'angine : diluez 1 goutte d'HE de thym à thujanol dans 1 cuillère à café de miel. À renouveler trois à cinq fois par jour. En cas de rhume ou de toux : faites une inhalation avec 2 à 3 gouttes d'HE de thym à thujanol diluées dans un grand bol d'eau chaude.
Froid aux extrémités ? Diluez 2 gouttes d'HE de thym à thujanol dans une noisette de crème pour les mains, et massez vos doigts (mains et pieds).
Contre les rhumatismes : diluez 10 gouttes d'HE de thym à thujanol dans 1 cuillère à soupe d'huile végétale et versez dans l'eau du bain. Restez-y une dizaine de minutes.
En cas de petite déprime : respirez-la directement au flacon, pendant quelques secondes.

Maison

Pour désinfecter l'air ambiant (et prévenir les maladies de l'hiver) : versez quelques gouttes d'HE de thym à thujanol dans votre diffuseur, et mettez-le en marche pendant 4 à 5 minutes. À renouveler 3 à 4 fois par jour.

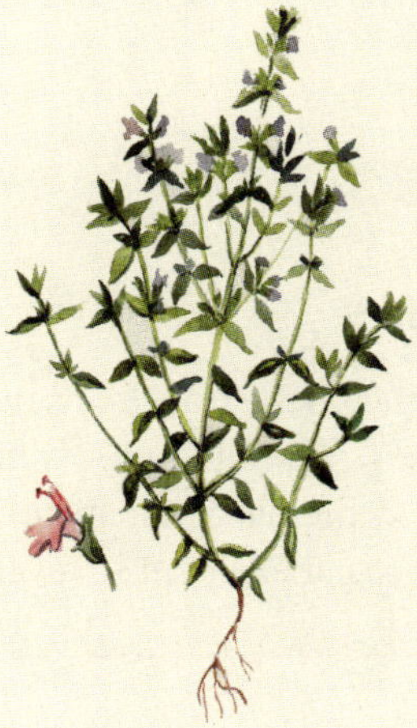

Remarque :

Il existe plusieurs sortes d'huiles essentielles de thym. Ne confondez pas celle-ci (qui est la plus facile d'accès) avec l'HE de thym à thymol (Thymus vulgaris thymoliferum) et l'HE de thym à linalol (Thymus vulgaris linaloliferum).

Huile essentielle de valériane officinale

Ses atouts

• Grâce à ses vertus calmantes, cette huile essentielle est recommandée en cas d'anxiété, d'agitation, de manque de concentration, de problèmes de sommeil… Elle est utile également pour éviter le stress, quand on arrête de fumer par exemple.

• Elle est efficace en cas d'hypertension et de tachycardie.

• Elle est aussi un bon tonique veineux, à utiliser par exemple pour soulager les jambes lourdes ou les problèmes de circulation.

• Elle peut calmer les spasmes digestifs.

• Elle permet de faire baisser la fièvre.

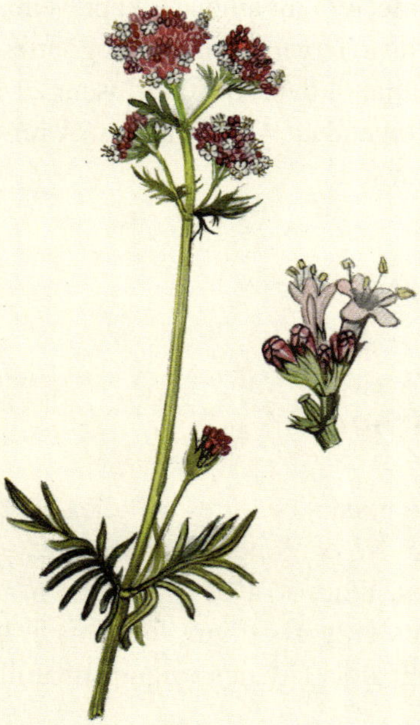

Applications pratiques

Beauté

Pour un bain de pieds anti-jambes lourdes : mélangez 3 gouttes d'HE de valériane officinale + 1 poignée de gros sel gris + 1 cuillère à soupe de base pour le bain (ou d'huile végétale). Versez le tout dans une bassine remplie d'eau tiède et trempez-y vos pieds pendant 15 minutes.

Santé

En cas de nervosité ou de problème de sommeil : déposez 1 goutte d'HE de valériane officinale sur un mouchoir en papier et respirez quelques instants. Vous pouvez également utiliser cette huile essentielle dans un diffuseur électrique, le soir, pour évacuer le stress et les tensions.

Remarque :

Cette huile essentielle est déconseillée pendant la grossesse, l'allaitement ainsi que chez les enfants. Elle s'emploie uniquement en externe et toujours diluée car elle peut se révéler irritante.

Huile essentielle de vanille

Ses atouts

• Sur la peau, elle a des vertus hydratantes, régénérantes et purifiantes.
• C'est un antidépressif naturel. Grâce à ses vertus relaxantes, apaisantes et positivantes, elle peut être utile en cas de déprime, de fatigue, de tristesse… C'est également un très bon stimulant, elle aurait même des propriétés aphrodisiaques sur les hommes.
• Elle ouvre l'appétit, stimule la digestion et lutte contre les ballonnements.
• Elle parfume agréablement toute la maison.
• En cuisine, elle s'utilise pour apporter une note vanillée aux desserts : crèmes, gâteaux, entremets, glaces…

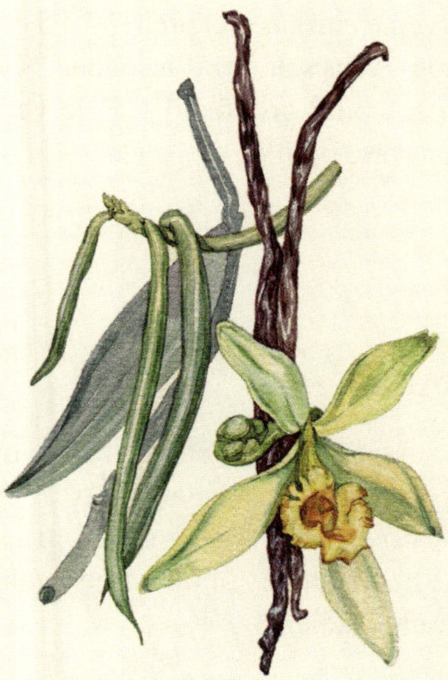

Applications pratiques

Beauté

Pour hydrater et régénérer la peau : ajoutez 1 goutte d'HE de vanille dans votre dose quotidienne de crème de jour et appliquez sur la peau en évitant le contour des yeux.
Pour parfumer votre gel douche : versez 20 gouttes d'HE de vanille dans votre flacon (250 ml).

Santé

Fatigue, tristesse, déprime : diluez 3 gouttes d'HE de vanille dans 1 cuillère à soupe d'huile végétale et massez le ventre avec cette préparation. Vous pouvez également déposer 1 goutte d'HE de vanille sur la face interne du poignet.
En cas de problème de digestion : déposez 1 goutte d'HE de vanille sur un petit sucre et avalez en fin de repas.

Remarque :

L'huile essentielle de vanille (ou vanilline) n'est pas, à proprement parler, une huile essentielle : il s'agit d'une oléorésine. Elle est issue de la macération des gousses séchées dans de l'alcool, ce qui explique sa consistance très visqueuse. Pour faciliter son écoulement, faites chauffer légèrement le flacon sous un filet d'eau chaude.

Huile essentielle de verveine citronnée (ou verveine odorante)

Ses atouts

• Grâce à ses vertus calmantes, elle est préconisée dans les cas d'angoisse ou d'anxiété.
• Anti-inflammatoire, elle soulage les arthrites, les rhumatismes, les douleurs musculaires…
• Elle favorise le sommeil.
• Elle assainit les peaux grasses.

Applications pratiques

Beauté

Spécial peaux grasses : versez 5 gouttes d'HE de verveine citronnée dans 1 bol d'eau chaude. Placez votre visage au-dessus, avec une serviette sur votre tête. Laissez les vapeurs nettoyer votre peau pendant 2 à 3 minutes, avant d'essuyer avec un morceau de coton.

Pour se détendre, le soir avant le coucher : diluez 10 à 15 gouttes d'HE de verveine citronnée dans 1 cuillère à soupe d'huile végétale ou de base pour le bain, versez dans le bain et restez-y une dizaine de minutes.

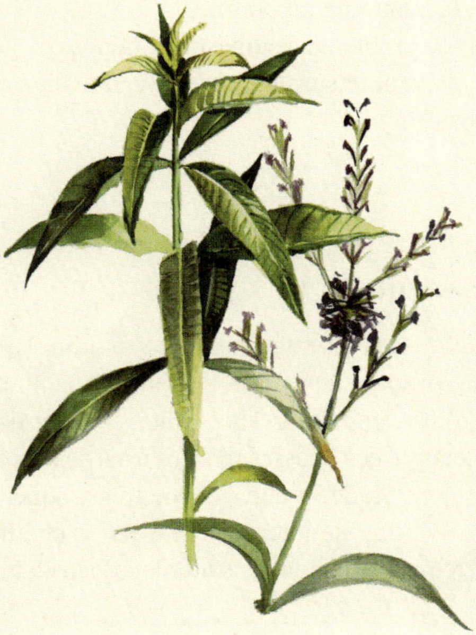

Santé

En cas de douleurs rhumatismales ou musculaires : diluez 4 gouttes d'HE de verveine citronnée dans 1 cuillère à soupe d'huile végétale et massez la zone douloureuse.

En cas d'angoisse ou de stress : ouvrez le flacon d'HE de verveine citronnée et prenez 4 à 5 inspirations profondes. Vous souffrez d'insomnie ? Chaque soir, déposez 1 ou 2 gouttes d'HE de verveine citronnée sur votre oreiller.

Remarque :

Cette huile essentielle peut être irritante : faites un test en déposant 1 goutte au creux de votre coude. Elle est également photosensibilisante : attendez 2 heures après application avant de vous exposer au soleil.

Huile essentielle de vétiver

Ses atouts

- Elle est utilisée comme tonique circulatoire, dans les cas de varices, d'œdèmes…
- Elle stimule les défenses immunitaires.
- Surnommée l'huile de la tranquillité, elle calme et apaise. À recommander aux personnes stressées, nerveuses ou sujettes aux insomnies.

Applications pratiques

Santé

En cas de problèmes de circulation, de jambes lourdes : mélangez 3 gouttes d'HE de vétiver dans 1 cuillère à soupe d'huile végétale et massez-vous les jambes en remontant des chevilles aux genoux.

En cas de stress ou d'agitation : diluez 3 gouttes d'HE de vétiver + 3 gouttes d'HE d'orange douce dans 1 cuillère à soupe d'huile végétale. Versez dans l'eau du bain et restez-y une dizaine de minutes.

Vous souffrez d'insomnies ? Dans un petit flacon, mélangez 10 gouttes d'HE de vétiver + 10 gouttes d'HE de camomille + 10 gouttes d'HE de mélisse. Prenez 1 goutte de ce mélange le soir, dans une petite cuillère de miel, trois ou quatre heures avant d'aller vous coucher.

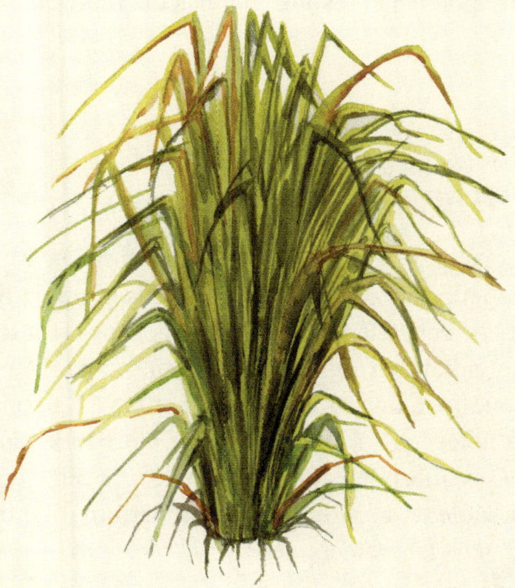

Maison

Pour parfumer la maison (et stimuler ses défenses immunitaires) : versez quelques gouttes d'HE de vétiver dans votre diffuseur et mettez-le en marche pendant 4 à 5 minutes. Vous pouvez l'associer à quelques gouttes d'HE de bergamote ou de ciste ladanifère.

Remarque :

Cette huile essentielle épaisse est également très appréciée en parfumerie, notamment dans les parfums masculins, pour ses notes boisées, aromatiques et vertes.

Huile essentielle de violette odorante

Ses atouts

• Cette huile essentielle aux vertus apaisantes est très prisée pour calmer les troubles du sommeil, les migraines ou les baisses de moral.

• Elle est également conseillée en cas de toux, de maux de gorge, de rhume…

• Antiseptique, elle permet d'atténuer les petits problèmes de peau : eczéma, dermite, acné, inflammations, plaies…

• C'est également une bonne alliée contre les douleurs rhumatismales.

• En cosmétique, on l'utilise pour réveiller le teint et les peaux fatiguées.

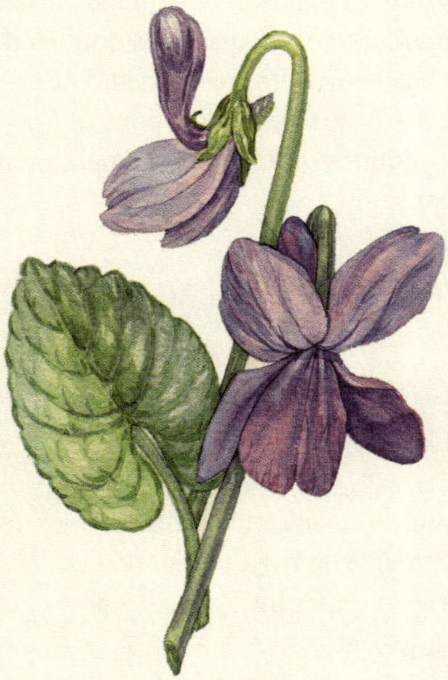

Applications pratiques

Beauté

Teint terne, mine fatiguée ? Diluez 1 goutte d'HE de violette odorante dans votre dose de crème de jour et appliquez sur le visage en évitant le contour des yeux.

Pour un parfum 100 % naturel : mélangez 1 à 2 gouttes d'HE de violette dans quelques gouttes d'huile végétale et appliquez dans le cou et sur les poignets.

Santé

En cas de stress ou d'insomnie : déposez 1 goutte d'HE de violette odorante sur un mouchoir ou sur votre poignet et respirez à plusieurs reprises.

Remarque :

Cette huile essentielle est en réalité ce que l'on appelle un « absolu » : elle est obtenue à partir d'une concrète (la matière première des feuilles de violette extraite par un solvant), elle-même soumise à un processus d'extraction à l'alcool. À noter : elle n'est pas extraite des fleurs mais des feuilles de la plante. Elle ne sent donc pas la violette, mais développe un parfum d'herbe fraîche légèrement fleuri.

Huile essentielle d'ylang-ylang

Ses atouts

• Tonifiante, elle aide à lutter contre la fatigue, qu'elle soit d'ordre physique ou mental. On lui attribue aussi des vertus aphrodisiaques.
• Elle apaise et permet de retrouver sa sérénité.
• Elle peut également aider à ralentir la chute des cheveux.

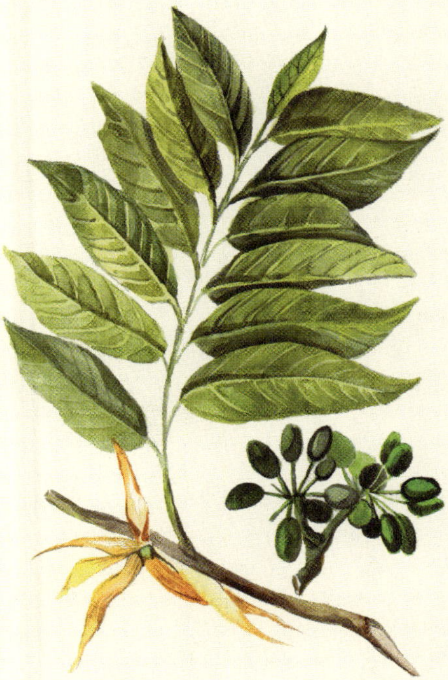

Applications pratiques

Beauté

Pour tonifier les cheveux ou ralentir leur chute : ajoutez 1 goutte d'HE d'ylang-ylang à votre dose de shampooing habituel.
Si vous avez les cheveux secs, vous pouvez également, avant le shampooing, appliquer 1 cuillère à soupe d'huile d'argan + 1 goutte d'HE d'ylang-ylang. Massez légèrement et laissez poser environ 1 heure avant de procéder au shampooing.

Santé

En cas de baisse de la libido : diluez 4 gouttes d'HE d'ylang-ylang + 8 gouttes d'HE de lavande vraie dans 1 cuillère à soupe d'huile végétale ou de base pour le bain. Versez dans l'eau du bain et restez-y une dizaine de minutes. Vous pouvez également avaler 1 goutte d'HE d'ylang-ylang sur un petit morceau de sucre, le soir, avant le coucher. En cas de stress : respirez cette huile directement au flacon, en prenant 3 ou 4 inspirations.

Remarque :

Dans les huiles essentielles d'ylang-ylang, il existe des qualités différentes : ylang-ylang extra, extra supérieur, I, II, III ou complet. La plus employée en aromathérapie (et la meilleure en terme de qualité) est l'ylang-ylang complet ou Totum.

Les huiles essentielles complémentaires

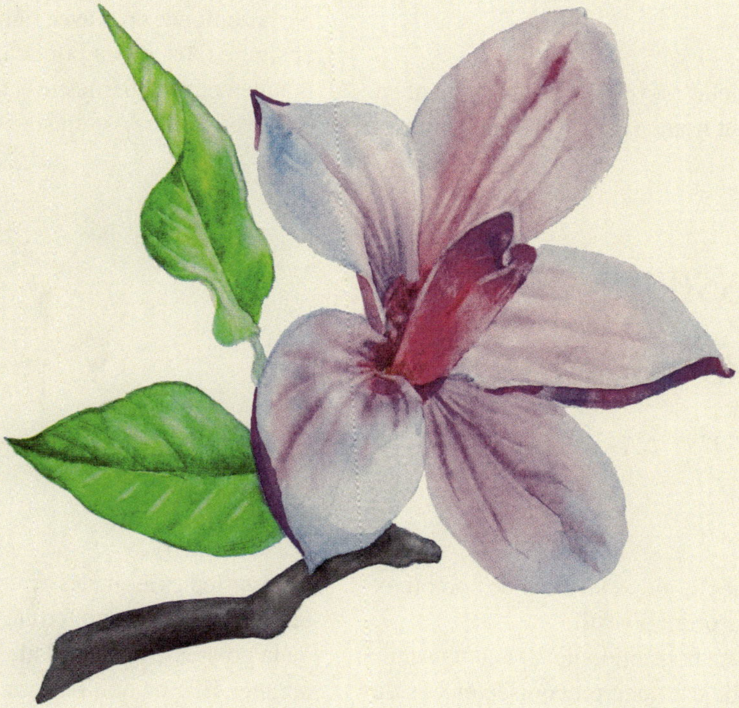

Huile essentielle d'absinthe

ARTEMISIA ABSINTHIUM

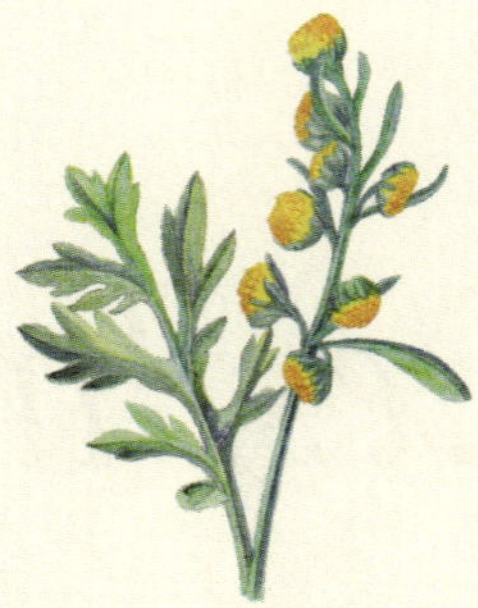

Les atouts :

- Cette huile essentielle est principalement utilisée pour soulager les troubles digestifs, pour stimuler la sécrétion des sucs biliaires et gastriques ainsi que pour donner de l'appétit.
- Elle permet également de lutter contre les parasites intestinaux.

Précautions :

Cette huile essentielle est vendue exclusivement en pharmacie car son utilisation demande de nombreuses précautions. Son administration doit faire l'objet d'un suivi par un spécialiste en aromathérapie.
Elle est formellement interdite pendant la grossesse, parce qu'elle est abortive. Elle ne doit pas non plus être utilisée pendant toute la durée de l'allaitement et chez les enfants. Elle est également neurotoxique : son usage prolongé est donc déconseillé.
Ne la confondez pas avec l'huile essentielle de petite absinthe (Artemisia pontica) qui est aussi vendue uniquement en pharmacie et l'huile essentielle d'absinthe africaine (Artemisia afra).

Huile essentielle d'achillée de Ligurie

ACHILLEA LIGUSTICA

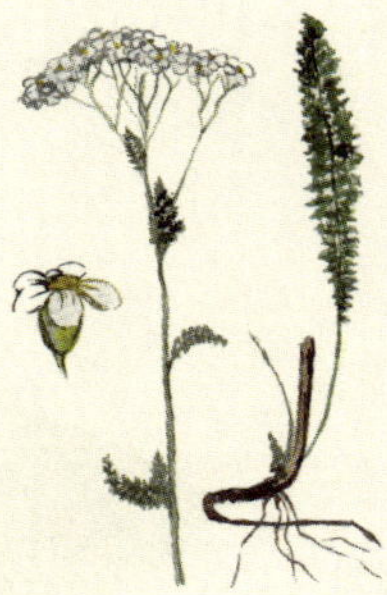

Les atouts :

- Cette huile essentielle aide à atténuer de nombreux petits problèmes d'ordre digestif.
- C'est également un bon antidouleur et un bon anti-inflammatoire. Elle est donc préconisée en cas de névralgies ou de rhumatismes.
- Elle a des propriétés cicatrisantes, utiles pour aider à la cicatrisation des petites plaies cutanées.

Précautions :

Comme toutes les huiles essentielles d'achillée, celle-ci est formellement interdite pendant toute la durée de la grossesse et de l'allaitement ainsi que chez les enfants. Elle ne doit pas non plus être utilisée chez les personnes épileptiques.
À forte dose, elle peut être neurotoxique. Ne la prenez pas par voie orale sans l'avis préalable d'un aromathérapeute.

Huile essentielle d'acore vrai ou acore odorant

ACORUS CALAMUS SHYOBUNONIFERUM

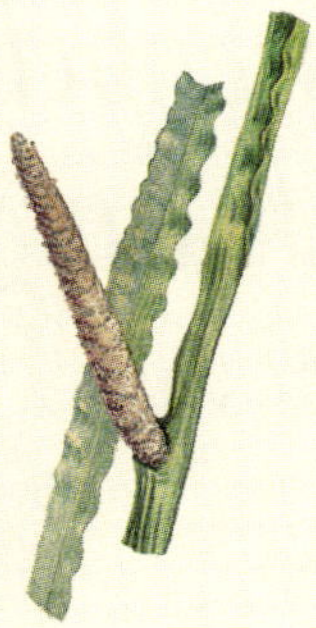

Les atouts :

- Cette huile essentielle a de puissantes propriétés à la fois relaxantes et stimulantes. Idéale par exemple pour retrouver son calme quand on est angoissé ou nerveux.
- C'est également un excellent anti-inflammatoire.
- Elle apaise les maux d'estomac (brûlures, acidité…) et stimule le système digestif.
- Elle possède des propriétés apéritives (c'est-à-dire qu'elle ouvre l'appétit).
- Elle a également des vertus bactéricides.

Précautions :

Cette huile essentielle est strictement interdite aux femmes enceintes et allaitantes. Elle ne doit pas non plus être utilisée chez les enfants.
Toxique à haute dose, elle ne doit pas être employée sur une période prolongée, surtout en utilisation cutanée (risques de cancer de la peau).

Huile essentielle d'ajowan

TRACHYSPERMUM AMMI

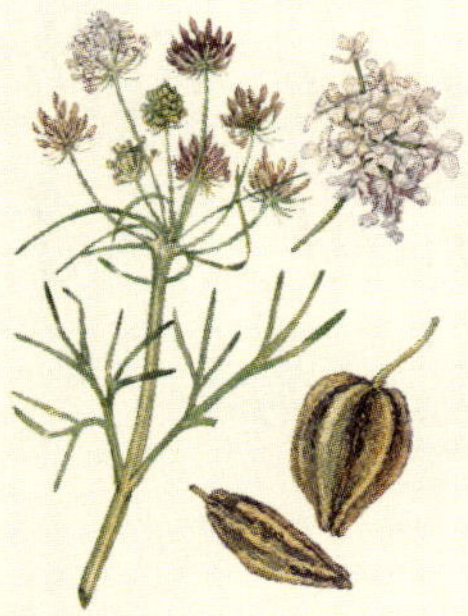

Les atouts :

- Cette huile essentielle est un puissant antifongique, antiparasitaire, antibactérien et antiviral : elle est donc indiquée pour tous les types d'infections (intestinales, cutanées, virales, ORL…).
- Elle a des vertus tonifiantes et aphrodisiaques.

Précautions :

Elle ne doit pas être utilisée pendant toute la grossesse et de l'allaitement ainsi que chez les enfants. Attention, elle est très dermocaustique, c'est-à-dire irritante pour la peau : utilisez-la toujours diluée dans une huile végétale. Elle ne doit pas non plus être utilisée dans le bain. Son usage doit être limité dans le temps : demandez conseil à un spécialiste et respectez à la lettre les dosages qu'il vous indique. L'ajowan est une graine originaire d'Inde, proche du carvi, du cumin et de l'aneth. On l'appelle aussi « thym des Indes » car son goût rappelle celui du thym.

Huile essentielle d'amande amère

PRUNUS AMYGDALUS

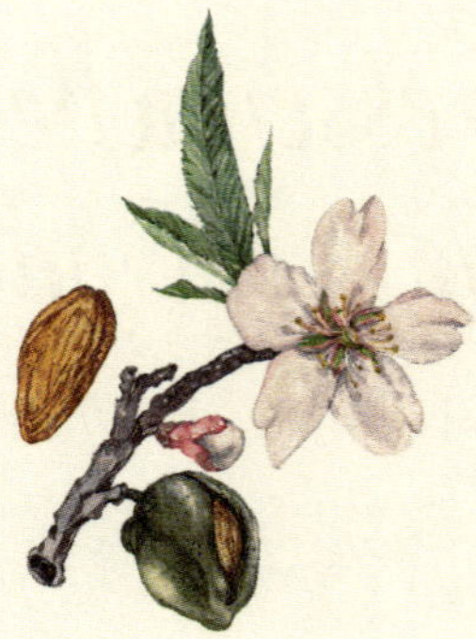

Les atouts :

- Cette huile essentielle à l'odeur sucrée, proche de celle du sirop d'orgeat, est principalement utilisée en cuisine pour aromatiser les pâtisseries, les crèmes, les frangipanes, les glaces…
- Elle a également des propriétés tonifiantes et stimulantes sur la peau.
- En parfumerie, elle est très utilisée pour son odeur intense. Idéale pour parfumer vos soins maison : gels douche, sels de bain, savons…

Précautions :

En application cutanée, cette huile essentielle peut causer des allergies. Testez-la sur un petit carré de peau pour détecter une éventuelle irritation ou rougeur.

Cette huile essentielle est extraite des amandes de l'amandier amer. À ne pas confondre avec l'amandier doux, dont sont extraits l'huile végétale d'amande douce et le lait d'amande (de qualité alimentaire).

Huile essentielle d'amyris (ou santal des Indes)

AMYRIS BALSAMIFERA

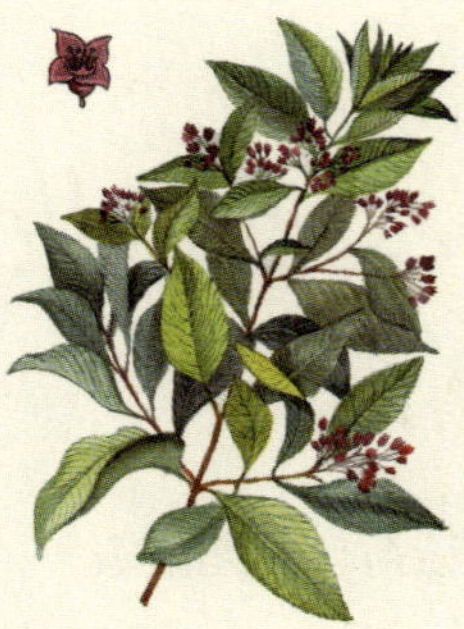

Les atouts :

- Cette huile essentielle est un excellent décongestionnant veineux et lymphatique, particulièrement indiquée en massage (diluée dans une huile végétale) pour lutter contre les varices, les hémorroïdes, les jambes lourdes…
- Grâce à ses propriétés relaxantes et positivantes, elle est indiquée pour apaiser le stress et l'anxiété, favoriser la méditation et le lâcher-prise. À utiliser en diffusion ou dans le bain, diluée dans une huile végétale.

Précautions :

Attention car cette huile essentielle peut être toxique pour les reins.

Son utilisation est déconseillée pendant la grossesse et chez les enfants.

Malgré des noms proches, cette huile essentielle ne doit pas être confondue avec l'huile essentielle de santal blanc (Santalum album).

Huile essentielle d'aneth odorant

Anethum graveolens

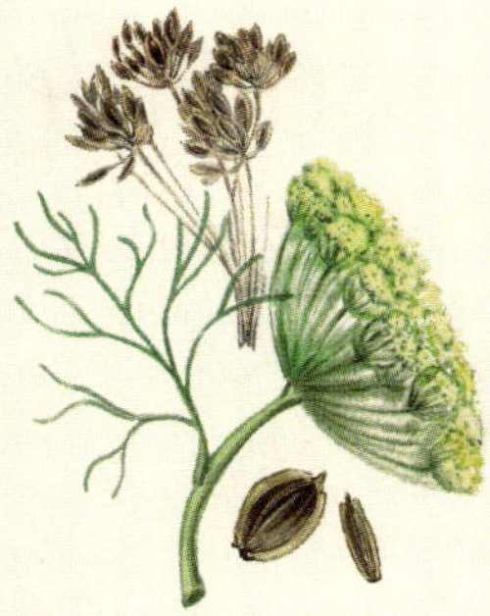

Les atouts :

- Grâce à ses propriétés mucolytiques, cette huile essentielle est particulièrement indiquée en cas de congestion des poumons, de bronchite par exemple.
- Elle facilite la digestion et l'élimination des gaz : elle peut donc être utilisée pour soulager les ballonnements, les maux de ventre…

Précautions :

L'huile essentielle d'aneth odorant est interdite pendant toute la durée de la grossesse et de l'allaitement, ainsi que chez les enfants, les personnes épileptiques et les personnes âgées. C'est également le cas de l'huile essentielle d'aneth des Indes (Anethum sowa).
Attention : ses effets sont très puissants. Demandez conseil à un spécialiste avant toute utilisation, respectez à la lettre les dosages indiqués et ne l'utilisez pas sur une période prolongée.
Elle ne doit surtout pas être utilisée pure sur la peau.

Huile essentielle d'anis vert

Pimpinella anisum

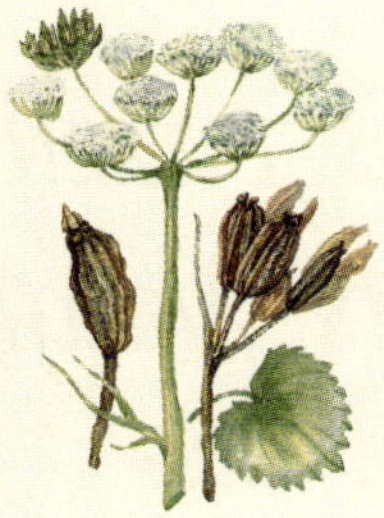

Les atouts :

- Cette huile essentielle est utile pour soulager tous les petits problèmes d'ordre digestif : aérophagie, flatulences, colites spasmodiques, indigestion, vomissements…
- Elle est également préconisée lors de la ménopause car elle permet de lutter contre les bouffées de chaleur.
- Elle a un effet « hormon-like », c'est-à-dire qu'elle mime les hormones. Elle peut donc être indiquée en cas de règles irrégulières, d'absence de règles, de douleurs menstruelles… À utiliser en massage dans le bas du dos et sur le bas-ventre, toujours diluée dans une huile végétale.
- Elle active aussi les montées de lait.
- Elle calme les palpitations cardiaques.

Précautions :

Attention car à forte dose et en cas d'utilisation prolongée, cette huile essentielle a des effets analgésiques, euphorisants et même légèrement stupéfiants.
Son utilisation est interdite pendant toute la grossesse, ainsi que chez les enfants.
Elle peut également déclencher des allergies chez certaines personnes.

Huile essentielle d'aquilaria

AQUILARIA AGALLOCHA

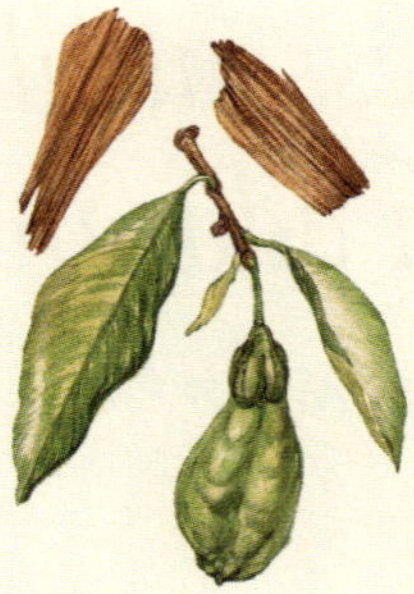

Les atouts :

- Cette huile essentielle est principalement utilisée pour ses propriétés de décongestionnant lymphatique et veineux. Elle est donc particulièrement indiquée en cas d'insuffisance veineuse (problèmes de jambes lourdes, varices…) et d'œdème des membres inférieurs.

Précautions :

Elle ne présente pas de contre-indications connues. Mais elle ne doit pas être employée pendant la grossesse.

L'aquilaria ou agarwood est un arbre originaire du sud-est asiatique : c'est le bois odorant le plus précieux du monde. D'où le prix extrêmement élevé de son huile essentielle, extraite par fermentation du bois dans de l'eau puis par distillation à la vapeur d'eau : comptez entre 35 et 40 € minimum pour un seul millilitre !

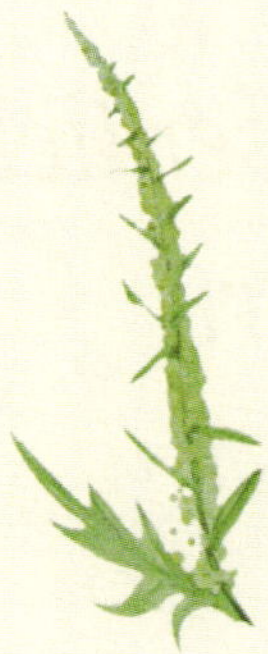

Huile essentielle d'armoise vulgaire

ARTEMISIA VULGARIS

Les atouts :

- Cette huile essentielle est principalement indiquée en cas d'infection respiratoire et bronchique.
- Elle peut également être utile en cas de règles irrégulières ou douloureuses.
- Elle calme les maux de ventre.
- Tonifiante, elle a aussi des vertus apéritives.

Précautions :

Cette huile essentielle est très puissante, elle peut même se révéler dangereuse. Il faut donc toujours l'employer sous le contrôle d'un spécialiste.

Comme les nombreuses autres huiles essentielles d'armoise (Artemisia annua, Artemisia arborescens, Artemisia herba alba davanonifera, Artemisia alba thujonifera), elle est vendue uniquement en pharmacie.

Son utilisation est formellement interdite pendant toute la durée de la grossesse et de l'allaitement, ainsi que chez les jeunes enfants, les personnes épileptiques et les personnes âgées.

Elle ne doit surtout pas être utilisée pure sur la peau.

Huile essentielle d'aunée

INULA HELENIUM

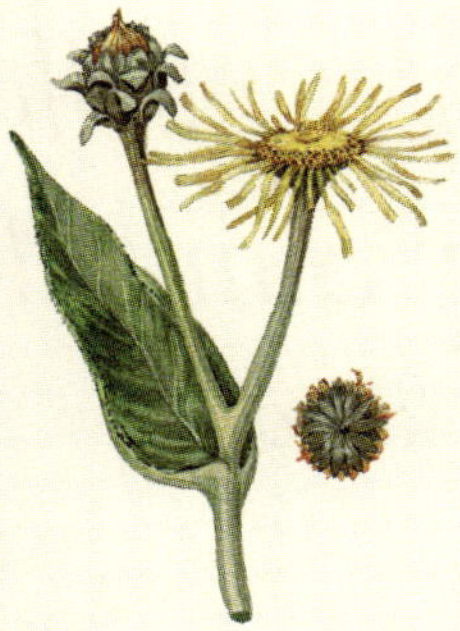

Les atouts :

- Cette huile essentielle a des propriétés tonifiantes.
- Expectorante et antitussive, elle peut être utilisée en cas de toux, de bronchite…
- Antibactérienne, anti-infectieuse et antifongique, elle aide à lutter contre de nombreuses infections.
- Elle a également une action stimulante sur la digestion.

Précautions :

Cette huile essentielle est en vente libre. Pourtant, elle ne doit jamais être utilisée en automédication car, en cas de surdosage ou de mauvaise utilisation, elle est neurotoxique. Demandez conseil à un spécialiste et suivez à la lettre ses recommandations.
Évidemment, elle est strictement interdite pendant toute la grossesse, l'allaitement ainsi que chez les enfants de moins de 12 ans.
Elle est déconseillée en cas de mastopathie ou de cancer du sein.

Huile essentielle de basilic camphré

OCIMUM CANUM CAMPHORIFERUM

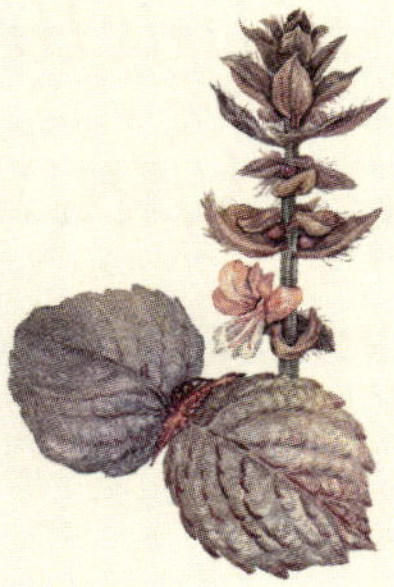

Les atouts :

- Cette huile essentielle est un antispasmodique.
- Elle a également des propriétés utiles en cas d'hypertension artérielle ou d'affections cardiovasculaires.
- Anticatarrhale et mucolytique, elle peut aussi être utilisée en cas de bronchite.

Précautions :

Cette huile essentielle est relativement rare et peu connue : ne la confondez pas avec l'huile essentielle de basilic sacré (Ocimum sanctum) et l'huile essentielle de basilic exotique (Ocimum basilicum), beaucoup plus faciles à utiliser.
Elle est en vente libre. Pourtant, il ne faut pas l'employer en automédication, sans surveillance d'un spécialiste, car elle est neurotoxique.
Elle est strictement interdite pendant toute la durée de la grossesse et de l'allaitement, ainsi que chez les enfants.

Huile essentielle de Bay Saint-Thomas

PIMENTA RACEMOSA

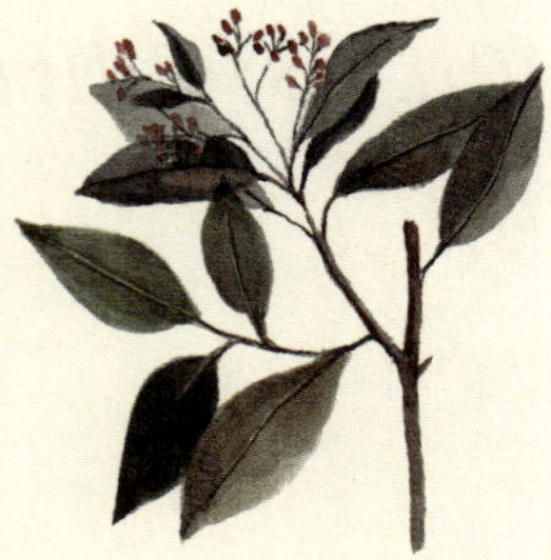

Les atouts :

- Grâce à ses propriétés tonifiantes, cette huile essentielle est principalement utilisée comme un fortifiant pour la chevelure : elle stimule la pousse des cheveux, les rend plus forts et plus épais. Elle est également parfaite pour assainir les cheveux gras.
- Elle permet également de soulager les douleurs articulaires et musculaires.

Précautions :

Cette huile essentielle est dermocaustique. Elle peut donc être irritante, particulièrement sur les peaux sensibles : utilisez-la toujours diluée dans une huile végétale ou une base (shampooing, masque capillaire…).

Huile essentielle de bois de Guaïac

BULNESIA SARMIENTI

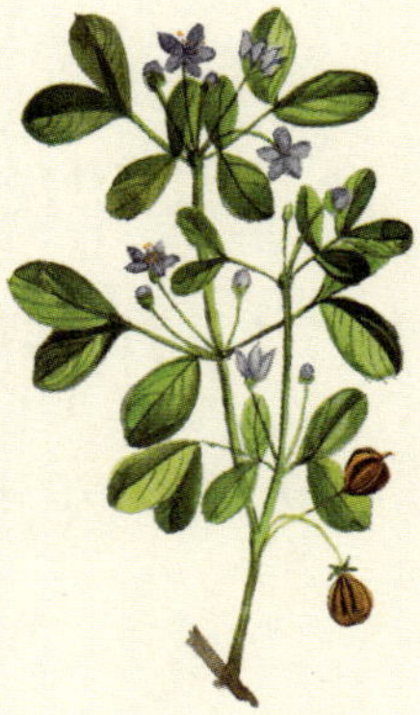

Les atouts :

- Cette huile essentielle a des propriétés décongestionnantes, utiles en cas de problèmes veineux par exemple (varices, hémorroïdes…).
- Elle est également utilisée comme antiseptique ou comme anesthésique local léger.
- Grâce à ses propriétés stimulantes, elle est indiquée en cas de fatigue intense.
- Dans l'industrie cosmétique, on l'utilise pour son parfum boisé, notamment dans certains soins pour les hommes.

Précautions :

Cette huile essentielle est très visqueuse. Pour la fluidifier et la faire couler, il est conseillé de chauffer légèrement le flacon, sous un filet d'eau chaude ou au bain-marie par exemple.

Huile essentielle de bois de Hô

Cinnamomum camphora CT linalol

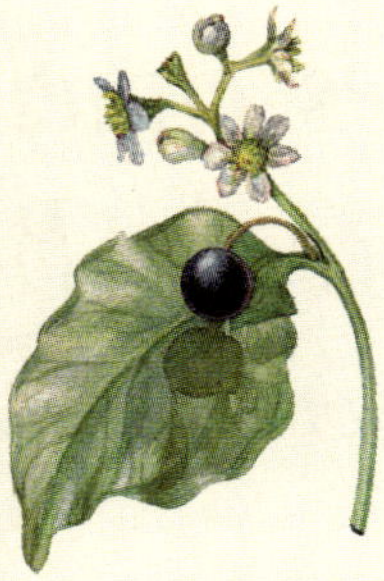

Les atouts :

- Cette huile essentielle est un antibactérien et un anti-infectieux. Elle est donc indiquée en cas d'infection respiratoire : bronchite, grippe… Elle stimule aussi le système immunitaire.
- Grâce à ses vertus antifongiques, elle est efficace en cas de mycose.
- Elle aide à combattre la fatigue et la déprime.
- C'est également un aphrodisiaque efficace.

Précautions :

Cette huile essentielle est déconseillée pendant toute la durée de la grossesse et de l'allaitement, ainsi que chez les enfants.

Elle peut être dermocaustique : si vous l'appliquez sur la peau, utilisez-la toujours diluée dans une huile végétale.

Le bois de Hô est de la même famille que le ravintsara (Cinnamomum camphora cineoliferum). Mais son parfum ressemble beaucoup à celui de l'huile essentielle de bois de rose (Aniba rosaeodora).

Huile essentielle de cabreuva

Myrocarpus fastigiatus

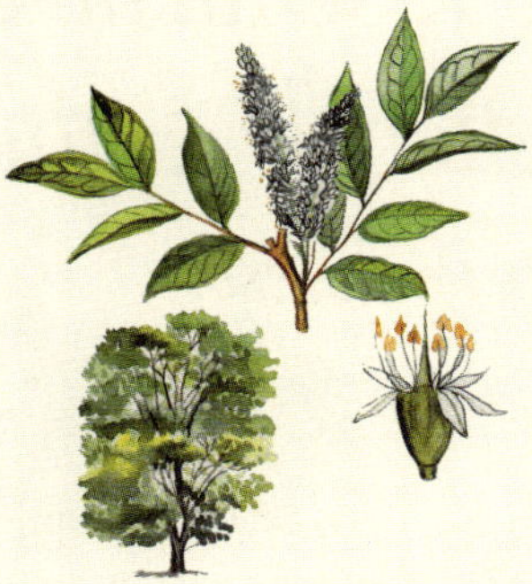

Les atouts :

- Cette huile essentielle a un effet « hormon-like », c'est-à-dire qu'elle « mime » les hormones.
- Tonifiante, énergisante et stimulante, elle est conseillée en cas de fatigue… Elle a aussi des vertus aphrodisiaques sur l'homme.
- Grâce à ses vertus chauffantes, elle est également indiquée en cas de polyarthrite rhumatoïde : on la retrouve d'ailleurs dans certaines huiles de massage ou de bain conçues pour la détente des muscles et des articulations (associée par exemple à de l'huile végétale d'arnica).

Précautions :

Cette huile essentielle est réservée aux hommes, elle ne doit pas être utilisée chez les femmes et chez les enfants.

Huile essentielle de camphre de Bornéo

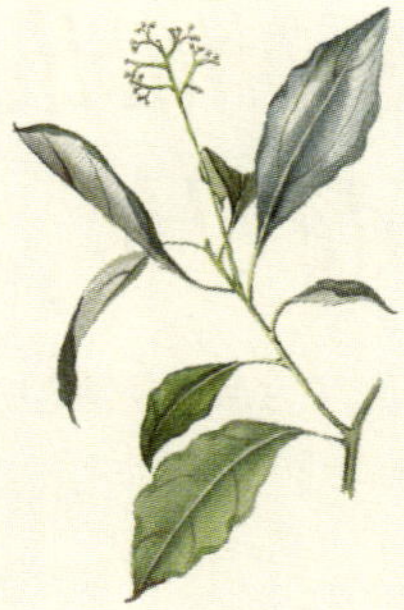

DRYOBALANOPS CAMPHORA

Les atouts :

- Cette huile essentielle est principalement utilisée pour calmer les infections de la sphère respiratoire : bronchite, grippe, toux…
- Grâce à ses propriétés apaisantes et tonifiantes, elle est utile en cas de fatigue nerveuse ou physique, stress, anxiété, angoisse…
- Elle est également préconisée pour soulager les rhumatismes.

Précautions :

Ne la confondez pas avec l'huile essentielle de camphrier du Japon (Cinnamomum camphora) dont les propriétés sont beaucoup moins nombreuses (elle est uniquement indiquée en cas de fatigue).

Huile essentielle de cannelier de Chine

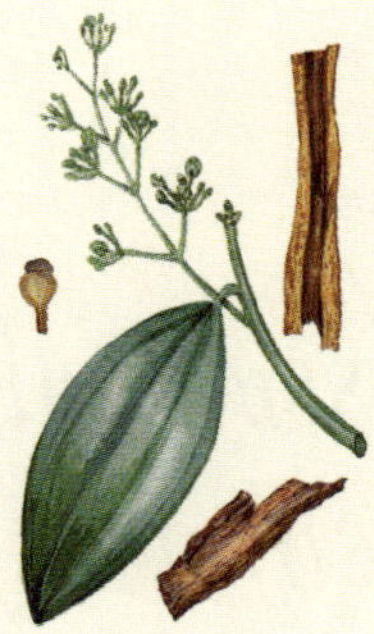

CINNAMOMUM CASSIA

Les atouts :

- Cette huile essentielle est un antiseptique très utile et polyvalent : elle est efficace pour lutter contre les bactéries, les champignons, les virus, les parasites… Elle est donc indiquée aussi bien en cas de troubles intestinaux que d'infections locales, de grippe ou de mycose.
- C'est également un excellent stimulant, utile en cas de fatigue. Elle a même des vertus aphrodisiaques.
- En diffusion, elle permet de réveiller les sens. À associer à une huile essentielle plus discrète, par exemple l'huile essentielle d'orange douce.

Précautions :

Cette huile essentielle ne doit pas être utilisée pendant la grossesse et l'allaitement ainsi que chez les enfants. Attention, elle est très dermocaustique : en externe, utilisez-la avec les plus grandes précautions, et toujours suffisamment diluée dans une huile végétale.
Par voie interne, demandez conseil à un spécialiste, car elle est vraiment très puissante. Dans tous les cas, respectez à la lettre les dosages.

Huile essentielle de cannelier du Vietnam

Cinnamomum Loureirii

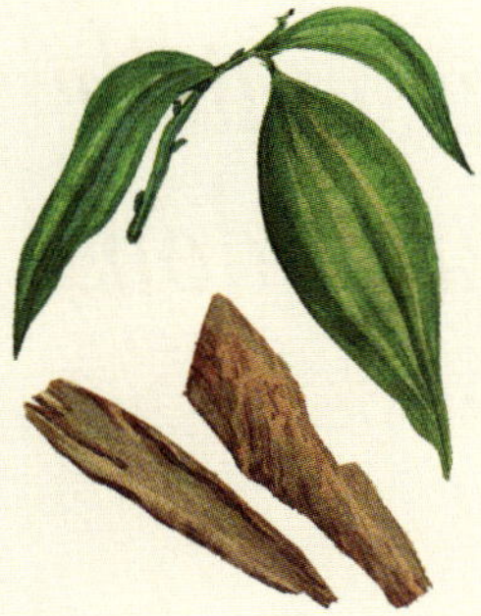

Les atouts :

- Cette huile essentielle est particulièrement efficace en cas d'infections parasitaires et d'infections bactériennes.
- Elle agit également sur l'inflammation des muqueuses de l'intestin qui peut être due à un virus, une bactérie ou un parasite.
- Elle est également indiquée en cas de fièvre tropicale.
- C'est aussi un bon tonifiant, à utiliser en cas de fatigue générale.

Précautions :

Comme toutes les huiles essentielles de cannelle, celle-ci est très dermocaustique : ne l'utilisez pas en application cutanée.

Huile essentielle de cèdre de Virginie

Juniperus virginiana

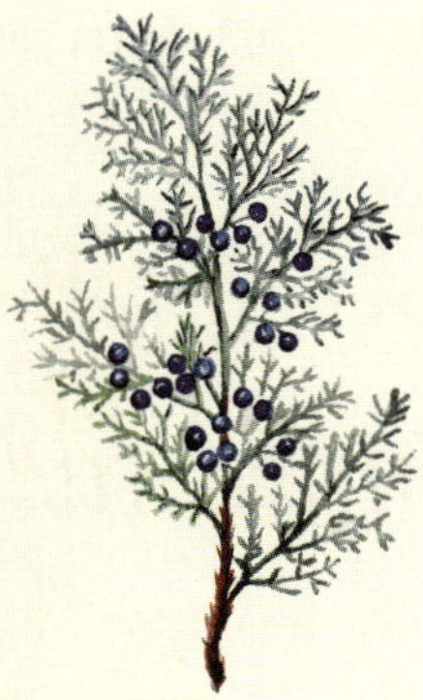

Les atouts :

- Cette huile essentielle est un bon décongestionnant veineux : elle stimule la circulation sanguine. À conseiller donc en massage en cas de jambes lourdes, de varices, d'hémorroïdes…
- C'est aussi un bon décongestionnant lymphatique, utilisé pour lutter contre la cellulite et la rétention d'eau. À utiliser en massage ou dans le bain, toujours diluée dans de l'huile végétale (par exemple de l'huile de macadamia).
- Elle a également des propriétés cicatrisantes, utiles pour atténuer certains petits problèmes de peau (eczéma) ou de cuir chevelu (mycose).

Précautions :

Cette huile essentielle ne doit pas être utilisée pendant la grossesse et chez les enfants.

Ne la confondez pas l'HE de cèdre de l'Atlantique ou de l'Atlas (Cedrus atlantica), l'HE de cèdre du Texas (Juniperus mexicana) ou l'HE de cèdre de l'Himalaya (Cedrus deodora).

Huile essentielle de chanvre doux

CANNABIS SATIVA

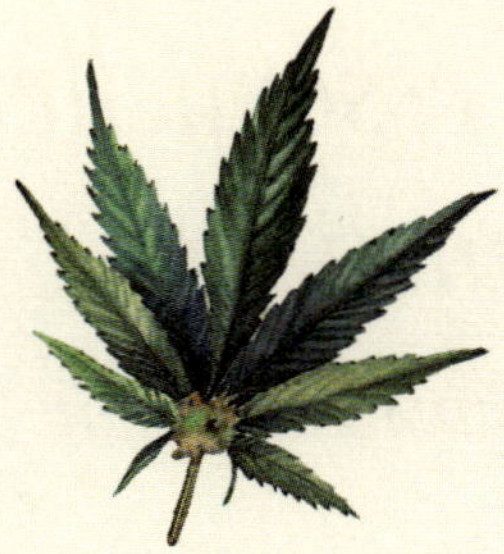

Les atouts :

- Anti-inflammatoire, elle est efficace en cas de crampe, de fatigue musculaire… Elle peut également être employée en cas de bronchite ou d'inflammation du tube digestif.
- Elle aide à la cicatrisation des petites blessures.
- Tonifiante, elle stimule la pousse des cheveux en renforçant les racines.
- Grâce à ses vertus relaxantes, elle peut aussi être utilisée en massage, diluée dans une huile végétale.
- Elle est également utilisée comme arôme alimentaire dans certaines friandises ou gâteaux.

Précautions :

Contrairement à ce que l'on pourrait croire, l'huile essentielle de chanvre est dénuée d'effets psychotropes car sa teneur en THC est très faible !
Ne la confondez pas avec l'huile de chanvre, qui est une huile végétale extraite des graines de la plante. L'HE de chanvre doux est, elle, est produite par distillation des sommités fleuries de la plante.

Huile essentielle de citronnelle de Java

CYMBOPOGON WINTERIANUS

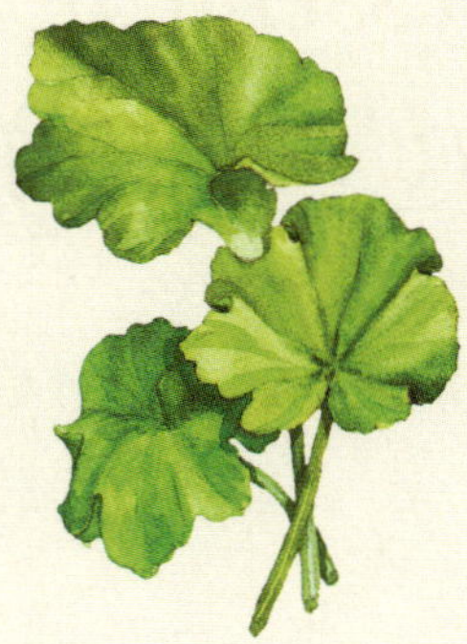

Les atouts :

- Anti-inflammatoire, elle est particulièrement indiquée en massage, diluée dans une huile végétale, en cas de rhumatismes, d'arthrite, de tendinite, de douleurs articulaires…
- Elle repousse les moustiques et aide à soulager leurs piqûres.
- En diffusion, elle désodorise et assainit l'air ambiant.
- On peut également l'utiliser en cuisine, à toute petite dose, pour donner un parfum d'Asie à ses plats.

Précautions :

Cette huile essentielle peut être irritante, particulièrement sur les peaux sensibles : utilisez-la toujours diluée dans une huile végétale.
Le genre Cymbopogon compte pas moins de 50 espèces différentes. Vous trouverez donc de nombreuses sortes d'huiles essentielles de citronnelle, par exemple l'HE de citronnelle de Ceylan (Cymbopogon nardus) ou l'HE de lemon-grass (Cymbopogon citratus ou flexuosus).

Huile essentielle de clémentine de Corse

CITRUS CLEMENTINA

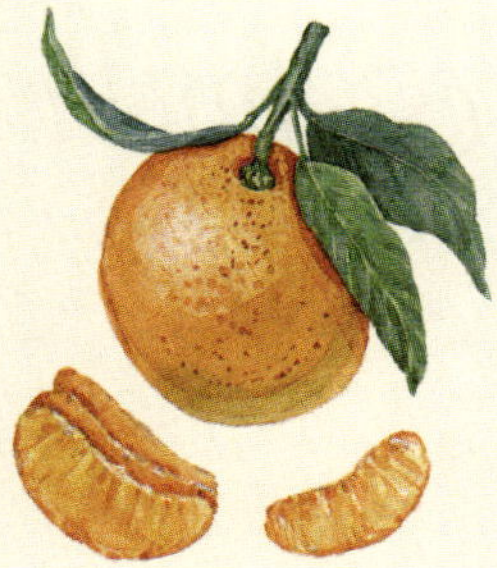

Les atouts :

- Grâce à ses effets calmants, elle favorise le sommeil, apaise le stress, les angoisses.
- C'est également un bon stimulant gastrique et hépatique. En clair, elle aide à digérer. Elle calme aussi les spasmes intestinaux.
- On l'utilise également en massage, toujours diluée dans une huile végétale, contre la rétention d'eau, la cellulite, les vergetures… ou en soin pour la peau (notamment en cas de peau grasse, de teint terne…).
- Elle a également des propriétés antiseptiques, utiles en cas de petits problèmes de peau : verrues ou acné par exemple.

Précautions :

Cette huile essentielle a des propriétés comparables à celles de l'HE de mandarine (Citrus reticulata var. mandarin ou Citrus nobilis var. deliciosa). Son avantage : elle n'est pas photosensibilisante (on peut donc s'exposer au soleil après application).

Huile essentielle de combawa

CITRUS HYSTRIX

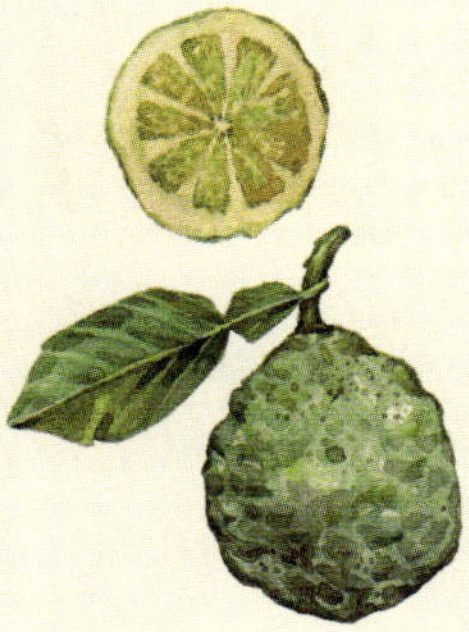

Les atouts :

- Grâce à ses vertus relaxantes et sédatives, cette huile essentielle est parfaitement indiquée en cas de stress, d'anxiété, de crises d'angoisse, d'agitation, de fatigue chronique… Elle aide aussi à retrouver un sommeil plus paisible et aide à lutter contre les insomnies.
- C'est également un bon tonique digestif, utile en cas de digestion lente ou de repas copieux.
- Elle possède également des propriétés anti-inflammatoires, efficaces en cas de rhumatismes, d'arthrite, de douleurs musculaires ou articulaires.
- En cuisine, elle parfume délicatement certains plats.

Précautions :

Cette huile essentielle est extraite non pas du zeste du fruit, mais de ses feuilles. D'où son nom de « petit grain ».

Huile essentielle de cubèbe

PIPER CUBEBA

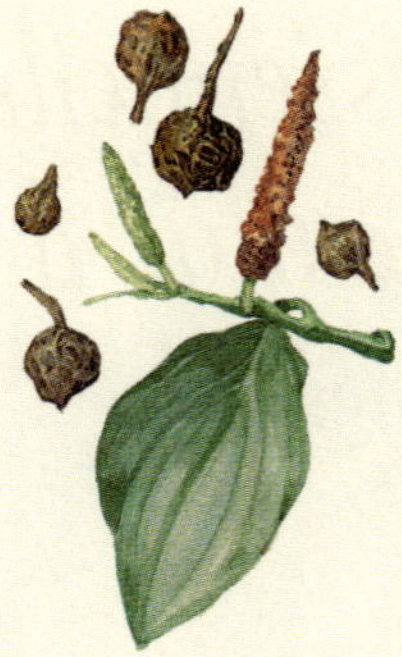

Les atouts :

- Tonifiante, elle stimule la circulation sanguine et lymphatique. Utile notamment en cas de rétention d'eau.
- On l'utilise également en cas d'insuffisance digestive, hépatique ou pancréatique.
- Elle aide à soulager différentes douleurs : rhumatismes, arthrite, maux de dents, migraines…
- Elle est également utile en cas de fatigue ou de petite baisse de forme.
- Elle s'utilise également en cuisine, notamment dans les plats indonésiens, indiens ou maghrébins.

Précautions :

Attention, cette huile essentielle peut être irritante, particulièrement si vous avez la peau sensible.
Dans ce cas, ne l'utilisez pas en application cutanée.
La cubèbe est une épice originaire d'Inde, proche du poivre. Son goût est généralement plus fort. C'est un composant de la poudre de curry ou du ras-el-hanout.

Huile essentielle de cyprès bleu de l'Arizona

CUPRESSUS ARIZONICA

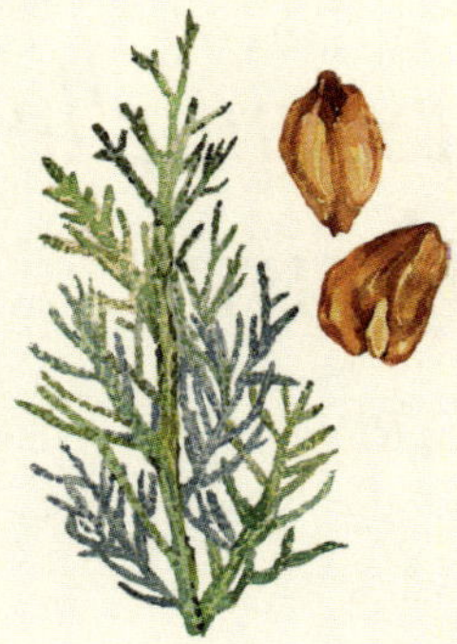

Les atouts :

- La principale propriété de cette huile essentielle : elle est lipolytique, c'est-à-dire qu'elle aide à déloger les réserves de graisses.

Précautions :

Cette huile essentielle est très toxique en cas de surdosage ou de mauvaise utilisation. Il est donc préférable de demander conseil à un spécialiste avant utilisation.
Respectez à la lettre les dosages et ne l'utilisez pas sur une période prolongée.
Au regard de sa puissance, cette huile essentielle est évidemment strictement interdite pendant toute la durée de la grossesse (car elle est abortive) et de l'allaitement, ainsi que chez les enfants.
Dans tous les cas, ne la confondez pas avec l'huile essentielle de cyprès toujours vert (Cupressus sempervirens).

Huile essentielle de davana

Artemisia pallens

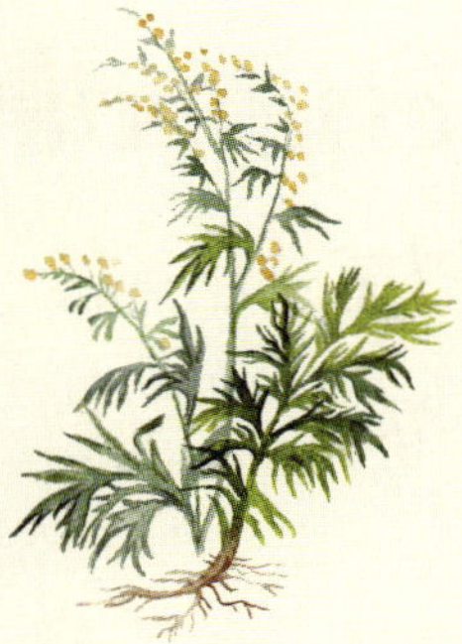

Les atouts :

- Cette huile essentielle protège de certaines infections virales comme la rougeole, la grippe…
- Elle a également des propriétés antibactériennes et antifongiques.
- Elle a des vertus relaxantes, utiles en cas d'angoisse, de trac ou d'inquiétude. Elle est idéale aussi en cas de sautes d'humeur. Elle aurait aussi des vertus aphrodisiaques.
- Grâce à son odeur boisée et fruitée (qui rappelle l'abricot), elle entre aussi dans la composition de nombreux parfums.

Précautions :

Cette huile essentielle est déconseillée pendant la grossesse et l'allaitement, ainsi que chez les enfants. Respectez à la lettre les dosages car, mal utilisée, elle peut être neurotoxique.
Le davana est une herbe aromatique de la même famille que l'armoise, l'absinthe ou l'estragon.

Huile essentielle d'élémi de Manille

Canarium luzonicum

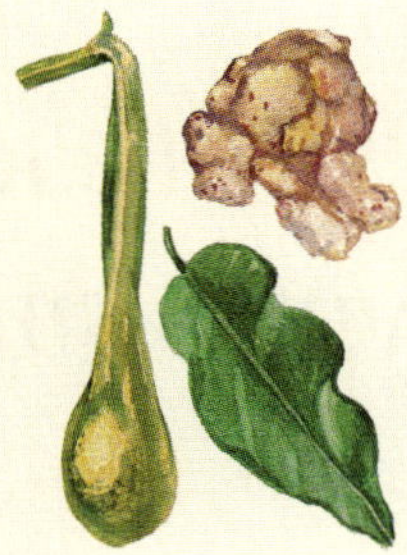

Les atouts :

- Antiseptique et cicatrisante, cette huile essentielle est principalement utilisée pour désinfecter les petites blessures cutanées, les abcès, les inflammations de l'épiderme…
- Elle est également préconisée en cas de bronchite ou de toux.
- En massage sur l'abdomen (toujours diluée dans une huile végétale), elle facilite la digestion, soulage les crampes abdominales et la diarrhée.
- Grâce à ses bienfaits relaxants, elle est indiquée en cas de fatigue nerveuse. Elle a des vertus harmonisantes et équilibrantes.
- Elle est également utilisée en parfumerie et en cosmétique.

Précautions :

L'élémi est un arbre voisin de l'encens et originaire des Philippines et plus précisément de Manille. Là-bas, son huile essentielle, extraite de sa résine, fut longtemps utilisée pour confectionner des emplâtres et des baumes cicatrisants.

Huile essentielle d'épinette bleue

PICEA PUNGENS

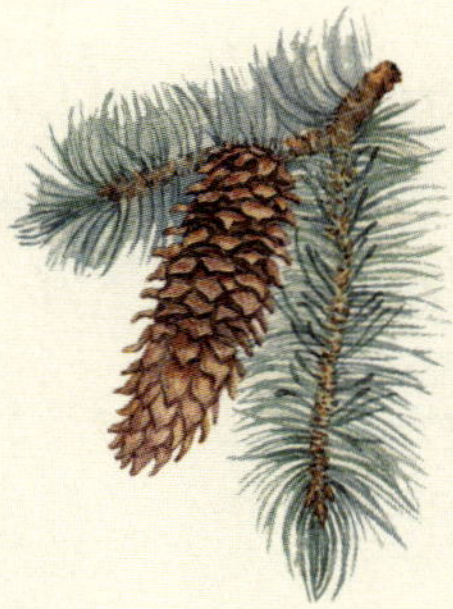

Les atouts :

- Tonifiante et positivante, elle est particulièrement utile en cas de fatigue physique ou morale, d'épuisement, de baisse de forme…
- Grâce à ses propriétés anti-infectieuses, elle est recommandée en cas de bronchite, de rhume, de sinusite…
- Anti-inflammatoire, elle aide à soulager les douleurs musculaires et les rhumatismes.
- C'est également un bon antiseptique aérien, parfait pour assainir l'air ambiant.

Précautions :

Cette huile essentielle est dermocaustique : prudence si vous avez la peau sensible. En application cutanée, veillez à l'utiliser toujours diluée dans une huile végétale.

Cette huile essentielle a quasiment les mêmes propriétés que l'huile essentielle d'épinette noire (Picea mariana) mais elle est plus tonifiante. Inconvénient : elle est moins connue donc plus difficile à trouver.

Huile essentielle d'eucalyptus smithii

EUCALYPTUS SMITHII

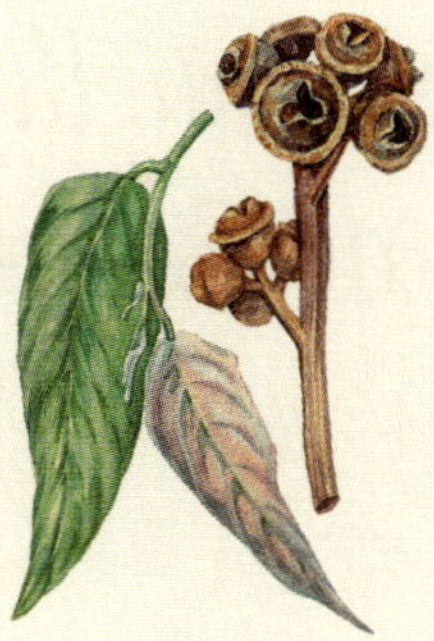

Les atouts :

- Comme toutes les autres huiles essentielles d'eucalyptus, elle a des propriétés anti-infectieuses, antibactériennes et antivirales. Elle stimule également le système immunitaire, ce qui la rend particulièrement intéressante pour prévenir les petits maux de l'hiver : toux, rhume, grippe, bronchite…
- Elle est également indiquée en cas d'acné.
- C'est un bon antiseptique aérien, utile pour désinfecter l'air ambiant quand il y a une personne malade à la maison.

Précautions :

Elle est souvent considérée comme la plus douce des huiles essentielles d'eucalyptus. Son utilisation est donc plus facile. Mais attention : elle reste déconseillée pendant la grossesse. Ne l'utilisez pas non plus en interne.

Huile essentielle de faux-poivrier

SCHINUS TEREBENTHIFOLIUS

OU SCHINUS MOLLE

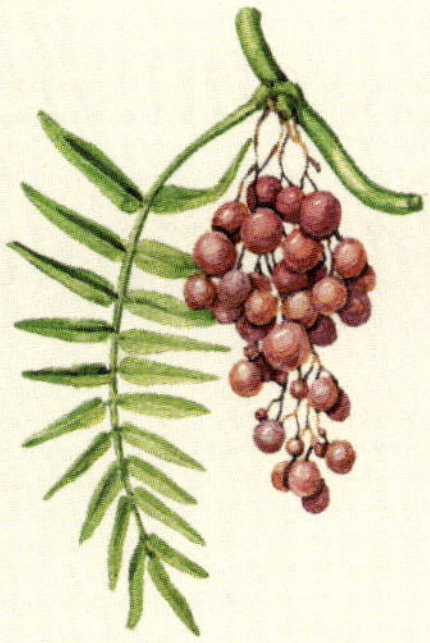

Les atouts :

- Cette huile essentielle a des vertus expectorantes : elle est donc indiquée en cas de bronchite mais aussi pour prévenir les petits maux de l'hiver grâce à son action antiseptique et antibactérienne.
- En massage (diluée dans une huile végétale), elle permet d'aider à activer la circulation sanguine car elle est tonifiante et vasoconstructrice.
- Elle aide également à prévenir et à soulager les règles douloureuses.

Précautions :

Utilisez-la de préférence toujours diluée dans une huile végétale.

Le faux-poivrier, aussi appelé arbre à poivre de Californie, est originaire d'Amérique du Sud et centrale. Il existe deux variétés très proches : Schinus molle, au Pérou, et Schinus terebenthifolius, au Brésil. Son huile essentielle est extraite des baies qu'il produit et que l'on connaît sous le nom de « baies roses » ou « poivre rose ».

Huile essentielle de férule fétide

ASA FOETIDA

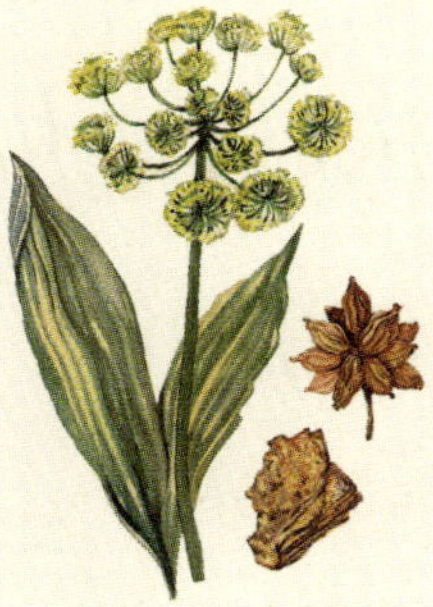

Les atouts :

- Cette huile essentielle est principalement utilisée en cas de toux, de bronchite ou d'asthme.
- Elle soulage les problèmes digestifs de toutes sortes : maux d'estomac, coliques, ballonnements, grippes intestinales…
- Elle a également des vertus calmantes : on l'utilisait d'ailleurs autrefois pour apaiser les personnes hystériques.

Précautions :

L'huile essentielle de férule fétide est extraite par distillation à la vapeur d'eau de la gomme secrétée par la plante. Elle est récoltée sur sa racine puis séchée. Cette huile essentielle est principalement prise sous forme de capsules. Car, comme son nom l'indique, elle dégage une odeur puissante, comparable à celle de l'œuf pourri ! D'où ses nombreux surnoms : ase puante, crotte du diable…

Huile essentielle de férule gommeuse

FERULA GUMMOSA

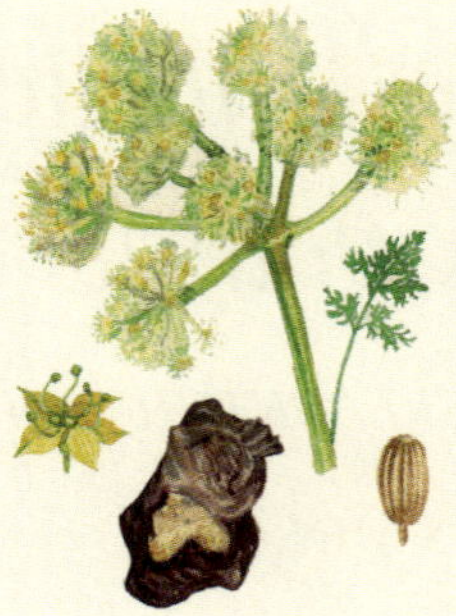

Les atouts :

- Tonifiante et stimulante, elle est préconisée en cas de fatigue, qu'elle soit d'origine physique ou nerveuse (stress).
- Elle aide à atténuer certains abcès et les furoncles.
- Anti-inflammatoire, elle soulage les douleurs musculaires et articulaires : courbatures, rhumatismes…
- Elle a aussi des propriétés anti-infectieuses.
- Grâce à son odeur boisée et balsamique, elle est très prisée en cosmétique : elle entre notamment dans la composition de certains parfums. On peut aussi s'en servir comme parfum d'ambiance dans la maison.

Précautions :

Cette huile essentielle s'utilise uniquement en externe, en massage (toujours diluée dans une huile végétale) ou en diffusion aérienne.

Cette huile essentielle est extraite de la gomme-résine de la férule gommeuse, une plante vivace originaire d'Asie occidentale.

Huile essentielle de galanga

ALPINIA OFFICINARUM

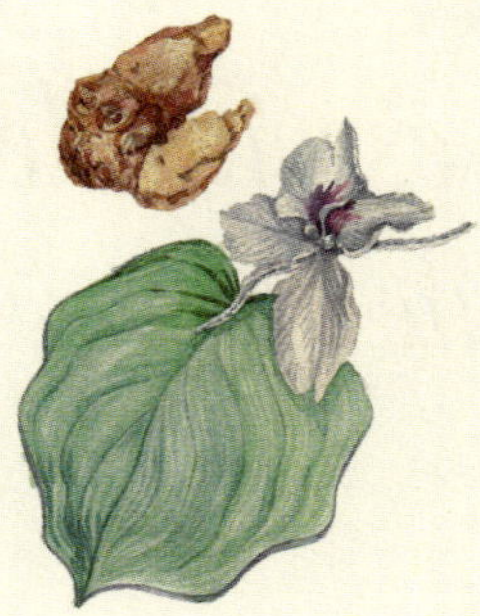

Les atouts :

- Cette huile essentielle est principalement utilisée pour des problèmes d'ordre digestif : maux d'estomac, digestion lente, spasmes… Elle facilite aussi l'évacuation des gaz.
- Elle est utile en cas de mal de mer ou de mal des transports.
- En massage sur le thorax et dans le haut du dos (diluée dans une huile végétale), elle est préconisée en cas de bronchite ou d'asthme.
- Tonifiante et stimulante, elle peut être utilisée en cas de manque de concentration ou en cas d'effort intellectuel intense (par exemple en périodes d'examens).

On lui prête également des vertus aphrodisiaques.

Précautions :

Cette huile essentielle est déconseillée pendant toute la grossesse et l'allaitement, ainsi que chez les enfants.

Huile essentielle de gaulthérie odorante

GAULTHERIA FRAGRANTISSIMA

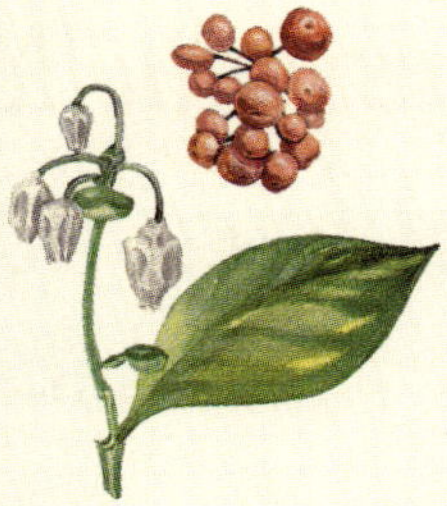

Les atouts :

- Cette huile essentielle a des propriétés anti-inflammatoires. Elle est donc particulièrement appréciée lors des massages (toujours diluée dans une huile végétale), pour soulager les douleurs musculaires et articulaires : crampe, tendinite, entorse, rhumatismes.
- Elle est également utile en cas de migraine ou de céphalée.
- Elle aide à soulager les troubles hépatiques.

Précautions :

Cette huile essentielle peut être dermocaustique : utilisez-la toujours diluée à raison d'une goutte d'HE dans 1 cuillère à café d'huile végétale.
Elle ne doit pas être utilisée pendant la grossesse et l'allaitement, ainsi que chez les enfants. Elle est également contre-indiquée chez les personnes suivant un traitement anticoagulant.
Elle a à peu près les mêmes propriétés que l'huile essentielle de gaulthérie couchée (Gaultheria procumbens).

Huile essentielle de géranium vrai

GERANIUM MACRORRHIZUM

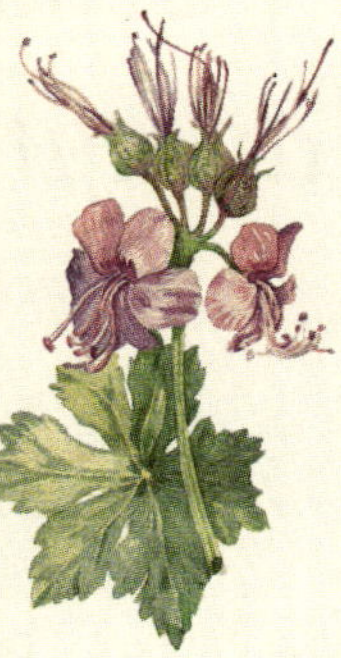

Les atouts :

- Cette huile essentielle est indiquée en cas d'infections des voies respiratoires (bronchites) et d'infections génitales.
- Elle possède également des propriétés lipolytiques (brûleuses de graisses).

Précautions :

Cette huile essentielle est strictement interdite pendant toute la grossesse et l'allaitement, ainsi que chez les enfants.
Utilisez-la par ailleurs avec la plus grande prudence, car en cas de surdosage ou de mauvaise utilisation, elle peut se révéler neurotoxique.

Huile essentielle de grande camomille

TANACETUM PARTHENIUM

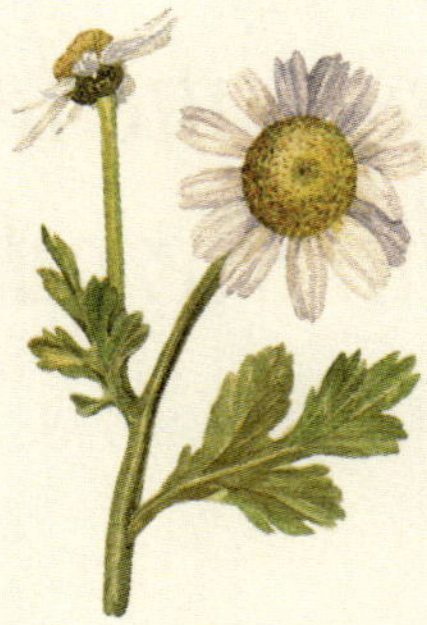

Les atouts :

- Cette huile essentielle est principalement utilisée pour ses vertus anti-maux de tête et antimigraines, notamment en prévention et sur certains types de migraines.
- Elle soulage les douleurs liées aux rhumatismes et à l'arthrite.
- Elle aide à calmer les troubles d'ordre digestif. Elle ouvre également l'appétit.
- Fleurie et légèrement camphrée, elle est aussi très utilisée en parfumerie.

Précautions :

Cette huile essentielle ne doit pas être utilisée pendant la grossesse et l'allaitement, ainsi que chez les enfants.
Ne la confondez pas avec l'huile essentielle de camomille allemande ou matricaire (Matricaria recutita) et l'huile essentielle de camomille noble ou romaine (Chamaemelum nobile).

Huile essentielle d'hélichryse de Madagascar

HELICHRYSUM GYMNOCEPHALUM

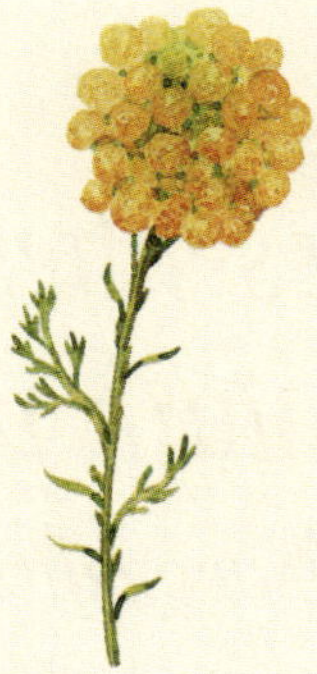

Les atouts :

- Cette huile essentielle est particulièrement efficace en cas d'infection respiratoire : rhume, bronchite, rhino-pharyngite… À utiliser également dans les rhinites allergiques ou l'asthme d'origine allergique.
- Elle stimule les défenses immunitaires.
- Elle a également des propriétés stimulantes, utiles en cas de fatigue nerveuse, de petite baisse de moral, de déprime…

Précautions :

Cette huile essentielle est déconseillée pendant la grossesse et l'allaitement, ainsi que chez les enfants.
Ne la confondez pas avec l'huile essentielle d'hélicryse italienne ou immortelle (Helichrysum italicum) qui, elle, est surtout utilisée pour son action antihématomes et décongestionnante.

Huile essentielle de houblon

HUMULUS LUPULUS

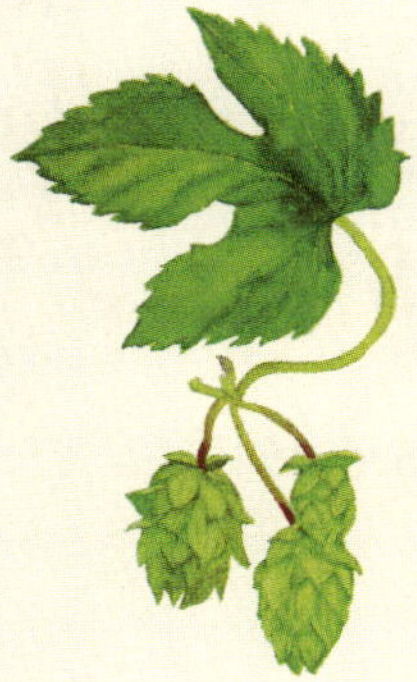

Les atouts :

- Cette huile essentielle est principalement indiquée pour ses propriétés « hormon-like » (c'est-à-dire qu'elle mime les hormones). À ce titre, elle peut être utilisée en cas de règles insuffisantes, de crampes menstruelles, d'hyperactivité sexuelle…
- Elle est également une alliée précieuse en cas de céphalées, de maux de tête…
- Légèrement calmante, elle aide à réguler le sommeil, notamment en cas d'insomnies. Elle peut également apaiser le stress, l'anxiété, la nervosité…
- Antispasmodique, elle peut être utilisée pour calmer la toux.

Précautions :

Demandez toujours l'avis d'un spécialiste avant utilisation de cette huile essentielle car elle peut être cancérigène à long terme. Suivez à la lettre les dosages indiqués et utilisez-la sur une courte période uniquement. Elle ne doit par ailleurs pas être utilisée en cas de mastose ou de cancer du sein.

Huile essentielle d'iary

PSIADIA ALTISSIMA

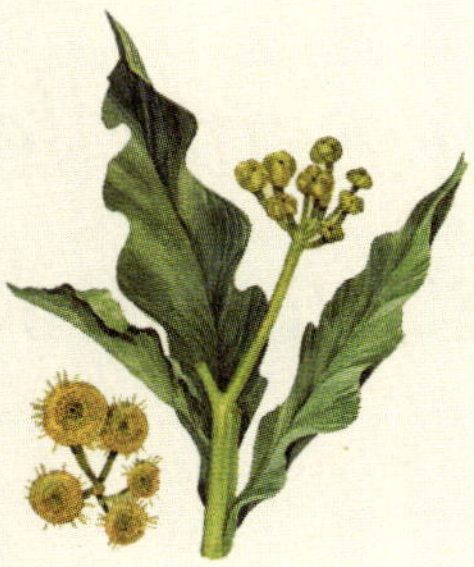

Les atouts :

- Elle est particulièrement recommandée en cas d'infection du système respiratoire car elle décongestionne les poumons et facilite la toux. C'est également un antibactérien efficace.
- Elle a des propriétés anti-inflammatoires utiles pour soulager les douleurs, les crampes, les rhumatismes… Elle est aussi préconisée en cas de règles douloureuses.
- Elle stimule la circulation sanguine. À conseiller en cas de jambes lourdes, varices… Elle peut aussi être utilisée pour préparer les muscles avant l'effort.
- En diffusion, elle assainit l'air ambiant.
- Tonifiante, elle est utile pour lutter contre la fatigue, les petites baisses d'énergie et de moral…

Précautions :

Cette huile essentielle très douce ne demande pas de mesures de prudence spécifiques. Rappelons toutefois qu'il est préférable de ne pas l'utiliser pendant la grossesse.

Huile essentielle de katafray

CEDRELOPSIS GREVEI

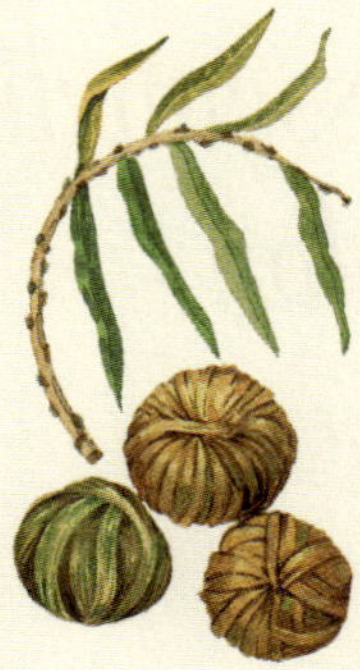

Les atouts :

- Cette huile essentielle est un excellent fortifiant et stimulant physique et intellectuel : elle est préconisée par exemple en cas de fatigue, de surmenage, de stress ou de convalescence.
- Grâce à ses puissantes vertus antidouleurs et anti-inflammatoires, elle soulage les rhumatismes, les maux de dos, de tête…
- Elle est utile en cas de petits problèmes de peau : eczéma, psoriasis, crevasses… Elle est idéale pour hydrater la peau : voilà pourquoi on la retrouve de plus en plus dans certains soins cosmétiques.
- Elle repousse les insectes indésirables : mouches, moustiques, cafards, puces…

Précautions :

Cette huile essentielle ne doit pas être utilisée pendant la grossesse et l'allaitement, ainsi que chez les jeunes enfants.
Si vous avez la peau sensible, prudence car elle peut être irritante : utilisez-la toujours diluée dans une huile végétale, et sur une courte période.

Huile essentielle de kunzea (ou kunzu)

KUNZEA AMBIGUA

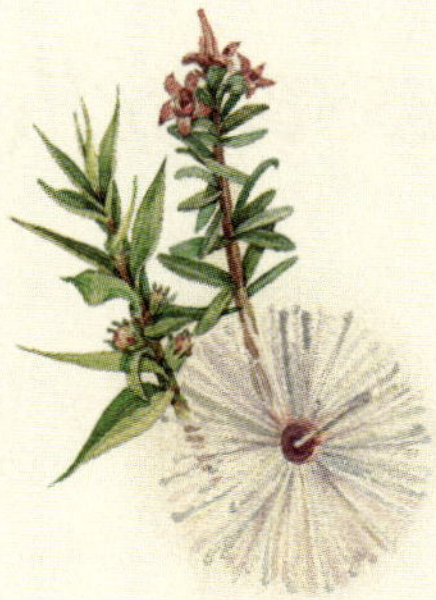

Les atouts :

- Elle est idéale pour calmer les troubles respiratoires d'origine virale, notamment la grippe. Elle soulage et apaise la toux, décongestionne les poumons… Elle s'utilise dans ce cas par voie orale ou en inhalation.
- C'est également un bon anti-inflammatoire.
- Elle permet aussi d'atténuer certaines infections de la peau ou des ongles, comme l'eczéma, les piqûres d'insectes, les mycoses (cutanées ou des ongles)…
- Tonifiante, elle aide à retrouver toute son énergie et sa motivation. À conseiller en cas de fatigue nerveuse ou chronique, de décalage horaire, d'anxiété, de nervosité… En diffusion, elle purifie l'atmosphère et aide à se détendre.

Précautions :

Cette huile essentielle est encore assez méconnue : il est donc assez difficile d'en trouver dans les magasins.

Huile essentielle de lantana

LANTANA CAMARA

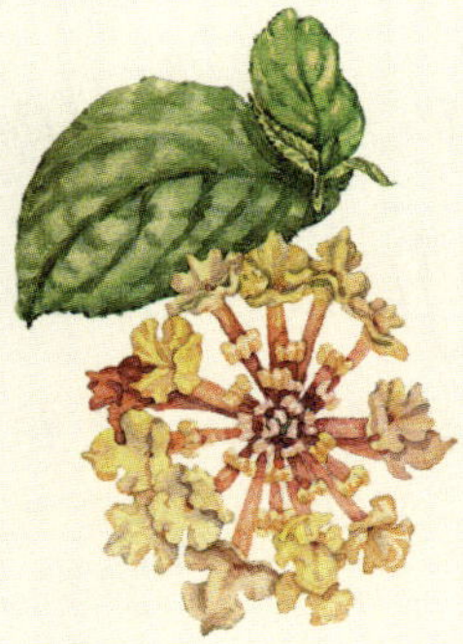

Les atouts :

- Cette huile essentielle a de puissantes vertus calmantes et sédatives, particulièrement utiles en cas de stress, de nervosité, d'insomnie, de problèmes de sommeil…
- C'est également un bon anti-douleur et anti-inflammatoire. On l'utilise en cas de règles douloureuses, d'arthrite…
- Antitoux, antispasmodique et mucolytique, elle est également indiquée en cas de bronchite ou de crise d'asthme.

Précautions :

Cette huile essentielle est strictement interdite pendant toute la durée de la grossesse et de l'allaitement, ainsi que chez les enfants.

Attention : elle est très puissante et neurotoxique si elle est mal utilisée. N'hésitez pas à demander conseil avant toute utilisation, et respectez à la lettre les dosages et les recommandations du spécialiste. Utilisez-la toujours diluée dans une huile végétale, jamais pure directement sur la peau.

Huile essentielle de magnolia

MICHELIA ALBA

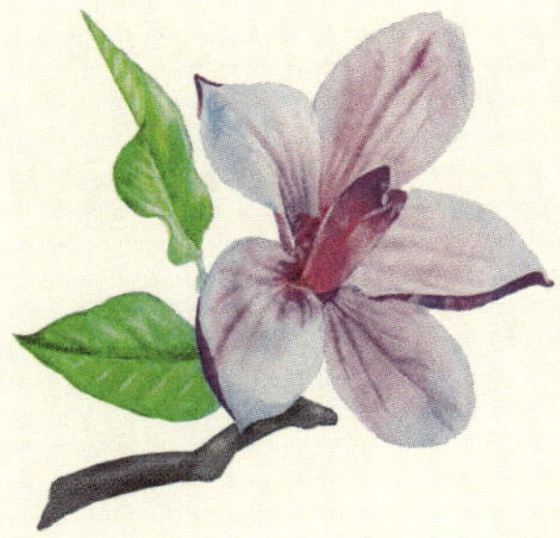

Les atouts :

- Cette huile essentielle est principalement utilisée en parfumerie pour son odeur à la fois florale, vanillée et citronnée. On la retrouve aussi dans de nombreux produits de soin pour le corps et le visage.
- En massage ou en friction, elle a aussi des propriétés calmantes et décontractantes, très utiles en cas de stress, de nervosité ou d'anxiété. Elle aide également à soulager les douleurs musculaires.
- C'est aussi une bonne alliée contre la cellulite.

Précautions :

Cette huile essentielle ne demande pas de précautions spécifiques. Rappelons simplement qu'il faut toujours l'utiliser diluée dans une huile végétale (amande douce, noisette, olive…) ou dans une base (base pour le bain par exemple). Elle ne doit pas être utilisée pendant la grossesse.

Huile essentielle de marjolaine à thujanol

ORIGANUM MAJORANA CT THUJANOL

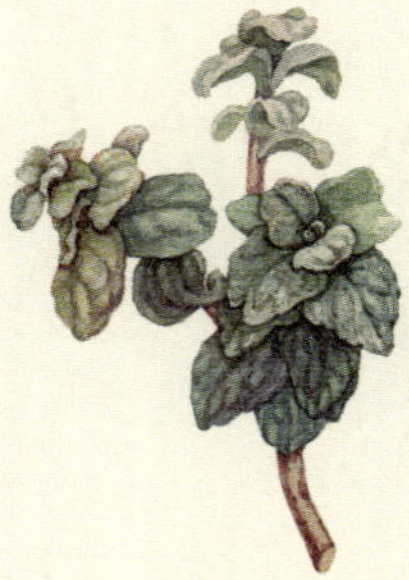

Les atouts :

- C'est un puissant antibactérien, efficace à la fois sur les bactéries, les virus et les champignons. On peut l'utiliser en cas de bronchite, d'angine, de rhume, de grippe, de mycose, d'aphte, de gingivite…
- Elle booste le système immunitaire en renforçant les défenses de l'organisme.
- Elle présente également des bienfaits sur le foie, en cas d'insuffisance hépatique, d'hépatite virale, de cirrhose…
- En massage, elle réchauffe les muscles (avant ou après une séance de sport par exemple) et stimule la circulation sanguine (en cas de jambes lourdes).
- Elle a des propriétés relaxantes et sédatives, indiquées en cas de stress, d'irritabilité ou de fatigue.

Précautions :

Cette huile essentielle est issue d'une marjolaine particulière : elle combine les bienfaits de l'huile essentielle de marjolaine à coquilles (Origanum majorana) et l'huile essentielle de thym vulgaire à thujanol (Thymus vulgaris thujanoliferum). Elle possède d'ailleurs les mêmes propriétés que cette dernière, souvent difficile à trouver.

Huile essentielle de marjolaine sylvestre

THYMUS MASTICHINA

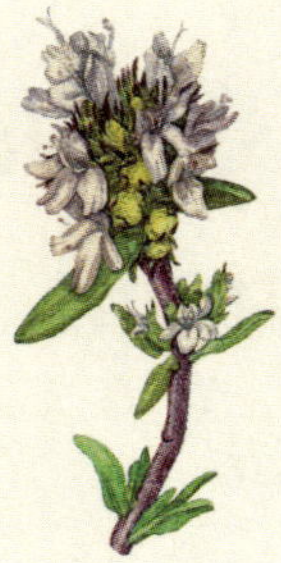

Les atouts :

- Cette huile essentielle est principalement utilisée pour ses vertus décongestionnantes et expectorantes. Elle est efficace en cas d'infection respiratoire : toux, bronchite mais aussi sinusite.
- Elle a aussi des vertus antiseptiques et antibactériennes, utiles par exemple en diffusion pour assainir l'air ambiant.
- On peut aussi l'utiliser en cuisine, pour parfumer des petits plats provençaux.

Précautions :

Cette huile essentielle ne demande pas de précautions spécifiques. Mais rappelons qu'elle ne doit pas être utilisée pendant la grossesse.
Ne la confondez pas avec l'huile essentielle de marjolaine à coquilles ou des jardins (Origanum marjorana).

Huile essentielle de mélèze

LARIX DECIDUA

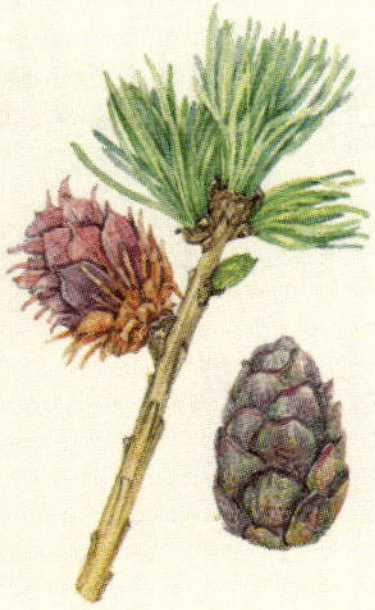

Les atouts :

- Cette huile essentielle est principalement utilisée pour ses vertus anti-rhumatismes.
- Antiseptique et anti-infectieuse, elle est indiquée en cas de pneumonie ou d'infection à pneumocoques.
- En inhalation, en massage ou dans le bain, elle est préconisée pour ses propriétés neurotoniques, notamment en cas de fatigue nerveuse, de sommeil non réparateur, de stress, de manque de confiance en soi…

Précautions :

Cette huile essentielle ne présente pas de contre-indications particulières. Attention toutefois si vous présentez une allergie ou une hypersensibilité au mélèze.

Huile essentielle de mélilot

MELILOTUS OFFICINALIS

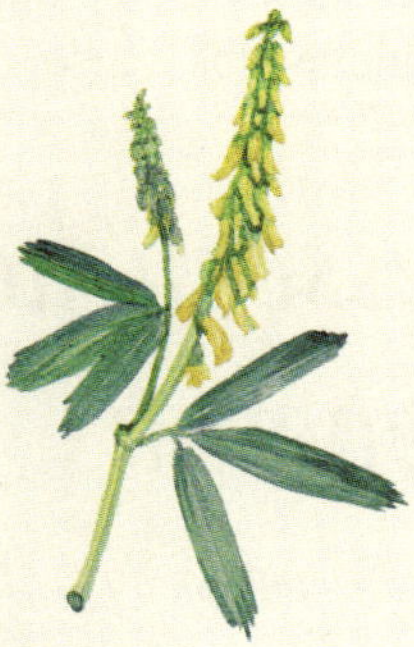

Les atouts :

- Grâce à ses propriétés calmantes et relaxantes, cette huile essentielle est parfaitement indiquée en cas de nervosité, de stress, d'insomnies, de troubles du sommeil…
- Elle est également préconisée en cas de bronchite.
- Anticoagulante, elle peut être utilisée en cas de troubles de la circulation sanguine : jambes lourdes, varices, insuffisance veineuse…
- En cosmétique, elle lutte efficacement contre les petites rougeurs.

Précautions :

Cette huile essentielle est déconseillée pendant la grossesse et l'allaitement, ainsi que chez les enfants. Attention : elle peut provoquer des allergies chez certaines personnes sensibles.

Comme elle a des vertus anticoagulantes, elle est déconseillée chez les personnes hémophiles et chez les personnes qui suivent un traitement anticoagulant.

Huile essentielle de menthe des champs

MENTHA ARVENSIS

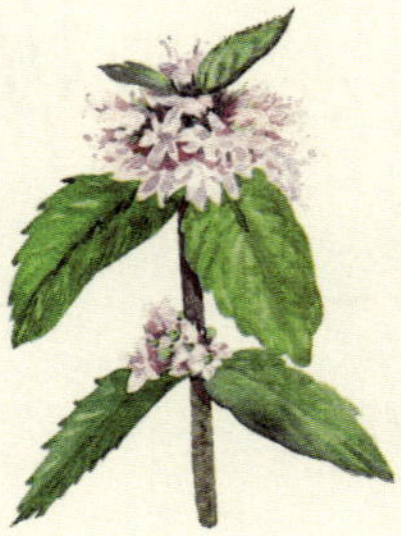

Les atouts :

- Cette huile essentielle est un excellent tonifiant : elle redonne du dynamisme et favorise la concentration.
- C'est l'alliée d'une bonne digestion : elle aide à digérer après un repas un peu lourd, soulage les nausées, agit contre les vomissements et les flatulences.
- Elle est efficace en cas de maux de tête ou de migraines.
- Antibactérienne, elle est préconisée en cas de rhume, sinusite…
- Rafraîchissante, elle peut être utilisée en diffusion pour assainir l'air ambiant, en association avec une autre huile essentielle plus douce.

Précautions :

Attention : cette huile essentielle peut être très irritante. Ne l'utilisez jamais pure mais toujours diluée dans une huile végétale.
Elle est strictement interdite pendant toute la durée de la grossesse et de l'allaitement, ainsi que chez les enfants. Évitez également de l'utiliser chez les personnes épileptiques et les personnes âgées.
Respectez à la lettre les dosages et ne l'utilisez pas sur une période prolongée.

Huile essentielle de millepertuis

HYPERICUM PERFORATUM

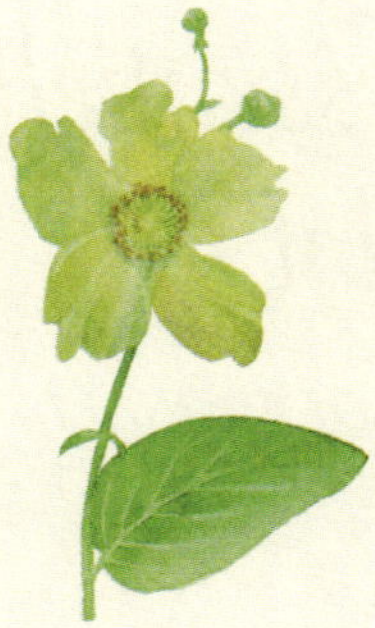

Les atouts :

- Elle a une action anti-inflammatoire, en particulier au niveau des muqueuses. Voilà pourquoi elle est indiquée en cas de vaginite (sous forme d'ovules à commander en pharmacie) ou de stomatites.

Précautions :

Attention : ne vous exposez pas au soleil après application sur la peau, car cette huile essentielle est photosensibilisante. Elle peut aussi provoquer des allergies, notamment chez les personnes sensibles.
Elle est également déconseillée pendant la grossesse et l'allaitement.
Ne la confondez avec le macérât huileux de millepertuis, qui est le résultat de la macération de fleurs de millepertuis dans une huile végétale. Il est beaucoup plus connu (et plus facile à trouver !) que l'huile essentielle du même nom.

Huile essentielle de moutarde noire

BRASSICA NIGRA

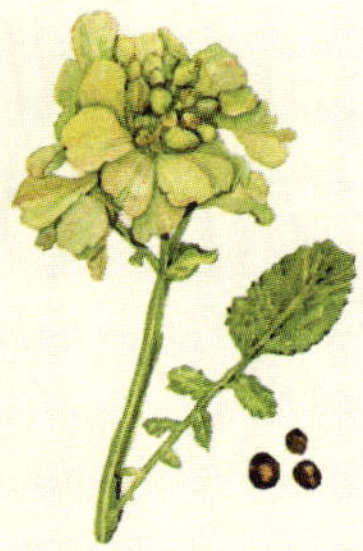

Les atouts :

- Cette huile essentielle a des propriétés diurétiques.
- En cataplasme, elle soulage les rhumatismes et les douleurs musculaires.
- Elle est également indiquée en cas d'hypertension artérielle.
- En friction sur le cuir chevelu, elle ralentit la chute des cheveux et favorise leur repousse.
- Grâce à son parfum particulièrement puissant, âcre et irritant, elle aide à repousser les insectes nuisibles comme les blattes. À ce titre, vous pouvez l'utiliser en diffusion… à condition de ne pas rester dans la pièce. À votre retour, ouvrez les fenêtres.

Précautions :

Cette huile essentielle est très puissante : utilisez-la uniquement sur les conseils d'un spécialiste et suivez à la lettre les dosages indiqués.

Elle est par ailleurs strictement interdite pendant toute la durée de la grossesse et de l'allaitement, ainsi que chez les enfants.

Huile essentielle de myrte citronné

BACKHOUSIA CITRIODORA

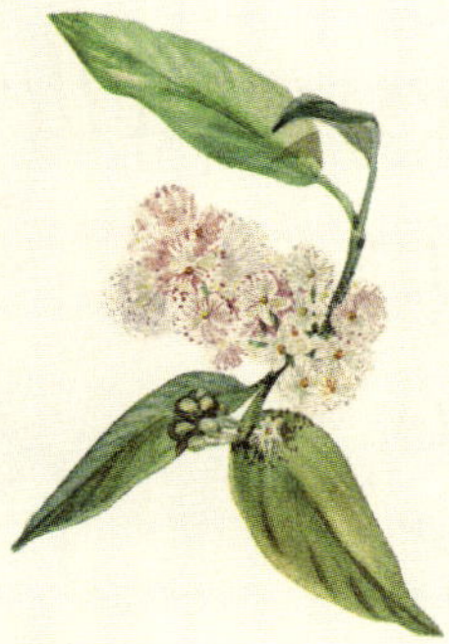

Les atouts :

- Cette huile essentielle est un puissant antiseptique et antifongique : on peut donc l'utiliser en cas de mycose ou d'infection bactérienne.
- Elle est recommandée en cas d'acné pour ses vertus purifiantes. Elle entre également dans la composition de certains shampooings, déodorants, lotions et produits nettoyants pour la peau.
- On peut aussi l'utiliser pour la fabrication de produits nettoyants pour la maison. Ou en rajouter 2 ou 3 gouttes dans son flacon de produit vaisselle (250 ml) pour renforcer son efficacité antibactérienne.

Précautions :

Cette huile essentielle est déconseillée pendant la grossesse et l'allaitement, ainsi que chez les enfants. Attention : elle peut se révéler très dermocaustique en cas d'application cutanée. Utilisez-la toujours diluée dans une huile végétale. N'hésitez pas à demander conseil à un spécialiste.

Huile essentielle de nigelle de Damas

NIGELLA DAMASCENA

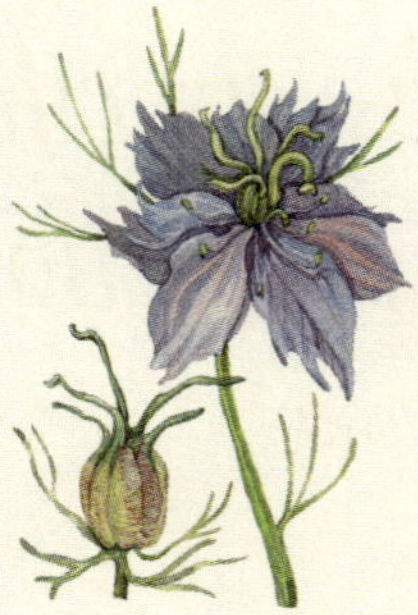

Les atouts :

- Cette huile essentielle est principalement utilisée pour ses vertus antihistaminiques. Elle est notamment indiquée pour calmer les bronchites asthmatiformes.
- C'est également une alliée efficace en cas de migraine.

Précautions :

Ne la confondez pas avec l'huile végétale de nigelle (Nigella sativa), plus communément appelée huile de nigelle, que l'on trouve beaucoup plus facilement et dont les utilisations sont beaucoup plus nombreuses (notamment sur la peau, les cheveux…). L'huile essentielle de nigelle est d'ailleurs obtenue par distillation de l'huile végétale de la plante.

Huile essentielle d'oignon

ALLIUM CEPA

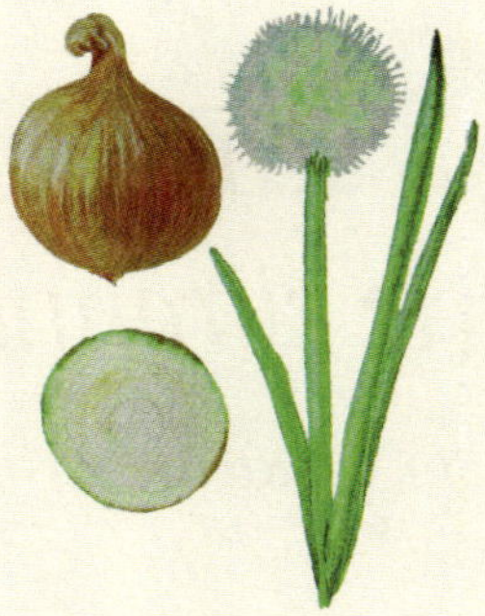

Les atouts :

- Cette huile essentielle est un anti-infectieux et un antiseptique puissant.
- Elle aide à lutter contre les fermentations intestinales.
- Elle a également des vertus anticholestérol.

Précautions :

Elle est strictement interdite pendant toute la grossesse et l'allaitement, et chez les enfants.

Attention, elle est très puissante : utilisez-la avec prudence et respectez à la lettre les dosages. Elle peut également être dermocaustique : utilisez-la toujours diluée dans une huile végétale. De toute façon, son odeur intense et vraiment très tenace vous dissuadera de l'utiliser en application cutanée. Elle persistera même longtemps dans la pièce après que vous ayez refermé le flacon !

Huile essentielle d'orange pera

CITRUS SINENSIS (L.) OSBECK VAR. PERA

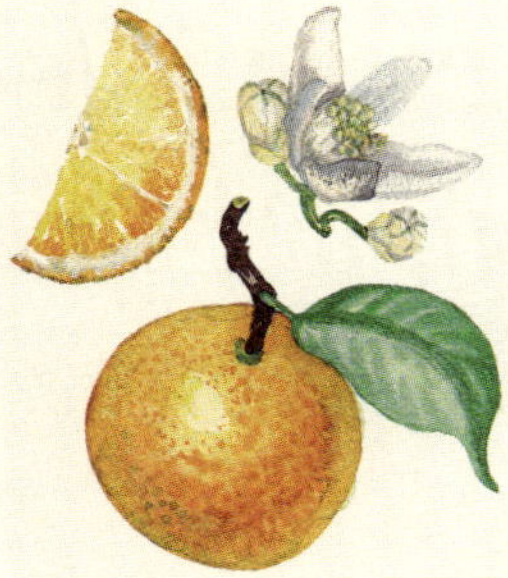

Les atouts :

- Cette huile essentielle a des propriétés calmantes particulièrement appréciées en cas de stress, de fatigue nerveuse, d'anxiété, d'insomnies, de problèmes de sommeil… À utiliser en diffusion, en massage ou dans le bain (diluée dans une huile végétale).
- Bonne pour la digestion et antispasmodique, elle calme les maux de ventre.
- En cosmétique, elle est utilisée pour assainir les peaux grasses et resserrer les pores.
- Elle est également très prisée en parfumerie pour ses notes douces et fraîches.

Précautions :

Comme la plupart des huiles essentielles d'agrumes, l'huile essentielle d'orange pera est photosensibilisante : ne vous exposez pas au soleil après application sur la peau. Veillez à attendre au moins 2 heures. Elle peut également être irritante pour certaines peaux sensibles : prudence donc !

Huile essentielle d'orange sanguine

CITRUS SINENSIS

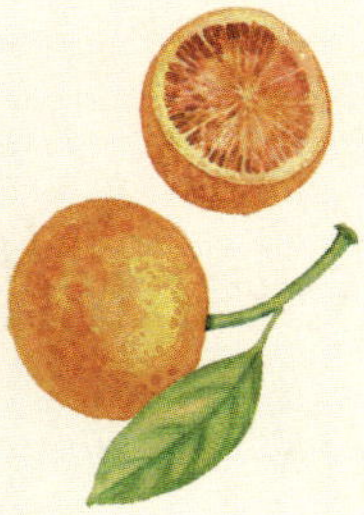

Les atouts :

- Grâce à ses vertus calmantes, elle apaise l'anxiété, le stress, la nervosité… Elle est d'une grande aide en cas d'insomnies.
- Elle est utile en cas de troubles digestifs.
- En cuisine, elle parfume à merveille les desserts.
- On peut aussi l'utiliser en diffusion pour désinfecter et parfumer l'air ambiant.

Précautions :

L'huile essentielle d'orange sanguine est photosensibilisante : ne vous exposez pas au soleil après application sur la peau. Veillez à attendre au moins 2 heures.

Elle peut également être irritante pour certaines peaux sensibles.

L'orange sanguine a le même nom latin que l'orange douce car c'est une variété d'orange dont la particularité est la chair rouge, riche en pigments. L'huile essentielle d'orange douce et l'huile essentielle d'orange sanguine ont la même composition et donc les mêmes bienfaits et les mêmes usages. Mais le parfum et l'arôme de l'HE d'orange sanguine sont beaucoup plus intenses.

Huile essentielle d'origan d'Espagne

CORYDOTHYMUS CAPITATUS

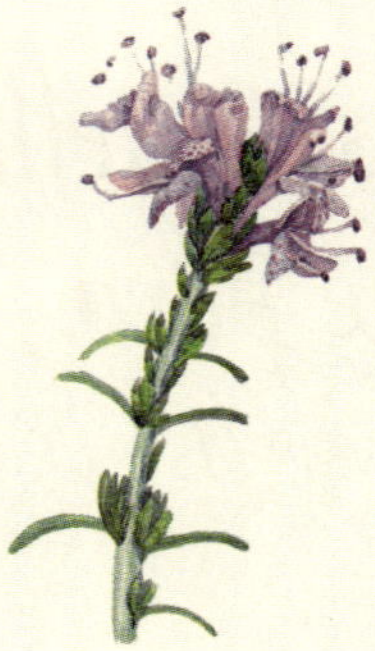

Les atouts :

- Cette huile essentielle est particulièrement efficace en cas d'infection sévère. Elle agit à la fois contre les virus, les bactéries, les champignons et les parasites. Utile donc notamment en cas de grippe, de candidose, d'infection intestinale…
- C'est également un excellent tonique général, à utiliser en cas de fatigue physique ou nerveuse, de manque d'énergie…

Précautions :

Cette huile essentielle est très puissante : parmi les différentes huiles essentielles d'origan, c'est même la plus efficace.
Comme toutes les huiles essentielles d'origan, celle-ci est strictement interdite pendant toute la grossesse et l'allaitement, ainsi que chez les enfants.
Attention : elle peut être très dermocaustique, utilisez-la toujours suffisamment diluée dans une huile végétale.
Elle s'utilise uniquement en interne : ne l'ingérez pas.

Huile essentielle de panais

PASTINACA SATIVA

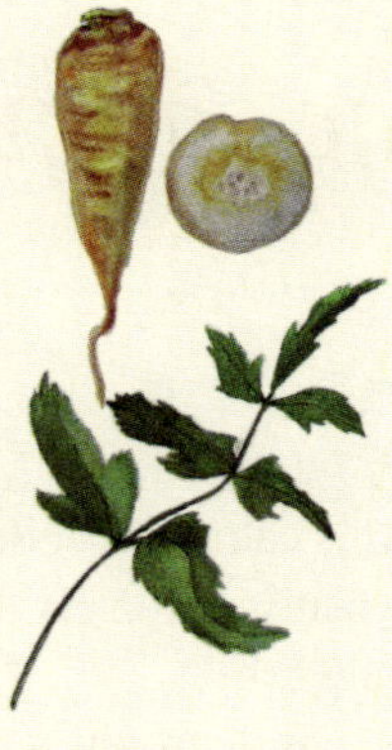

Les atouts :

- Cette huile essentielle est principalement utilisée pour ses propriétés antispasmodiques. Elle est notamment indiquée en cas d'inflammation de l'intestin grêle ou du côlon.

Précautions :

Cette huile essentielle est très dermocaustique, c'est-à-dire irritante pour la peau : ne l'utilisez pas en application cutanée.

Huile essentielle de persil frisé

PETROSELINUM CRISPUM

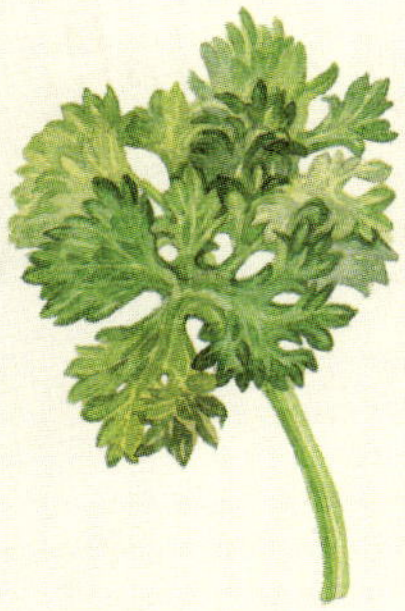

Les atouts :

- Antiseptique, elle peut être utilisée pour soulager une infection urinaire.
- Calmante, elle soulage les petites blessures cutanées et les piqûres d'insectes.
- On l'utilise également en cuisine pour parfumer des petits plats.

Précautions :

Comme toutes les huiles essentielles de persil, celle-ci est interdite pendant toute la durée de la grossesse et de l'allaitement, ainsi que chez les enfants.

Elle peut aussi être irritante pour la peau : en application cutanée, utilisez-la toujours suffisamment diluée dans une huile végétale.

Ne l'utilisez pas sur une période prolongée.

Huile essentielle de pétasite officinal

PETASITES OFFICINALIS

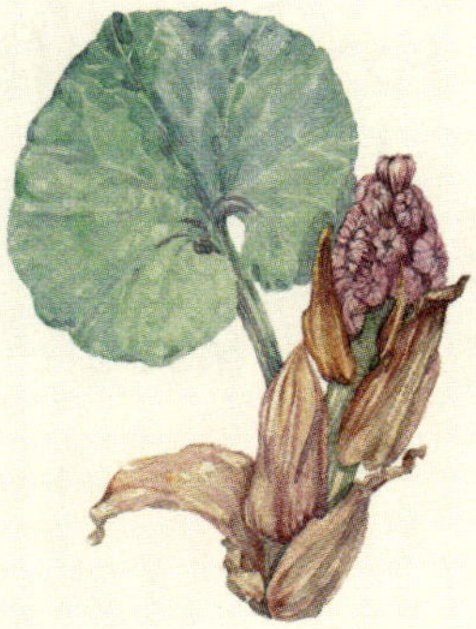

Les atouts :

- Grâce à ses propriétés antispasmodiques exceptionnelles, cette huile essentielle est particulièrement indiquée en cas de bronchite asthmatiforme ou de crise d'asthme.
- Elle est également utile en cas de maux de ventre ou de tête.

Précautions :

Cette huile essentielle ne doit pas être utilisée pendant la grossesse et l'allaitement, ainsi que chez les enfants.

Le pétasite officinal doit son nom à la forme de ses feuilles qui rappelle le pétase, nom d'un grand chapeau à larges bords que portaient les pâtres. On appelle d'ailleurs aussi cette plante chapeau du diable ou chapelière.

Huile essentielle de petit calament

CALAMINTHA NEPETA

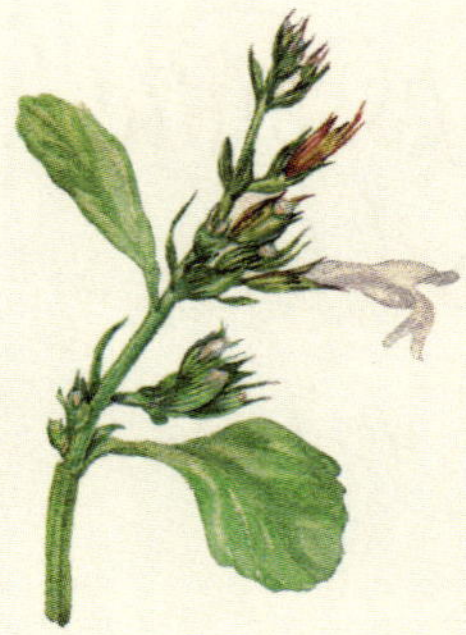

Les atouts :

- Cette huile essentielle est utile en cas de digestion lente ou d'insuffisance hépatique, car elle active la production de bile par le foie.
- Grâce à ses propriétés antifongiques, elle est recommandée pour lutter contre les mycoses cutanées, les mycoses bronchiques, les candidoses…
- Elle est également recommandée en cas d'hyperthyroïdie.

Précautions :

Cette huile essentielle est strictement interdite pendant toute la grossesse et l'allaitement, ainsi que chez les enfants.
Respectez à la lettre les dosages et les modes d'emploi car, mal utilisée, elle peut être neurotoxique.
N'hésitez pas à demander conseil à un spécialiste avant toute utilisation.

Huile essentielle de pin de l'Orégon

PSEUDOTSUGA MENZIESII

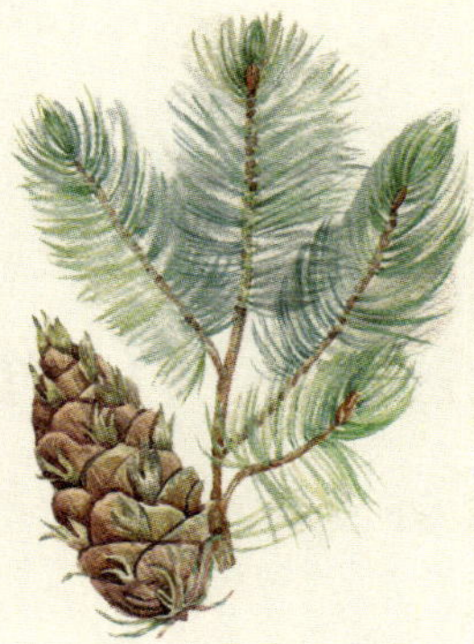

Les atouts :

- Cette huile essentielle est un excellent antiseptique, utilisé notamment en cas d'infection respiratoire.
- Grâce à ses propriétés expectorantes et anticatarrhales, elle est également indiquée pour calmer la toux et la bronchite.
- Utilisée en diffusion (c'est d'ailleurs son principal mode d'utilisation), elle purifie, désinfecte et assainit parfaitement l'air ambiant, notamment quand il y a une personne malade à la maison.

Précautions :

Cette huile essentielle ne doit pas être utilisée pendant la grossesse et l'allaitement, ainsi que chez les enfants.

Huile essentielle de pin Laricio

Pinus Laricio

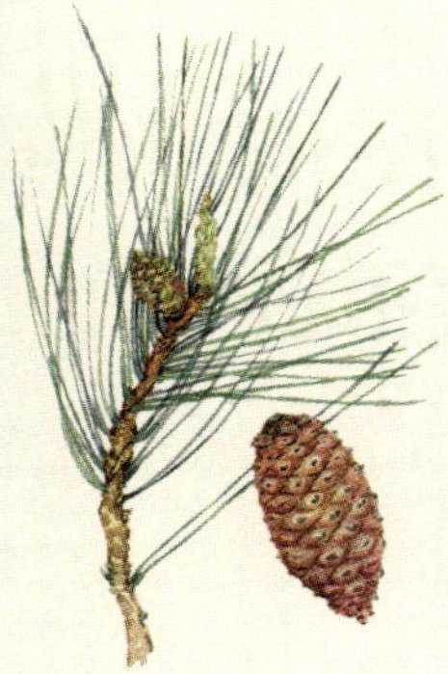

Les atouts :

- Comme toutes les huiles essentielles de pin ou de sapin, celle-ci a des vertus antiseptiques et anti-infectieuses, particulièrement recommandées en cas d'infection respiratoire (bronchite, sinusite, rhume…) et urinaire (cystite).
- Anti-inflammatoire, elle apaise les douleurs musculaires, les rhumatismes, l'arthrose, l'arthrite, la goutte…
- Utilisée sur la peau (toujours diluée dans une huile végétale), elle apaise les piqûres d'insectes et les coupures. On peut l'utiliser en frictions sur le cuir chevelu, pour repousser les poux. Elle a également des propriétés défatigantes et tonifiantes. On lui prête des vertus au niveau sexuel.
- Elle a également des propriétés défatigantes et tonifiantes. On lui prête notamment des vertus au niveau sexuel.
- En diffusion, elle purifie, assainit et rafraîchit l'air ambiant.

Précautions :

Cette huile essentielle ne doit pas être utilisée chez les personnes épileptiques.

Huile essentielle de rhododendron

Rhododendron anthopogon

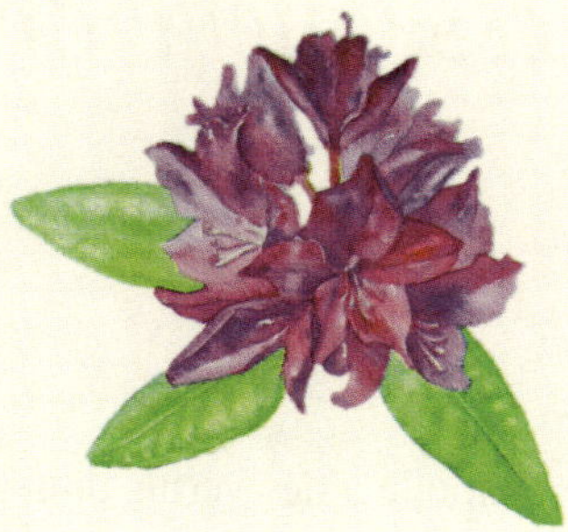

Les atouts :

- Cette huile essentielle est principalement utilisée en parfumerie et en cosmétique pour sa délicieuse odeur fraîche, à la fois herbacée et citronnée.
- À la maison, on peut l'utiliser en diffusion, pour parfumer et rafraîchir l'air de la maison.
- Elle a des vertus apaisantes sur les douleurs causées par les rhumatismes, notamment lors des changements de saison, et les douleurs liées à la goutte.
- Elle a également des propriétés à la fois relaxantes et stimulantes, propices à la méditation.

Précautions :

Cette huile s'utilise uniquement en diffusion ou en usage externe, jamais par voie interne.
Elle est déconseillée pendant la grossesse.

Huile essentielle de rosalina (ou tea-tree lavande)

MELALEUCA ERICIFOLIA

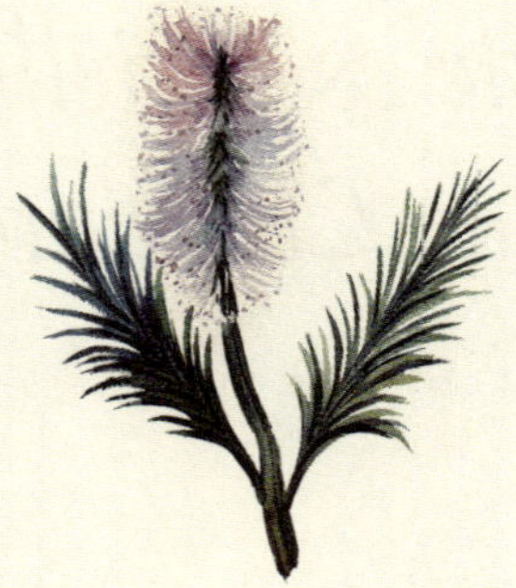

Les atouts :

- C'est un bon antiseptique, préconisé en cas d'affections de la peau (acné…), de maladies respiratoires (bronchite, rhume, sinusite…) ou d'infections causées par un champignon (mycose cutanée, pied d'athlète…).
- Elle a également des vertus expectorantes.
- On l'utilise aussi en cosmétique, pour les soins de la peau, pour ses vertus anti-âge et régénérantes.
- Calmante, elle peut être utile pour apaiser l'anxiété, la nervosité, le stress, les insomnies.

Précautions :

Cette huile essentielle ne doit pas être prise par voie interne.
Le rosalina, aussi appelé tea-tree linalol ou tea-tree lavande, est un hybride de tea-tree. Il produit une huile essentielle beaucoup plus douce et au parfum plus délicat que celle de tea-tree.

Huile essentielle de sabine

JUNIPERUS SABINA

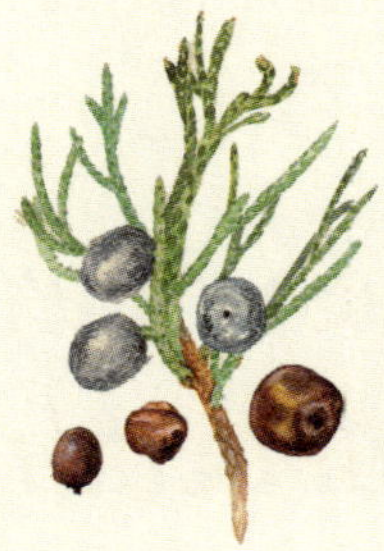

Les atouts :

- Cette huile essentielle a des vertus diurétiques et dépuratives.
- Elle a également une action antibactérienne. Elle renforce aussi les défenses naturelles de l'organisme contre les bactéries.
- C'est aussi l'alliée d'une bonne digestion, notamment en cas de digestion lente ou de ballonnements. Elle soulage également les douleurs intestinales.
- En friction sur la peau (toujours diluée dans une huile végétale), elle limite les hématomes après un coup.

Précautions :

Cette huile essentielle doit être utilisée avec les plus grandes précautions : en cas de mauvaise utilisation ou de mauvais dosage, elle peut se révéler toxique, voire mortelle ! Ne la prenez jamais de votre propre chef : demandez toujours l'avis d'un spécialiste au préalable. Elle est d'ailleurs uniquement vendue en pharmacie.
Elle est logiquement interdite pendant toute la grossesse et l'allaitement, ainsi que chez les enfants.

Huile essentielle de sarriette des jardins

SATUREJA HORTENSIS

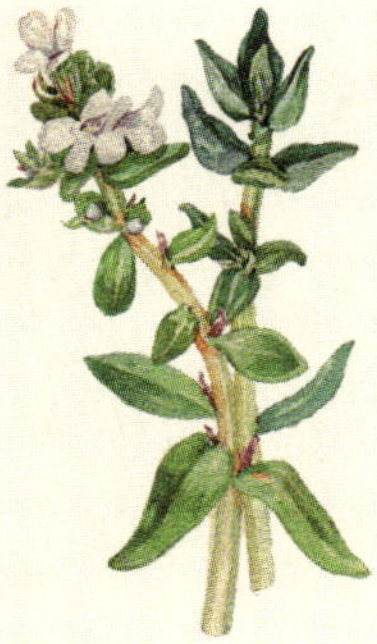

Les atouts :

- Cette huile essentielle est particulièrement indiquée en cas d'infection par un parasite, un champignon, une bactérie ou un virus.
- Elle a également des propriétés digestives.
- C'est un bon stimulant et un tonique général, utile en cas de fatigue, de manque d'énergie, de petite baisse de forme…
- Elle éloigne certains insectes comme les moustiques ou les pucerons. À utiliser au jardin ou dans la maison !

Précautions :

Attention : cette huile essentielle, tout comme sa cousine l'huile essentielle de sarriette des montagnes (Satureja montana), est très dermocaustique. En application externe, utilisez-la toujours suffisamment diluée dans une huile végétale.

Elle est déconseillée pendant la grossesse et l'allaitement, ainsi que chez les enfants.

Son nom latin, Satureja, signifie « herbe à satyre » car, autrefois, on prêtait à cette herbe des vertus aphrodisiaques…

Huile essentielle de sassafras

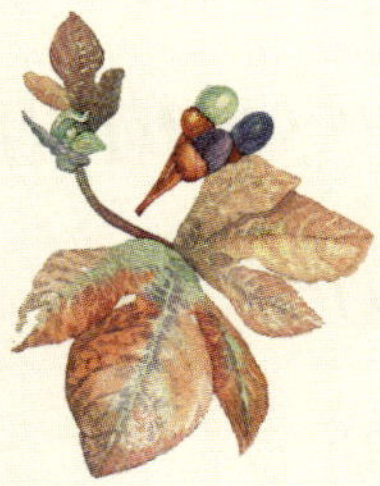

SASSAFRAS OFFICINALIS

Les atouts :

- Cette huile essentielle a des propriétés antiseptiques, anti-infectieuses et antiparasitaires.
- Elle soulage les douleurs rhumatismales et néphrétiques, le mal de dos, l'arthrite, les spasmes musculaires…
- Diurétique, elle peut être utilisée en massage ou dans le bain pour favoriser le drainage et l'élimination des toxines et lutter contre la rétention d'eau.
- C'est également un bon tonifiant général, préconisé en cas de fatigue. Elle aide à diminuer les dépendances, notamment au tabac ou à la nourriture.
- En diffusion, associée à l'huile essentielle de pin ou d'eucalyptus, elle permet d'éliminer efficacement les odeurs de tabac froid dans une pièce.

Précautions :

Cette huile essentielle doit être utilisée avec la plus grande prudence, sur une période courte et à toute petite dose, uniquement sur recommandation médicale d'un spécialiste en aromathérapie. Elle est d'ailleurs uniquement vendue en pharmacie.

Elle est strictement interdite pendant toute la durée de la grossesse et de l'allaitement, ainsi que chez les enfants.

Huile essentielle de sauge d'Espagne

SALVIA LAVANDULIFOLIA

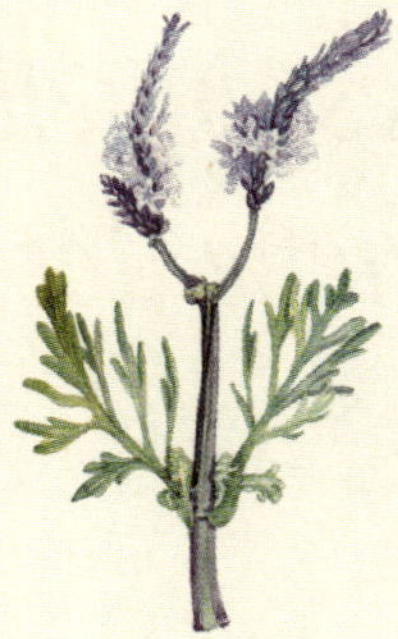

Les atouts :

- Cette huile essentielle est principalement utilisée pour ses vertus anti-douleurs. Elle est donc efficace pour soulager les maux de tête, rages de dents, rhumatismes…
- Expectorante et anti-infectieuse, elle peut également être indiquée en cas de grippe, de laryngite, de rhinite, de sinusite…
- Elle aide à réguler les cycles féminins, en cas de règles absentes ou trop abondantes.
- Elle permet de lutter contre la transpiration excessive.

Précautions :

Comme toutes les huiles essentielles de sauge, celle-ci ne doit pas être utilisée pendant la grossesse et l'allaitement, ainsi que chez les enfants.

Huile essentielle de serpolet

THYMUS SERPYLLUM

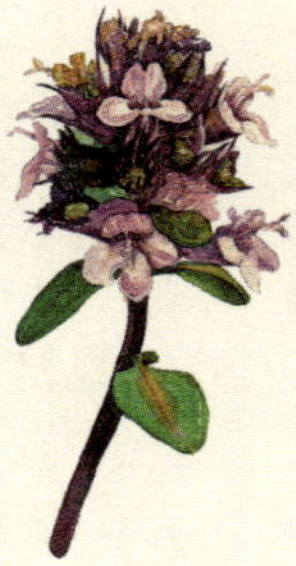

Les atouts :

- Cette huile essentielle est un très puissant antiseptique. Elle est efficace aussi bien sur les bactéries que les virus, les champignons ou les parasites. Elle peut donc être utilisée dans de multiples cas : grippe, tuberculose, infection urinaire, dermite, abcès, mycose…
- Elle présente également des atouts pour la digestion : elle stimule les sécrétions gastriques, aide à lutter contre les ballonnements…
- Grâce à ses propriétés expectorantes, elle est indiquée en cas de toux, de bronchite…
- C'est un bon tonifiant, utile pour lutter contre la fatigue physique ou psychique, le stress, une petite baisse de forme….

Précautions :

Cette huile essentielle très puissante peut être dermocaustique. Respectez à la lettre les dosages. En application cutanée, elle doit toujours être diluée dans une huile végétale. Prudence aussi sur les peaux sensibles. Elle est par ailleurs interdite pendant la grossesse et l'allaitement, ainsi que chez les enfants.

Huile essentielle de solidage du Canada

SOLIDAGO CANADENSIS

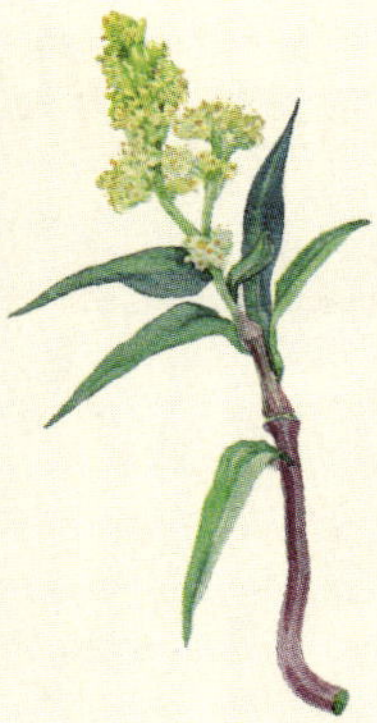

Les atouts :

- Cette huile essentielle est principalement utilisée en massage (toujours diluée dans une huile végétale) pour ses bienfaits anti-inflammatoires sur les rhumatismes, l'arthrite, les courbatures, les douleurs musculaires, les tendinites, les élongations, les coups…
- Elle a des propriétés stimulantes sur le foie.
- En friction ou dans le bain, elle a également des bienfaits calmants et tranquillisants, particulièrement appréciés en cas de stress, d'agitation, d'anxiété, de problèmes de sommeil…

Précautions :

Cette huile essentielle est déconseillée pendant la grossesse et l'allaitement, ainsi que chez les enfants.

Huile essentielle de souchet

CYPERUS SCARIOSUS

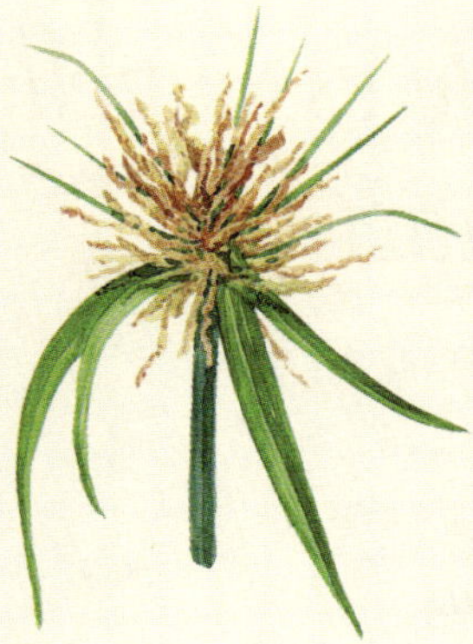

Les atouts :

- Cette huile essentielle est principalement utilisée pour ses propriétés digestives. Elle est notamment indiquée en cas de digestion paresseuse ou de diarrhée.
- Elle a également des vertus décongestionnantes.
- On l'utilise aussi beaucoup en parfumerie et en cosmétique pour son parfum boisé, oriental et légèrement terreux.

Précautions :

Cette huile essentielle est strictement interdite pendant toute la durée de la grossesse et de l'allaitement, ainsi que chez les enfants.
Elle doit par ailleurs être utilisée avec les plus grandes précautions : utilisez-la uniquement sur les conseils d'un spécialiste. Respectez à lettre les dosages et les modes d'emploi car, en cas de mauvaise utilisation ou de surdosage, elle peut se révéler neurotoxique.

Huile essentielle de sugandha

CINNAMOMUM POLYANDRUM

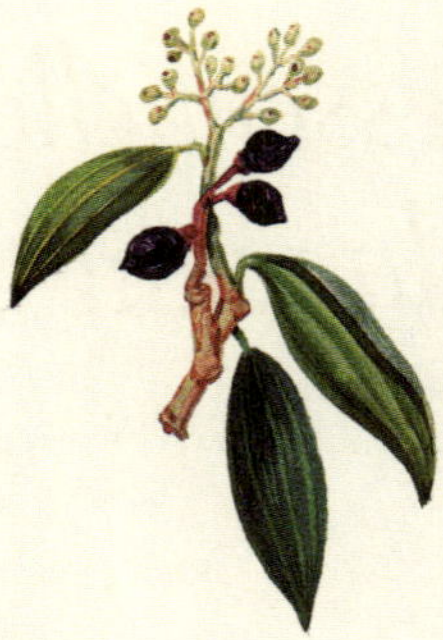

Les atouts :

- Cette huile essentielle est principalement utilisée pour ses propriétés antispasmodiques. Elle est particulièrement indiquée en cas de colites infectieuses ou spasmodiques.
- Elle a des vertus anti-inflammatoires.

Précautions :

Cette huile essentielle ne présente pas de contre-indications connues. Mais il est déconseillé de l'utiliser pendant la grossesse.

Huile essentielle de tagète

TAGETES MINUTA

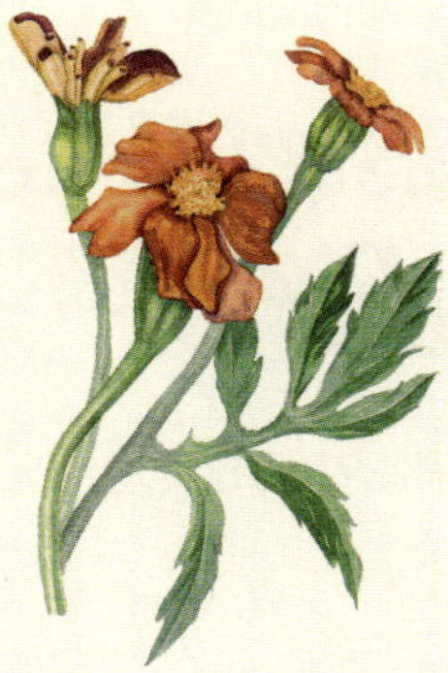

Les atouts :

- Grâce à ses propriétés anti-infectieuses, antitoux et expectorantes, elle est indiquée pour apaiser toutes les infections d'ordre respiratoire.
- Elle est également particulièrement efficace sur les infections cutanées et les infections parasitaires (tenia, oxyures…).
- Elle repousse les insectes indésirables, dans la maison ou au jardin.
- Elle régularise les cycles féminins.

Précautions :

Cette huile essentielle est très puissante : utilisez-la uniquement sur les conseils d'un spécialiste en aromathérapie. Respectez à la lettre les dosages et les indications qu'il vous donne.

Elle est par ailleurs strictement interdite pendant toute la durée de la grossesse et de l'allaitement, ainsi que chez les enfants.

Elle est aussi très dermocaustique : utilisez-la toujours très diluée dans une huile végétale. Et prudence si vous avez la peau sensible.

Huile essentielle de tea-tree citronné

LEPTOSPERMUM CITRATA

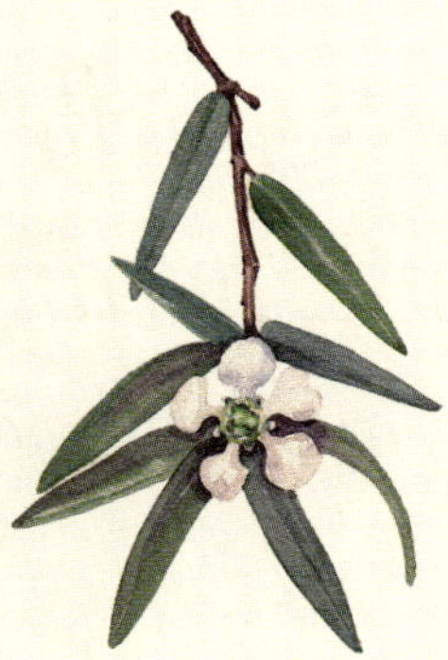

Les atouts :

- Grâce à ses propriétés tranquillisantes, cette huile essentielle est indiquée en cas de stress, d'anxiété, d'agitation, de déprime saisonnière (en hiver).
- Elle peut également être utilisée pour faciliter la digestion, en cas de ballonnements, de nausées…
- En cosmétique, elle permet d'atténuer les petites imperfections de la peau : acné, boutons, points noirs…
- En diffusion dans la maison, elle éloigne les mouches et autres insectes indésirables.

Précautions :

Cette huile essentielle est photosensibilisante : ne vous exposez pas au soleil après application, sinon vous risquez de voir apparaître de vilaines taches sur votre peau.
Le leptosperme citronné fait partie de la famille du manuka (Leptospermum scoparium).

Huile essentielle de thuya

THUJA OCCIDENTALIS

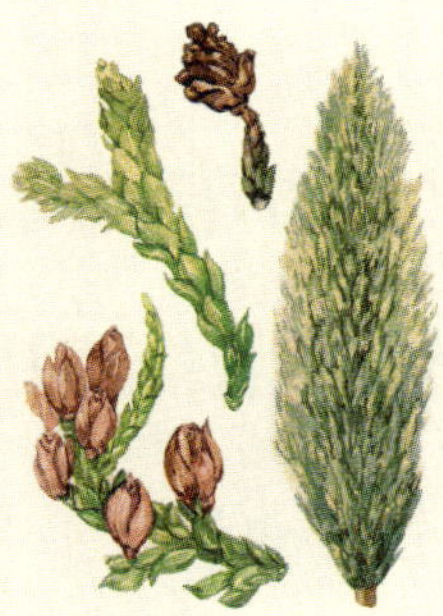

Les atouts :

- C'est un anti-infectieux très puissant, actif contre les bactéries, les virus, les champignons… Elle est donc efficace en cas de grippe, de bronchite, de rhumes, d'herpès, de candidose, de muguet.
- Grâce à ses propriétés anticatarrhales, elle soulage tous les types de toux (sèches, grasses, spasmodiques, du fumeur…).
- Elle stimule la cicatrisation. On peut donc l'utiliser pour atténuer les cicatrices, les brûlures…
- C'est également un remède efficace sur les verrues, notamment plantaires.

Précautions :

Attention, cette huile essentielle doit être utilisée avec la plus grande prudence : ne l'employez jamais sans les conseils d'un spécialiste et suivez à la lettre les dosages indiqués. Elle est uniquement vendue dans les pharmacies.
Elle est par ailleurs strictement interdite pendant toute la grossesse et l'allaitement, ainsi que chez les enfants.

Huile essentielle de thym à géraniol

THYMUS VULGARIS GERANIOLIFERUM

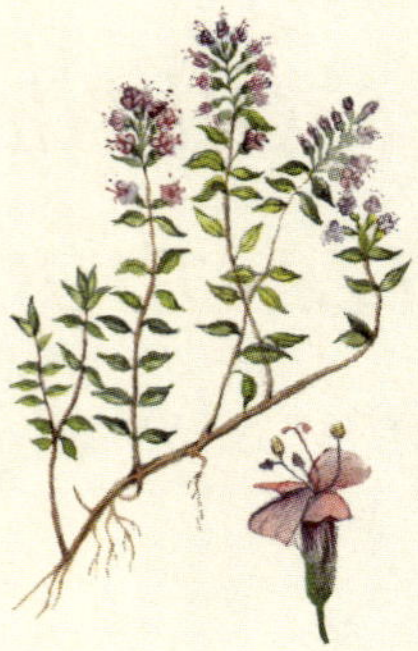

Les atouts :

- Comme toutes les autres huiles essentielles de thym, celle-ci a des propriétés antibactériennes, antivirales et antifongiques. Elle est donc indiquée plus précisément en cas de sinusite, de bronchite, de cystite…
- Elle a également des propriétés neurotoniques, utiles en cas de fatigue nerveuse notamment.

Précautions :

Cette huile essentielle est interdite pendant toute la durée de la grossesse et de l'allaitement, ainsi que chez les enfants.

Huile essentielle de thym saturéoïde

THYMUS SATUREOIDES

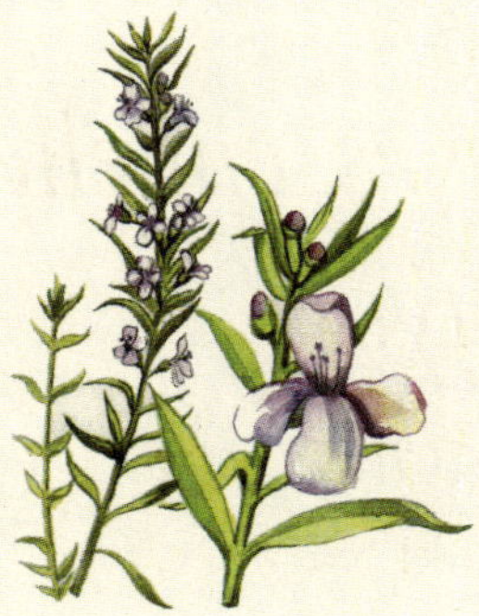

Les atouts :

- Comme les autres huiles essentielles de thym, celle-ci est un puissant antibactérien et antiviral.
- Elle a également des propriétés tonifiantes, utiles en cas de fatigue physique, nerveuse ou sexuelle.
- En friction ou en massage (toujours diluée dans une huile végétale), elle soulage l'arthrose et les rhumatismes.
- En bain de vapeur, elle aide à purifier les peaux grasses et acnéiques ou les plaies infectées grâce à ses propriétés cicatrisantes et régénérantes.

Précautions :

Cette huile essentielle est strictement interdite pendant toute la grossesse et l'allaitement, ainsi que chez les enfants.

Attention, elle est dermocaustique : en application cutanée ou dans le bain, utilisez-la toujours suffisamment diluée dans une huile végétale. Prudence aussi avec les peaux sensibles car elle peut les irriter.

Huile essentielle de thym vulgaire à linalol

THYMUS VULGARIS LINALOLIFERUM

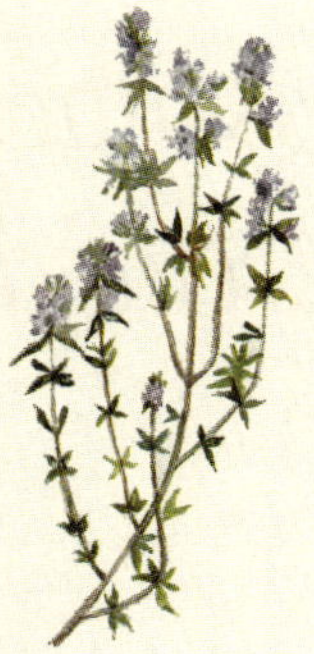

Les atouts :

- Comme toutes les huiles essentielles de thym, celle-ci a des vertus antiseptiques, antimicrobiennes et antibactériennes. On l'utilise notamment pour soulager les infections respiratoires.
- Elle est également active contre les champignons et les parasites (ténia, oxyures...).
- Elle est indiquée pour de nombreux problèmes de peau comme l'eczéma, le psoriasis, les verrues, les brûlures légères, les furoncles, les abcès...
- Elle stimule la digestion et aide à lutter contre les flatulences, les spasmes...
- Grâce à ses propriétés stimulantes et positivantes, elle est utile en cas de fatigue nerveuse. Elle aurait aussi des propriétés aphrodisiaques.

Précautions :

C'est la plus douce des huiles essentielles de thym. Mais attention, elle reste déconseillée pendant la grossesse. Attention également si vous êtes sujet aux allergies, car elle peut être allergisante.

Huile essentielle de valériane des Indes

VALERIANA WALLICHII

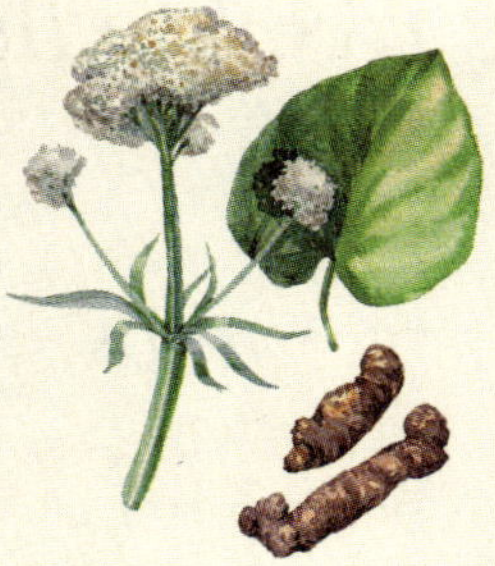

Les atouts :

- Cette huile essentielle est principalement utilisée en massage (diluée dans une huile végétale) pour ses propriétés de décongestionnant et tonique veineux. Elle soulage les varices, les problèmes de jambes lourdes, les hémorroïdes et, plus généralement, tous les problèmes de circulation sanguine.
- Elle est également indiquée en cas de fatigue physique ou nerveuse.

Précautions :

Cette huile essentielle est déconseillée pendant la grossesse et l'allaitement, ainsi que chez les enfants. Attention également : elle est dermocaustique, c'est-à-dire qu'elle peut irriter la peau, surtout si vous avez la peau sensible. En massage, utilisez-la toujours suffisamment diluée dans une huile végétale.
Ne la confondez pas avec l'huile essentielle de valériane officinale (Valeriana officinalis) qui, elle, est surtout utilisée pour ses propriétés calmantes et sédatives.

Huile essentielle de vergerette du Canada

CONYZA CANADENSIS

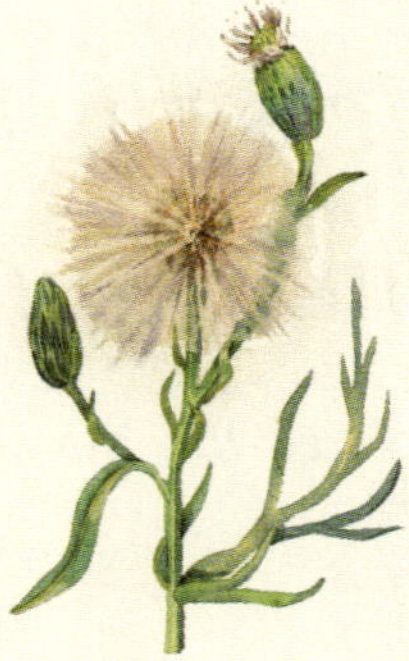

Les atouts :

- Cette huile essentielle est principalement utilisée pour ses propriétés « hormon-like » (elle « mime » les hormones »).
- En massage (toujours diluée dans une huile végétale), elle aide également à soulager les rhumatismes, les douleurs musculaires ou articulaires, les tendinites, les foulures…
- Elle est indiquée en cas d'insuffisance du foie ou du pancréas.

Précautions :

Cette huile essentielle ne demande pas de précautions particulières. Mais elle est déconseillée pendant la grossesse.

Cette plante qui peut atteindre 1 mètre de haut, souvent considérée comme une mauvaise herbe, porte le nom de vergerette car, autrefois, elle servait de verge (fouet) pour corriger les enfants.

Huile essentielle de yuzu

CITRUS MEDICA JUNOS

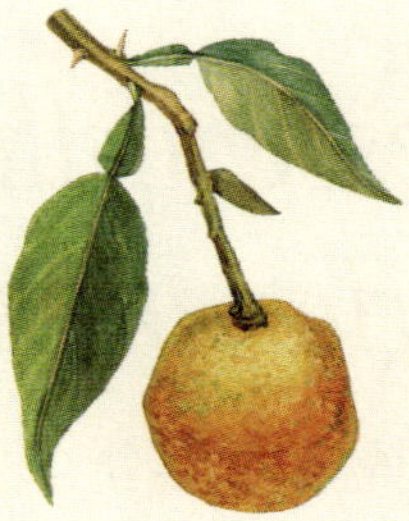

Les atouts :

- Cette huile essentielle est indiquée pour ses vertus apaisantes et positivantes, très utiles en cas de stress, de déprime, de crises d'angoisse… À utiliser notamment dans le bain, toujours diluée dans une huile végétale ou une base pour le bain.
- Elle favorise aussi la concentration.
- Elle parfume agréablement la maison. On peut l'utiliser notamment dans les chambres, car elle favorise l'endormissement et le sommeil.
- On l'emploie en cuisine pour apporter un parfum raffiné et subtil aux plats salés comme aux desserts.

Précautions :

Comme toutes les huiles essentielles d'agrumes, elle peut se révéler dermocaustique : ne l'employez jamais pure sur la peau.

Le yuzu fait partie de la famille des agrumes. Il développe une saveur et un parfum très subtils. Au Japon, on l'utilise en cuisine pour parfumer les mets les plus raffinés.

L'huile essentielle de yuzu est assez rare, donc assez chère !

Huile essentielle de zanthoxylum

XANTHOXYLUM ARMATUM

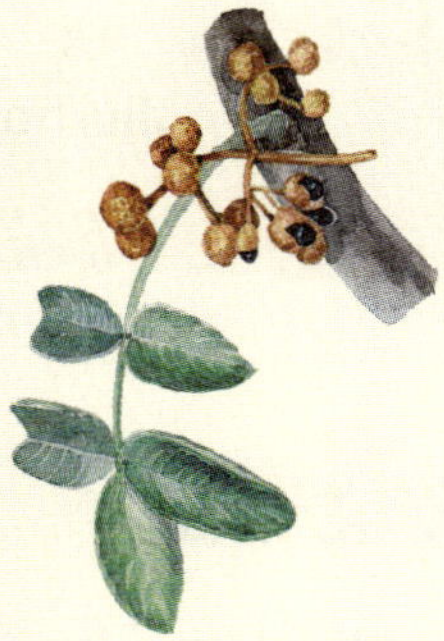

Les atouts :

- Cette huile essentielle est un puissant anti-infectieux. Elle est particulièrement active sur les maladies d'origine tropicale.
- On l'utilise également en diffusion, en association avec d'autres huiles essentielles, pour ses propriétés assainissantes et purifiantes (notamment quand il y a une personne malade à la maison).
- Elle a des propriétés calmantes, utiles en cas de maux de dents, d'arthrite… On l'utilise dans ce cas en massage sur les zones douloureuses, toujours diluée dans une huile végétale.
- Grâce à ses bienfaits apaisants et sédatifs, elle est indiquée en cas de stress, de surmenage, d'anxiété, de nervosité, de problèmes de sommeil…

Précautions :

Cette huile essentielle ne doit pas être utilisée pendant la grossesse et l'allaitement, ainsi que chez les enfants.

Le genre Zanthoxylum rassemble quelque 250 espèces d'arbres et d'arbustes. Le fruit de plusieurs d'entre eux est utilisé comme épice : c'est le cas, par exemple, du poivre de Sichuan.

Huile essentielle de zédoaire

CURCUMA ZEDOARIA ROSCOE

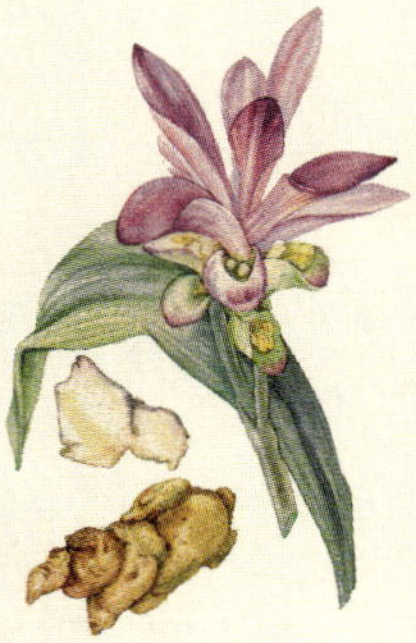

Les atouts :

- Cette huile essentielle est très utile en cas de digestion lente ou difficile.
- On peut également l'utiliser en cuisine, pour parfumer les petits plats indiens : c'est d'ailleurs l'une des épices composant le curry.

Précautions :

Cette huile essentielle est déconseillée pendant la grossesse et l'allaitement, ainsi que chez les enfants.

Le zédoaire est une plante de la même famille que le gingembre ou le curcuma (d'où son nom latin). On utilise sa racine réduite en poudre comme épice : sa saveur rappelle d'ailleurs celle du gingembre.

Auteur : Alix Lefief

Illustratrice : Irina Sarnavska – Lenivitz Production

EDITIONS ESI

100, rue Petit, 75019 Paris

Imprimé en République tchèque par FINIDR à Cesky Tesin

ISBN : 978-2-8226-0202-0

N° Sofedis : S510162